复旦卓越·护理专业项目式教学教材

健康评估

主　编　吕建中
副主编　陈　梅　周肖英　韩扣兰
编　者（按姓氏汉语拼音排序）

陈　梅　南通体臣卫生学校
陈小慧　连云港中医药高等职业技术学校
陈　玲　常州卫生高等职业技术学校
高　枫　常州卫生高等职业技术学校
顾志刚　常州卫生高等职业技术学校
韩扣兰　盐城卫生职业技术学院
黄晓燕　常州卫生高等职业技术学校
李　婷　南京卫生学校
吕建中　常州卫生高等职业技术学校
马　琼　淮阴卫生高等职业技术学校
王新宇　常州卫生高等职业技术学校
叶建峰　苏州卫生职业技术学院
张　轶　无锡卫生高等职业技术学校
张瑞花　常州卫生高等职业技术学校
张林香　常州卫生高等职业技术学校
周肖英　无锡卫生高等职业技术学校

復旦大學 出版社

内容提要

本书为高职高专护理专业教材。教材按项目教学形式编写，全书共分7个模块，内容包括：健康评估的概念及其重要性、护理病史采集、体格检查、实验室检查、心电图检查、影像学检查、护理诊断和护理病历书写。为贴近临床教学实践，教材中每个教学项目都穿插有"走进病房"的病案举例及"查房提问"的教学设问环节；每个教学项目都有"目标检测"试题与答案，并配课程教学课件，对教学单位可免费赠送。

前　言

自20世纪80年代以来，我国职业教育的教学改革一直在不断发展，高等职业教育已成为我国高等教育的重要组成部分，并为社会培养了大批高素质技能型实用人才。

2005年江苏省职业教育课程改革行动计划明确指出：职业教育应坚持以学生为本，深化职业教育教学改革，提高人才培养质量。职业教育课程应结构模块化、课程内容综合化和现代化，应着眼于学习者知识、技能和情感态度的培养以及专业能力、方法能力、社会能力的形成，按照职业实践的逻辑顺序，建立适应职业岗位所需要的学习领域和以项目课程（包括任务中心课程、综合实践课程等）为主体的模块化课程群，构建以能力为本位、以职业实践为主线、以项目课程为主体的模块化专业课程体系。

本教材编写系2009年度江苏省卫生厅教学改革课题表达形式之一。在编写过程中，编者认真总结了多年来的教学经验及课程改革经验，引入现代职业教育理念，立足能力培养、实用型技术人才的培养目标，以学习任务为引领，充分发挥教师的主导作用与学生的主体作用，突出技能的培养和职业习惯的养成；教材编排图文并茂；"走进病房"环节，将临床病例穿插于课程项目与学习任务之中，使课堂教学尤如病房带教与教学查房提问，增进临床氛围感受，将医院病房的临床实践移植到了教室课堂、移植到了学校实训室，使理论学习与临床实践更紧密地相结合，做到"学思并重、知行合一"，课堂教学与职业实践最大可能保持零距离。所授知识，在课程项目最后部分配有检测习题，便于学生复习回顾。

本书主要内容有绪论、护理病史采集、体格检查、实验室检查、心电图检查、影像学检查、护理诊断和护理病历书写。将《健康评估》以"项目课程"的形式开展教学，增加了教材的实用性，教材内容与国家护士执业资格考试及江苏省"三基本"考试有机结合，为学生后续学习专科护理课程打下基础。本教材适用于高职高专护理、涉外护理、助产等相关专业使用。

教材的编写得到了复旦大学出版社及江苏省8家医药卫生类院校的大力帮助与支持，特此表示诚挚的谢意。

由于编写时间紧迫,编者水平有限,书中难免存在错漏之处,恳请读者不吝赐教,以便今后再版时修正。

编 者

2012 年 4 月

目 录

模块一 绪论 ·· 1

模块二 护理病史采集 ··· 5
  项目一 护理问诊 ·· 6
    任务一 护理问诊的方法与技巧 ··· 7
    任务二 护理问诊的内容 ·· 8
  项目二 临床常见症状 ··· 11
    任务一 发热 ·· 12
    任务二 疼痛 ·· 15
    任务三 水肿 ·· 18
    任务四 呼吸困难 ··· 20
    任务五 咳嗽与咳痰 ··· 22
    任务六 咯血 ·· 23
    任务七 发绀 ·· 25
    任务八 呕血与便血 ··· 26
    任务九 黄疸 ·· 28
    任务十 意识障碍 ··· 30
  项目三 功能性健康型态的检查 ··· 36
    任务一 健康感知与健康管理型态 ·· 37
    任务二 营养与代谢型态 ·· 38
    任务三 排泄型态 ··· 39
    任务四 活动与运动型态 ·· 39
    任务五 睡眠与休息型态 ·· 40
    任务六 认知与感知型态 ·· 41
    任务七 自我概念型态 ··· 42
    任务八 角色与关系型态 ·· 43
    任务九 性与生殖型态 ··· 43

任务十　压力与应对型态 …………………………………… 44
　　　任务十一　价值与信念型态 …………………………………… 45

模块三　体格检查 ………………………………………………… 47

项目一　护理体检基本方法 …………………………………… 48
　　　任务一　视诊 …………………………………………………… 49
　　　任务二　触诊 …………………………………………………… 49
　　　任务三　叩诊 …………………………………………………… 50
　　　任务四　听诊 …………………………………………………… 52
　　　任务五　嗅诊 …………………………………………………… 52

项目二　一般状态检查 ………………………………………… 54
　　　任务一　性别 …………………………………………………… 55
　　　任务二　年龄 …………………………………………………… 55
　　　任务三　生命体征 ……………………………………………… 55
　　　任务四　发育与体型 …………………………………………… 56
　　　任务五　营养状态 ……………………………………………… 56
　　　任务六　意识状态 ……………………………………………… 57
　　　任务七　面容与表情 …………………………………………… 57
　　　任务八　语调与语态 …………………………………………… 58
　　　任务九　体位 …………………………………………………… 59
　　　任务十　姿势与步态 …………………………………………… 59

项目三　皮肤与浅表淋巴结检查 ……………………………… 61
　　　任务一　皮肤 …………………………………………………… 62
　　　任务二　全身浅表淋巴结 ……………………………………… 64

项目四　头部及面部检查 ……………………………………… 67
　　　任务一　头颅 …………………………………………………… 68
　　　任务二　头部器官 ……………………………………………… 68

项目五　颈部检查 ……………………………………………… 74
　　　任务一　颈部外形与活动 ……………………………………… 74
　　　任务二　颈部血管 ……………………………………………… 75
　　　任务三　甲状腺 ………………………………………………… 75
　　　任务四　气管 …………………………………………………… 76

项目六　胸壁与胸廓检查 ……………………………………… 77
　　　任务一　胸部的体表标志 ……………………………………… 78
　　　任务二　胸壁、胸廓与乳房 …………………………………… 79

项目七　肺与胸膜检查 ………………………………………… 82
　　　任务一　视诊 …………………………………………………… 83
　　　任务二　触诊 …………………………………………………… 84

　　　　任务三　叩诊 …… 85
　　　　任务四　听诊 …… 87
　项目八　心脏和血管检查 …… 92
　　　　任务一　心脏视诊 …… 93
　　　　任务二　心脏触诊 …… 94
　　　　任务三　心脏叩诊 …… 95
　　　　任务四　心脏听诊 …… 96
　　　　任务五　血管视诊 …… 100
　　　　任务六　血管触诊 …… 101
　　　　任务七　血管听诊 …… 101
　　　　任务八　血压测量 …… 102
　项目九　腹部检查 …… 106
　　　　任务一　腹部的体表标志与分区 …… 107
　　　　任务二　视诊 …… 108
　　　　任务三　听诊 …… 110
　　　　任务四　触诊 …… 111
　　　　任务五　叩诊 …… 114
　项目十　脊柱与四肢检查 …… 118
　　　　任务一　脊柱 …… 118
　　　　任务二　四肢 …… 119
　项目十一　神经系统检查 …… 122
　　　　任务一　脑神经 …… 123
　　　　任务二　运动功能 …… 124
　　　　任务三　感觉功能 …… 126
　　　　任务四　神经反射 …… 126

模块四　常用实验室检查 …… 131

　项目一　血液检查 …… 132
　　　　任务一　血液标本的采集和处理 …… 133
　　　　任务二　血液一般检查 …… 134
　　　　任务三　其他常用血液检查 …… 137
　项目二　尿液检查 …… 143
　　　　任务一　尿液标本的收集与保存 …… 143
　　　　任务二　尿液检查内容 …… 144
　项目三　粪便检查 …… 151
　　　　任务一　粪便标本的采集与送检 …… 151
　　　　任务二　粪便检查内容 …… 152
　项目四　肝脏功能检查 …… 155

　　　　任务一　蛋白质代谢功能检查 ………………………………………………… 156
　　　　任务二　胆红素代谢检查 …………………………………………………… 157
　　　　任务三　血清酶学检查 ……………………………………………………… 158
　　　　任务四　血清甲胎蛋白检查 ………………………………………………… 160
　项目五　肾脏功能检查 ……………………………………………………………… 162
　　　　任务一　肾小球功能检查 …………………………………………………… 163
　　　　任务二　肾小管功能检查 …………………………………………………… 164
　项目六　临床常用血生化检查 ……………………………………………………… 167
　　　　任务一　血清电解质检查 …………………………………………………… 167
　　　　任务二　血清脂质和脂蛋白检查 …………………………………………… 169
　　　　任务三　血糖及其代谢物检查 ……………………………………………… 170
　　　　任务四　心肌酶和心肌蛋白检查 …………………………………………… 171

模块五　心电图检查 …………………………………………………………………… 175

　项目一　心电图机操作 ……………………………………………………………… 176
　　　　任务一　认识心电图机 ……………………………………………………… 177
　　　　任务二　心电图导联及各导联的连接 ……………………………………… 177
　　　　任务三　导联轴 ……………………………………………………………… 179
　　　　任务四　开机、描记图纸 …………………………………………………… 179
　项目二　心电学基本知识及心电图图纸测量 ……………………………………… 181
　　　　任务一　心肌细胞电生理 …………………………………………………… 181
　　　　任务二　心电向量及心电向量环 …………………………………………… 182
　　　　任务三　认识心电图纸 ……………………………………………………… 183
　　　　任务四　认识心电图各波形 ………………………………………………… 184
　　　　任务五　心电图各波段的测量方法 ………………………………………… 185
　　　　任务六　心率的计算 ………………………………………………………… 186
　　　　任务七　心电轴 ……………………………………………………………… 187
　项目三　正常心电图各波段特点及正常值 ………………………………………… 190
　　　　任务一　P波 ………………………………………………………………… 190
　　　　任务二　P-R间期 …………………………………………………………… 191
　　　　任务三　QRS波 ……………………………………………………………… 191
　　　　任务四　S-T段 ……………………………………………………………… 192
　　　　任务五　T波 ………………………………………………………………… 192
　　　　任务六　Q-T间期 …………………………………………………………… 192
　　　　任务七　U波 ………………………………………………………………… 193
　项目四　心电图的临床应用与分析 ………………………………………………… 195
　　　　任务一　心电图的临床应用价值 …………………………………………… 195
　　　　任务二　心电图阅读及分析方法 …………………………………………… 196

项目五　异常心电图 ································· 198
　　任务一　心房肥大 ································· 198
　　任务二　心室肥大 ································· 199
　　任务三　心肌供血不足的心电图特征 ················ 201
　　任务四　心肌梗死 ································· 202
　　任务五　心律失常 ································· 204

模块六　影像检查护理 ································ 211
项目一　X线检查 ····································· 212
　　任务一　X线的特性与成像原理 ······················ 213
　　任务二　X线检查方法及应用 ························ 213
　　任务三　X线检查的防护 ···························· 215
　　任务四　X线检查前准备及注意事项 ················· 215
　　任务五　肺部常见病变的X线表现 ···················· 216
项目二　计算机体层成像 ····························· 220
　　任务一　CT设备及检查方法 ························· 221
　　任务二　CT的临床应用及检查前准备 ················ 221
项目三　磁共振成像 ································· 224
　　任务一　MRI成像原理 ······························ 224
　　任务二　MRI的临床应用及检查前准备 ··············· 225
项目四　核医学检查 ································· 227
　　任务一　核医学检查的方法及原理 ··················· 228
　　任务二　放射性药物及核医学仪器 ··················· 228
　　任务三　核医学的临床应用及检查前准备 ············ 229
项目五　超声检查 ··································· 232
　　任务一　超声检查的基本原理 ······················· 233
　　任务二　超声诊断的临床应用及检查前准备 ·········· 234

模块七　护理诊断与护理病历 ·························· 239
项目一　护理诊断 ··································· 240
　　任务一　护理诊断的定义 ··························· 241
　　任务二　护理诊断与医疗诊断的区别 ················· 241
　　任务三　护理诊断的构成 ··························· 242
　　任务四　护理诊断的分类方法 ······················· 243
　　任务五　护理诊断的3种陈述方式 ···················· 244
　　任务六　护理诊断的类型 ··························· 244
　　任务七　合作性问题 ······························· 244

项目二　护理诊断思维方法 …… 246
任务一　收集资料 …… 246
任务二　整理资料 …… 247
任务三　分析资料，提出合理的护理诊断 …… 247
任务四　护理诊断的排序 …… 247
任务五　书写护理诊断时的注意事项 …… 248
项目三　护理病历书写 …… 249
任务一　护理病历书写基本要求 …… 249
任务二　护理病历的格式与内容 …… 250

参考文献 …… 257

附录一　健康评估实训指导 …… 258
附录二　目标检测试题答案 …… 265

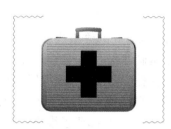

模块一 绪 论

Exordium

健康评估(health assessment)是研究护理对象现存或潜在的健康状态及对其反应的基本理论、基本技能和思维方法的临床学科,是学习了医学基础课程后转入学习临床各专科护理课程的桥梁课程。通过健康评估课程的学习训练,使学生树立"以人为中心"的护理理念,运用健康评估的基本原理和方法,学会准确地检查、系统地收集健康资料、判断健康状况及身心状况变化,学会评价治疗及护理效果,学会有效的沟通技巧,学会应用临床思维进行综合分析,为提出护理问题或护理诊断的明确及制订相应的护理措施提供依据。

一、健康评估的重要性

健康评估是护理程序的首要步骤,是护理过程的起点,同时又始终贯穿于整个护理全过程。唯有正确地开展检查,才能得出正确的护理诊断,才能制订出正确的护理计划,开展有效的护理措施,为护理效果的评价打下基础,因此健康评估是护理程序的关键。现代护理理念认为,护士必须学会健康评估的技能与方法,是护士独立性功能范围内的一项重要工作。只有及时获得护理对象的第一手资料,才能迅速给予护理对象身心全面的综合护理,是保证实施高质量个体化护理的关键环节。

二、健康评估的内容

健康评估的内容包括护理病史采集、体格检查、协助相关辅助检查的实施、阅读检查报告内容及综合分析病人的健康资料,最终形成护理病历。

1. 护理病史采集 包括常见症状、护理问诊、功能性健康型态的评估等。症状(symptom)是指护理对象在疾病状态下,对生理功能异常的主观体验和感受,是患者重要的主观资料。护理问诊(nursing inquiry),即健康资料的采集。通过问诊可以准确、系统地收集护理对象现存的或既往的健康资料,为了解病情、判断病情变化、提出护理问题或护理诊断,为制订护理计划、护理措施的实施奠定基础。

2. 体格检查 体格检查(medical examination)是指检查者运用自己的感观或借助简单的器械,对护理对象进行系统的物理检查。体格检查中发现患病后的异常征象(即体征)。所谓体征(sign)是指在疾病状态下,护理对象产生的可以通过体格检查观察到的病理改变,如肝大、心脏杂音等,是患者重要的客观资料。能准确有序地、熟练地运用体格检查,并根据检查结果提出对健康或疾病的临床判断具有重要的临床意义。

3. 辅助检查(auxiliary examination) 包括常用实验室检查、心电图检查、影像学检查。

(1) 实验室检查(laboratory examinations):是综合运用物理、化学、生物等实验室方法和技术,对病人的标本(血液、排泄物、分泌物、体液等)进行检验,从而获得病因、病理变化或机体功能状态等资料,对观察病情、判断病情、提出护理问题、护理诊断起辅助作用。

（2）心电图检查（electrocardiogram examination）：是应用心电图机将心肌的生物电活动变化所形成的曲线进行描记，这种曲线图称心电图。心电图检查结果是进行护理评估的重要客观资料之一，是临床病情观察、病情判断及为病人诊疗提供依据常用的检查方法。

（3）影像学检查（image examination）：包括常规 X 线检查、CT、MRI、核医学及超声波检查等，是研究人体器官在生理和病理状态下的形态、功能的改变。本项目主要讲述检查的基础知识及检查配合。

4. **护理诊断及护理病历**　对于收集到的资料进行分析、归纳和整理，应用临床思维的方法，做出客观、全面的评价，提出护理问题或护理诊断（nursing diagnosis），并以文件的形式记录下来，即为护理病历（nursing records）。学生应通过教学及临床实践，掌握护理病历的书写内容、要求，并以此培养临床思维能力。

三、健康评估的学习目的、方法及要求

健康评估是护理专业学生学习了医学基础课程进入临床专科护理课程学习的桥梁课程，本门课程的学习目的是使学生能掌握护理病史资料采集的基本知识、基本技能和方法，培养学生以临床思维方法判断所采集的病史资料，训练其分析问题、发现问题和解决问题的能力。学习中要体现"以人为中心"的护理理念，处处体贴、关心病人。教学形式包括课堂讲授、教学片观看、多媒体教学、临床病例分析及讨论、校内实训室的技能训练、医院社区的临床护理实践。

教学中体现理论实践一体化的教学理念，将学生分成若干学习小组，课前安排学习提纲供学生预习，结合教材内容，穿插临床病例，分组讨论、答疑精讲，演示与模拟相结合，应注意理论联系实际，学生应善于思考、反复实践、勤学苦练。

鼓励学生自主学习，部分教学内容做到学生在做中学、学中做，教师在其中只是设计者、指导者，倡导学习小组相互协作，激发学生学习的积极性，提高学习效率。

通过健康评估课的学习，学生应达到如下要求：①应用沟通交流的技巧采集病史资料。②能独立进行系统、全面的体格检查。③能识别正常和异常体征并解释其临床意义。④能正确配合常用辅助检查操作，解释常用辅助检查结果的临床意义。⑤对护理对象进行健康状态评估的基础上提出护理诊断。⑥独立书写完成一份护理病历。

目标检测试题

1. 简述健康评估、问诊、症状、体征。
2. 健康评估包括哪些内容？
3. 学习健康评估的目的。

（吕建中）

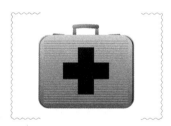

模块二　护理病史采集

项目一

· 健康评估 ·

护 理 问 诊

学习目标
1. 学会问诊的方法与技巧。
2. 知晓问诊的主要内容。
3. 学会主诉的书写及注意事项。

学习任务
1. 项目任务　能学会问诊的方法与技巧；知晓问诊的主要内容；学会主诉的书写及注意事项；能叙述问诊常用的概念词；能开展简单的护理问诊。
2. 工作任务流程图

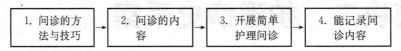

学习所需设备、用物

序号	分类	名称	数量
1	实训室	病房	2～4 间
2	病人	标准化病人(SB)	2～4 人

走进病房(病例 2-1-1)
1. 患者，女，34 岁，右上腹痛阵发绞痛 3 小时，伴恶心、呕吐 1 次，呕吐物为胃内容物。
2. 患者，男，64 岁，突发胸骨后疼痛 1 小时，伴冷汗，高血压病史 15 年。

　　问诊(inquire)是病史采集的重要手段，亦称病史采集(history taking)。护理问诊(nursing inquiry)是护士为获取有关病人健康观念、身体功能状态、心理状态、社会背景及其他与健康、治疗和疾病相关的信息，以收集、评判评估对象对健康状态、健康问题现在的或潜在的反应的病史资料。为体格检查及辅助检查的重点提供线索，也为护理诊断的判断提供基础。通过有效的沟通，为建立良好的护患关系提供基础。

任务一　护理问诊的方法与技巧

护理问诊是每个护理人员必须掌握的基本功,只有掌握了娴熟的问诊方法与技巧,才能获得真实可靠的病史资料。

一、问诊前准备

要体现生物-心理-社会医学思维模式,树立"以人为本"的健康理念,态度应和蔼可亲,营造良好的沟通交流环境,避免受到他人的干扰,影响沟通交流的正常进行。良好的沟通交流环境可以消除病人对身体和交谈内容隐私性的顾虑,使获得的健康资料全面、真实。语言应通俗易懂,注意个体的文化差异,适时微笑点头,使病人感到在倾听与鼓励。问诊的对象应是患者本人,对危重病人、意识不清者或婴幼儿,应询问其监护人、知情者或目击者。

二、护理问诊

一般由主诉开始,首先从最简单、最易回答的问题着手开始发问,如:"您哪儿不舒服?"随后仔细倾听,并记录好每一个细节,并适时有针对性地提问,逐步由浅入深地进行有目的、有层次、有顺序的询问。如针对上述病例(2-1-1),可进一步深入提问:"你腹痛的确切部位在哪儿?""你腹痛有多久了?""以前有过类似的腹痛吗?""腹痛是阵发性的还是持续性的?""腹痛是刀割样痛?还是隐隐作痛?""与饮食有没有关系?""有没有特殊原因诱发?""疼痛加重或缓解的原因是什么?""除腹痛外,还有其他不适吗?""伴恶心、呕吐几次?""呕吐物的量、颜色?""呕吐后是否有轻松感?""是否伴发热?体温多少?持续多久?""是否伴皮肤、黏膜黄染等?""起病后用过药吗?或到其他医院诊疗过吗?"等等。

三、注意不要用责怪的语气责问患者

如"你为何不早点来就诊呢?""你为什么喝那么多酒呢?"这样常常会使患者产生抵抗心理,不利于沟通的进展。

四、应用合适的提问方式

提问方式采用:①开放式提问,可启发病人叙述起病后的感觉、认识、态度等,通常用于问诊的开始,耐心倾听病人叙述本次起病及病情的演变或回顾既往病史,病史的陈述比较全面、客观;②封闭式提问,提问方式较具体,只需要简短的具体回答,如:"你什么时候开始腹痛的?""腹痛的部位具体在哪儿?""腹痛前吃了什么食物?是否不洁?"

五、适时引导话题

在问诊时,不应轻易打断病人的思路。但若病人所谈话题与问诊内容太远时,应引导话题,重新回到问诊的相关内容。若病人确有需要向医护人员长时间倾诉,则可另约时间单独交谈。

六、注意心理问题

病人若对病情有焦虑或紧张情绪的流露时,应设法消除其顾虑,协助顺利度过情绪波动期。解答病人的问题,既要实事求是,也要注意医疗保护。如病情确实很严重时,可以采用婉转的语气回答问题,切不可令病人骤然感到绝望的境地,可表述为"医治比较困难"、"有一定的难度"等。

七、避免暗示性提问和逼问

问诊时不应采用暗示或逼问的方式,以免病人随口称是。暗示性提问,是指带有显著倾

性的提问方式,如"你除右上腹疼痛外,右肩部也疼痛吗?""你心前区疼痛时左肩部也疼痛吗?""你头痛发作时伴有恶心吗?"等,这样的问诊往往会影响健康资料的真实性,造成疾病的误诊。正确的提问方式是"除右上腹痛外,还有哪儿疼痛?""除头痛外,还有哪儿不舒服?"

八、避免重复提问

问诊要有系统性、目的性和必要性,应全神贯注地倾听病人的回答,必要时加以记录。不要问了再问,以免让病人感到你心不在焉、条理不清、对病人不够重视、医术不高等,可能产生不信任或失望。

九、避免医学术语

问诊言语要通俗易懂,避免不必要的解释,避免医学术语,如隐血、心绞痛、铁锈色痰、里急后重等。但在医疗文书书写时还是应采用医学术语记录,便于同行间交流。

十、注意及时核实

对病人陈述的病情,如起病的具体时间、某些症状、检查结果、过去诊断的名称、用药名称与剂量等应及时核实,确保健康资料的准确性。

> **病例 2-1-1 教学提问:**
> 针对上述病例 1 你也可以试着开展护理问诊。

任务二　护理问诊的内容

健康史问诊内容应包括:基本资料、主诉、现病史、过去健康史、个人史、婚姻史、月经史、生育史、家族健康史和系统回顾。

一、一般资料

包括姓名、性别、年龄、民族、籍贯、婚姻、工作单位、职业(工种)、家庭住址、入院日期、记录日期、病史陈述者及可靠程度等,若病史陈述者是病人亲属或目击者,则应注明其与病人的关系。

二、主诉

主诉(chief complaint)是病人感受最主要的痛苦或最明显的症状与体征及其持续的时间。也是病人本次就诊最主要的原因,应包括 1 个或 2~3 个主要症状与体征,及其经过的时间。如"腹痛、腹泻 1 天","畏寒、发热、右胸痛、咳嗽 2 天"。若主诉包括前后不同时间出现的几个症状,则应按其发生的先后顺序排列,如"反复发作上腹痛 4 年,柏油样便 2 天","活动后心悸、气短 3 年,双下肢水肿 2 周"。主诉书写应简明扼要,透过主诉常能反映哪个系统的疾病、病程长短、疾病的轻重缓急等要素。主诉不应记录诊断用语,如"糖尿病 5 年"或"心脏病 3 年",而应记录"多饮、多食、多尿、消瘦 5 年"或"心悸、气短 3 年"等。对病程长,病情比较复杂的病例,应选择病人最迫切希望解决的问题或最有可能危及病人生命的病症作为主诉加以记录,即本次就诊的主要目的。

三、现病史

现病史(history of present illness)是病史中的主体部分,是记述病人患病后,疾病发生、发展、演变和诊治的全过程。应按以下内容展开询问。

1. **起病情况** 包括起病时的时间及环境、发病急缓等,起病前有无特殊的病因及诱发原因,如感染、中毒、外伤、过敏,或气候变化、劳动或情绪、环境改变、饮食不当等。

2. **主要症状特点** 包括主要症状出现的部位、性质、持续时间和程度、缓解或加剧的因素以及发病后的心理反应等。

3. **伴随症状** 在主要症状的基础上又同时出现一系列其他症状,伴随症状常为鉴别诊断提供重要依据。

4. **病情发展与演变** 是指在病程中主要症状的变化或新的症状出现,都可视为病情的发展与演变,在病史的描述时应按序记录。如慢性支气管炎起病若干年后,患者出现气促、呼吸困难,提示发展、演变成了阻塞性肺气肿;如若干年后该患者又出现了双下肢水肿,提示可能演变为肺源性心脏病了。又如阻塞性肺气肿病人,在咳嗽后突发剧烈胸痛及严重呼吸困难,则应考虑自发性气胸的可能。

5. **诊疗护理经过** 患者在本次就诊前曾接受过其他医疗单位的诊疗时,应询问诊断检查项目、检查结果,治疗、护理措施及效果等;对应用如激素类、洋地黄类等特殊药物,应注明药物名称、用法、剂量等。

6. **一般情况** 包括患者病后精神状态、食欲与食量的变化、睡眠及大小便情况、体重改变等,此外还应注意病人心理、社会、日常生活能力、对人体功能有无影响及影响程度。

四、既往史

既往史(past health history)包括病人既往的健康状况和疾病,特别是与现病有关的疾病,如各种传染病病史、外伤手术史、预防接种史、过敏(食物、药物)史等。

五、个人史

个人史包括以下内容:①出生地、居住地和居留时间(特别是疫源地和地方病流行区);②职业及工种,包括劳动环境、工种与工业毒物的接触情况及时间;③生活习惯与嗜好及业余爱好,个人起居与卫生习惯,饮食的规律与质量,烟酒嗜好时间及其摄入量;④吸毒史,有无吸毒史及毒物的种类、用量和时间,是否成瘾等;⑤冶游史,有无不洁性交,是否患过淋病、下疳、尖锐湿疣等。

六、婚姻史

记述婚否、结婚年龄、配偶健康状况、性生活情况等。如丧偶,则应询问配偶死亡的时间及原因。

七、月经史和生育史

对女性病人,都应询问其月经初潮年龄、月经周期和行经期天数、经血量和颜色、有无痛经、末次月经日期、闭经日期、绝经年龄。记录格式如下:

$$\text{初潮年龄} \frac{\text{行经期(天)}}{\text{月经周期(天)}} \text{末次月经日期(LMP)或绝经年龄}$$

例如:$12 \frac{3 \sim 6 \text{天}}{28 \sim 30 \text{天}} 2011 \text{年} 9 \text{月} 8 \text{日(或} 50 \text{岁)}$

妊娠与生育次数和年龄,流产(人工或自然)次数,有无死产、手术产、产褥感染及计划生育状况等。

对于男性病人,应询问是否做过计划生育手术,有无患过影响生育的疾病。

八、家族史

主要询问其双亲、兄弟、姐妹、子女的疾病情况,了解与遗传相关的疾病,如血友病、白化病、糖尿病、高血压、支气管哮喘、遗传性球形细胞增多症、遗传性出血性毛细血管扩张、精神病等。

九、心理社会资料

1. **心理状态** 了解病人是否有焦虑、恐惧、紧张、沮丧、悲哀、愤怒等情绪反应,是否有负罪感、羞涩、无用感、孤独、无助感等心理感受。

2. **家庭背景** 了解病人疾患的发生、发展与其家庭之间的联系,家庭内部有无重大事件发生,个人和家庭适应与调节能力及应对的方式。

3. **社会情境** 了解病人因疾患而引发社会地位、社会角色和社会关系(即情境)变化的影响及影响程度。

十、功能性健康型态回顾

戈登(Marjory Gordon)人体功能性健康型态回顾包含11个功能型态,从人的生理健康、日常身体功能状况、心理和社会适应等各方面系统地开展问诊,收集被检查者的日常活动能力、健康功能状况及处理自身健康问题的技能状态,从而发现护理问题、提出护理诊断。

病例2-1-1教学提问:
针对上述病例2你能开展护理问诊吗?

目标检测试题

1. 对发热病人的询问,正确的是
    A. "发热前有寒战吗?" B. "您除了发热还有哪儿不舒服?"
    C. "您体温升高都发生在下午吗?" D. "您发热时有无头痛?"
    E. "您发热时有谵妄吗?"

2. 健康史采集,下列叙述不正确的是
    A. 最好病人自己叙述病史 B. 先问感觉最明显最易回答的问题
    C. 避免套问提示性诱问 D. 语言要通俗易懂
    E. 其他单位的病情介绍作为护理诊断的主要依据

3. 主诉的基本内容应反映
    A. 主要症状和发病时间 B. 主要症状或体征及其持续时间
    C. 症状和发病时间不包括体征 D. 病人就诊时的症状和体征
    E. 主要症状、体征及伴随症状

4. 现病史内容不包括
    A. 起病时的情况 B. 主要症状特点 C. 伴随症状
    D. 病情发展与演变 E. 习惯与嗜好

5. 病历书写的主体部分是
    A. 主诉 B. 现病史 C. 既往史 D. 家族史 E. 个人史

(吕建中)

项目二 临床常见症状

学习目标
1. 能说出常见症状的概念。
2. 能叙述常见症状的临床表现及特征。
3. 知晓常见症状的病因。
4. 知晓常见症状的发生机制。

学习任务
1. 项目任务　认识常见症状的概念、常见症状的病因及发生机制、常见症状的临床表现及特征。
2. 工作任务流程图

1. 发热 → 2. 疼痛 → 3. 水肿 → 4. 呼吸困难 → 5. 咳嗽、咳痰 → 6. 咯血 → 7. 发绀 → 8. 呕血与便血 → 9. 黄疸 → 10. 意识障碍 → 11. 质量评价

学习所需设备、用物

序号	分类	名称	数量
1	器材	听诊器	10 副
2	器材	体温计	10 支
3	器材	手电筒	10 支
4	器材	软尺	10 条
5	实训室	诊断床	10 张
6	实训室	病房	1 间
7	耗材	压舌板	50 支
8	耗材	棉签	10 包
9	耗材	酒精棉球	若干

症状(symptom)是指被检查者在疾病状态下,机体生理功能发生异常时主观感受到不适或痛苦的异常感觉或病态改变。疾病的症状是多样的,一些只有主观才能感受到,如疼痛、眩晕、多梦等;有些既有主观感觉,也可通过客观检查发现,如发热、水肿、黄疸等。症状是被检查者健康资料的重要组成部分,是检查者对被检查者现存的或潜在的健康问题作出正确护理诊

断的重要依据。

任务一　发　热

正常人的体温相对恒定,一般为 36～37℃。任何原因引起体温调节中枢功能紊乱,产热增多和(或)散热减少,体温升高超出正常范围时称为发热(fever)。不同个体之间的体温略有差异,受昼夜、年龄、性别、活动、饮食、情绪、环境等内外因素的影响,体温也稍有波动,但波动幅度一般不超过1℃。

> **走进病房(病例2-2-1)**
> 　　男性,22岁,高热3天入院。4天前因劳动时淋雨后受凉,出现咽痒、鼻塞、咳嗽,自服"感冒冲剂",未见好转。3天前出现寒战、高热,体温39.5℃,持续不退,咳嗽、痰少、痰白色黏稠。自感乏力、食欲减退,全身肌肉酸痛。无腹痛、腹泻,二便正常。既往体健,无特殊药物过敏史,也无手术史。

一、发生机制

发热的发生机制可分为致热源性和非致热源性,多数患者的发热是由于致热源所致。

1. **致热源性发热**　最常见。其致热源可分为外源性和内源性两大类,外源性致热源通过内源性致热源的作用引起发热。外源性致热源包括病原微生物及其产物、炎症渗出物、抗原抗体复合物、无菌性坏死组织等,其分子量较大,不能直接通过血-脑屏障作用于体温调节中枢,而是通过激活白细胞使之产生并释放内源性致热源如白介素、干扰素等,因其分子量较小,可通过血-脑屏障直接作用于体温调节中枢,使体温调定点上移,体温升高引起发热。

2. **非致热源性发热**　体温调节中枢直接受损,或机体存在引起产热过多或散热减少的疾病,体温调节功能发生障碍所致的发热。

二、病因

引起发热的病因很多,临床上分为感染性和非感染性两类。

1. **感染性发热**　是临床上导致发热的最常见原因。各种病原体包括细菌、病毒、支原体、衣原体、立克次体、螺旋体、真菌、寄生虫等引起的急性、亚急性或慢性感染,局部性或全身性感染均可引起发热。

2. **非感染性发热**　除感染性发热以外的发热均属于非感染性发热。常见以下几类原因。

(1) 无菌性坏死物质吸收:①物理、化学或机械性损伤,如大面积烧伤、创伤、大手术后内出血;②因血管栓塞或血栓形成造成的组织缺血性坏死,如心肌梗死、肢体坏死;③组织细胞破坏,如恶性肿瘤、溶血反应等。

(2) 抗原-抗体反应:其发热与变态反应时抗原抗体复合物形成有关,如风湿热、血清病、药物热、结缔组织疾病等。

(3) 皮肤散热障碍：如广泛性皮炎、鱼鳞病及慢性心功能不全等，因散热减少可引起低热。

(4) 内分泌代谢障碍：如甲状腺功能亢进症时产热增多，严重脱水时散热减少。

(5) 体温调节中枢功能障碍：由物理、化学、机械性因素直接损害体温调节中枢所致，如中暑、安眠药中毒、脑出血、颅脑外伤等。

(6) 自主神经功能紊乱：属功能性发热，多表现为低热，常伴自主神经功能紊乱的其他表现。此类发热包括夏季低热、生理性低热、感染后低热、原发性低热。

病例 2-2-1 查房提问：
1. 该病人为何发热？其发生的机制是什么？

三、临床表现

1. 发热的临床过程及特点　发热的临床经过一般分为 3 个阶段。

(1) 体温上升期：该期产热大于散热使体温上升。常表现为疲乏无力、肌肉酸痛、皮肤苍白、无汗、畏寒或寒战。其体温上升有两种方式：①骤升型，体温急剧升高，于数小时达到 39～40℃或以上，常伴有寒战。见于肺炎球菌性肺炎、疟疾、急性肾盂肾炎、输液反应等。②缓升型，体温缓慢上升，数日内才达到高峰，多不伴有寒战。见于伤寒、结核病、布氏杆菌病等。

(2) 高热期：该期产热和散热过程在较高水平上保持相对平衡。常表现为寒战消失、皮肤潮红、灼热、呼吸加快，可有出汗。此期体温达到高峰并可维持数小时（如疟疾）、数天（如肺炎球菌性肺炎）或数月（如伤寒）。

(3) 体温下降期：该期散热大于产热，体温随病因消除而降至正常水平。常表现为多汗、皮肤潮湿。其体温下降有两种方式：①骤降，体温于数小时内迅速降至正常，常伴有大汗。见于肺炎球菌性肺炎、疟疾、急性肾盂肾炎、输液反应等。②渐降，体温于数日内逐渐降至正常。见于伤寒、风湿热等。

2. 身心反应　发热时代谢亢进，使物质消耗明显增加，因肠胃功能异常，食欲下降，摄取不足，可致消瘦；发热时出汗、失水，使唾液分泌减少，致口腔黏膜干燥，有利于病原体生长，易引起口腔炎症，如口唇疱疹、舌炎、齿龈红肿等。高热可导致烦躁不安、嗜睡、谵语、定向障碍、幻觉等改变，小儿易发生惊厥。持续高热可抑制大脑皮质和呼吸中枢功能，可出现昏迷、呼吸不规则等。体温骤降，由于大量出汗，皮肤和呼吸道水分蒸发增多，若补充液体不及时，可引起脱水，重者可发生循环衰竭。

3. 发热的分度和热期

(1) 发热的分度：按发热的高低可分为低热（37.3～38℃）、中等度热（38.1～39℃）、高热（39.1～41℃）、超高热（41℃）以上。

(2) 热期：发热病程在 2 周以内者称为急性发热；体温在 38℃以上，持续 2 周或以上者称为长期中、高热；体温在 38℃以下，持续 1 个月以上者称为长期低热。

4. 热型　发热患者按不同时间测得的体温数值分别记录在体温单上，并将各体温数值点连接成体温曲线，该曲线称为热型。常见热型有以下 6 种。

(1) 稽留热：体温持续在 39～40℃以上，达数天或数周，24 小时内波动范围不超过 1℃（图 2-2-1），称稽留热。常见于肺炎球菌性肺炎高热期、伤寒极期。

(2) 弛张热：体温常在39℃以上，24小时内波动范围超过2℃，但体温最低时仍高于正常（图2-2-2），称弛张热。常见于败血症、严重化脓性感染等。

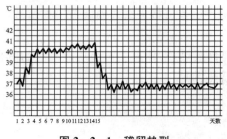
图2-2-1 稽留热型

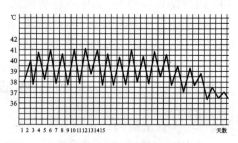
图2-2-2 弛张热型

(3) 间歇热：体温骤升达39℃以上持续数小时又骤降至正常，无热期可持续一天或数天后，体温又突然升高，高热期与无热期如此反复交替出现（图2-2-3），称间歇热。常见于疟疾、急性肾盂肾炎等。

(4) 回归热：体温骤升至39℃或以上，持续数天后又骤降至正常水平，数日后又骤升至高热，高热期与无热期各持续数天后规律地交替出现（图2-2-4），称回归热。常见于回归热、霍奇金病等。

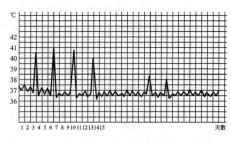
图2-2-3 间歇热型

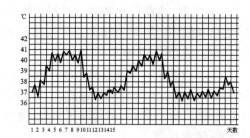
图2-2-4 回归热型

(5) 波状热：体温逐渐升高到39℃或以上，数日后又逐渐降至正常水平，持续数日后又逐渐升高，如此反复多次（图2-2-5），称波状热。常见于布氏杆菌病等。

(6) 不规则热：发热的体温曲线无一定规律（图2-2-6）。常见于支气管肺炎、结核病、肿瘤等。

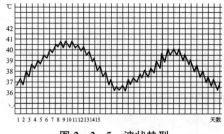
图2-2-5 波状热型

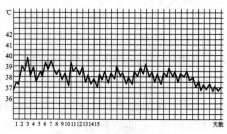
图2-2-6 不规则热型

病例 2-2-1 查房提问：
2. 结合病例，该病人为何种热型？

四、相关护理诊断

1. 体温过高　与病原体感染有关；与体温调节中枢功能障碍有关。
2. 体液不足　与体温下降期出汗过多有关；与液体摄入量不足有关。
3. 营养失调：低于机体需要量　与长期发热代谢率增高有关；与营养物质摄入不足有关。
4. 潜在并发症　惊厥；意识障碍。

病例 2-2-1 查房提问：
3. 结合病例该病人存在的护理诊断是什么？

（吕建中）

任务二　疼　痛

疼痛（pain）是机体受到炎症、缺血缺氧、理化损伤等伤害性刺激所引起的身心不舒适的感觉，常伴有生理、行为和情绪反应，特别是强烈、持久的疼痛常导致病人焦虑、恐惧，也可造成生理功能严重紊乱，甚至发生休克等，是临床常见的症状。疼痛促使机体采取相应的防护措施回避或去除造成疼痛的因素，因而疼痛对机体有保护性作用。

走进病房（病例 2-2-2）
女性，45 岁，因右上腹痛 2 天入院。患者 2 天前因与朋友聚餐后出现右上腹不适、绞痛，自服"利胆片"症状不见缓解。今症状加重，伴恶心、呕吐，并有发热来医院就诊。体格检查：心肺无异常，腹软，肝脾肋下未及，右上腹压痛，Murphy 征阳性。既往有胆囊炎、胆石症病史，无特殊药物过敏史，也无手术史。

一、发生机制

痛觉感受器位于皮肤和其他组织的游离神经末梢，属化学感受器。当伤害性刺激作用于机体时，可引起受损部位组织释放致痛物质，产生痛觉冲动。所谓致痛物质由组胺、缓激肽，5-羟色胺、乙酰胆碱、H^+、K^+、前列腺素及酸性代谢产物等构成。痛觉冲动沿传入神经传导至脊髓，经脊髓丘脑侧束和脊髓网状束上行，再经丘脑，通过内囊传至大脑皮质中央后回的第一感觉区感觉到疼痛。头面部的疼痛冲动经三叉神经传入，通过三叉神经丘脑束上行至脑桥与脊髓丘脑束汇合，传入大脑皮质。内脏痛冲动经交感神经传入，通过后根进入脊髓，沿躯体神经束路径到达大脑皮质痛觉感觉区，引起疼痛。

牵涉痛是由于患病的内脏与被牵涉体表部位的传入神经纤维由同一后根进入脊髓，并由同一上行纤维传入大脑皮质,使大脑皮质感觉源于内脏原发病灶的痛觉冲动;同时也感觉到被牵涉体表部位皮肤区域出现疼痛或痛觉过敏,而该处体表部位并无实际损伤,如心绞痛可牵涉至左肩和左前臂内侧,胆囊炎、胆石症疼痛可牵涉至右肩。

二、病因

导致疼痛常见的原因有温度刺激、化学刺激、物理损伤、病理变化、心理因素等,以下介绍常见疼痛的几种病因。

1. 头痛　是指额、顶、颞及枕部的疼痛。各种原因引起颅内外血管扩张、收缩以及牵引血管伸展;脑膜受刺激或牵拉;刺激脑神经或颈神经;头、颈部肌肉的收缩;五官疾病和颈椎病变;内分泌功能紊乱等均可引起头痛。常见原因如下。

(1) 颅脑病变:①颅内感染,如脑膜炎、脑炎、脑脓肿等;②血管病变,如脑出血、蛛网膜下隙(腔)出血、高血压脑病等;③颅内占位,如脑肿瘤、转移瘤、囊虫病等;④颅脑外伤,如脑挫伤、脑震荡等;⑤其他,如偏头痛、头痛型癫痫等。

(2) 颅外病变:①颅骨疾病;②颈部疾病;③神经痛;④五官疾病,如眼、耳、鼻和齿疾病所致头痛。

(3) 全身性疾病:①急性感染,如发热性疾病、流感、肺炎等;②心血管疾病,如高血压等;③中毒,如有机磷农药中毒、酒精中毒等;④其他,如中暑、严重贫血、尿毒症等。

2. 胸痛　是指当胸部各种理化因素、缺氧、炎症等刺激,产生痛觉冲动并传入大脑皮质引起疼痛感觉。常见原因如下。

(1) 胸壁疾病:发生于胸壁皮肤、肌肉、骨骼、神经病变均可引起胸痛,如胸壁损伤、带状疱疹、肋骨骨折、肋间神经炎等。

(2) 呼吸系统疾病:如急性气管-支气管炎、肺部炎症、肺部肿瘤、胸膜炎、自发性气胸等。

(3) 循环系统疾病:如心绞痛、急性心肌梗死、心包炎、心脏神经官能症等。

(4) 纵隔及食管疾病:如纵隔炎、纵隔肿瘤、食管炎、食管裂孔疝、食管癌等。

(5) 横膈或膈下疾病:如膈疝、肝脓肿、膈下脓肿、脾梗死等。

3. 腹痛　多指腹部脏器发生器质性病变或功能性障碍所致,也可由腹腔外疾病或全身疾病引起。按起病急缓、病程长短可分为急性和慢性腹痛。

(1) 急性腹痛常见病因:①急性炎症,如急性胃肠炎、急性胰腺炎、急性胆囊炎等;②胃肠急性穿孔,引起急性弥漫性腹膜炎;③空腔脏器梗阻或扩张,如肠梗阻、胆道结石等;④腹内脏器扭转或破裂,如肠扭转、卵巢囊肿扭转、脾破裂等;⑤腹内血管病变,如门静脉血栓形成、脾栓塞等;⑥腹壁疾病,如腹壁脓肿、腹壁挫伤等;⑦胸部疾病所致的腹部牵涉痛;⑧全身性疾病所致的腹痛。

(2) 慢性腹痛常见病因:①慢性炎症,如慢性胃炎、慢性胆囊炎、慢性阑尾炎等;②胃、十二指肠溃疡;③腹膜及脏器包膜的牵张,如手术后腹膜粘连、肝淤血等;④腹内肿瘤压迫及浸润;⑤腹内脏器的慢性扭转;⑥中毒与代谢障碍,如铅中毒、尿毒症等;⑦肠寄生虫病,如蛔虫病、钩虫病等;⑧胃肠神经功能紊乱,如胃肠神经官能症、肠易激惹综合征等。

病例 2-2-2 查房提问:

1. 该病人属于哪种疼痛,疼痛的原因可能是什么?

三、临床表现

1. 疼痛的临床特点　疼痛特点的描述：①疼痛的部位，一般疼痛的部位即为病变部位；②疼痛的性质，如刺痛、绞痛、酸痛、胀痛、跳痛、烧灼痛、刀割痛等，疼痛的性质与病因、病变组织及病变的性质密切相关；③疼痛的程度，可描述为隐痛、钝痛、剧痛等；④疼痛的经过，如持续性、间歇性、阵发性、进行性、持续性伴阵发性加剧等；⑤疼痛时的伴随症状，如恶心、呕吐、出汗等。

急性疼痛常突然发生，疼痛剧烈，持续数分钟、数小时、数天多见，经治疗疼痛消除或缓解快。慢性疼痛起病缓慢，病程长，常有持续、顽固和反复发作的特征。通常疼痛持续时间半年以上者称为慢性疼痛。

2. 身心反应　个体对疼痛的感受是身体与心理两个方面的。因患者年龄、个体性格、特定环境背景、社会文化背景及以往疼痛经历的不同，其感受的疼痛程度和表达方式有很大差异。剧烈疼痛时病人可有下列表现：①表情痛苦、皱眉、咬牙、呻吟，甚至呼叫、大汗淋漓等；②常采取强迫体位；③影响睡眠、休息；④胃肠功能紊乱，出现恶心、呕吐；⑤焦虑、愤怒、恐惧等情绪反应；⑥血压上升、呼吸加快、心率增快、面色苍白，严重者可致休克。

3. 头痛　①急性感染常见急起的头痛并有发热，多为全头部胀痛；②急性头痛伴发热者，常见于急性颅内感染性疾病，表现为全颅剧烈胀痛，伴喷射样呕吐、意识障碍等，如脑脊髓膜炎；③颅内血管性疾病，头痛突然发生，持续不减，伴有呕吐、不同程度的意识障碍，一般无发热，如蛛网膜下隙（腔）出血；④慢性进行性头痛并有颅内压增高、呕吐，头痛呈深在性且较弥散，应注意颅内占位性病变，如颅内肿瘤、囊肿等；⑤长期反复发生的一侧头痛，表现为搏动样头痛，应考虑偏头痛；⑥眼源性或鼻源性头痛多为浅在性且较局限。

4. 胸痛　①胸壁疾病引起的胸痛常固定于病变部位，局部多有明显压痛；②肺和胸膜疾病引起的胸痛，一般为单侧，胸壁局部无压痛，常因深呼吸、咳嗽而使胸痛加重；③心绞痛的疼痛常位于胸骨后或心前区，呈压榨样疼痛，伴有窒息感，向左肩、左臂尺侧放射，常于劳累、饱餐或情绪激动诱发，疼痛持续数分钟，休息或含服硝酸甘油片可迅速缓解；④纵隔及食管病变的疼痛位于胸骨后，常在吞咽时加剧。

5. 腹痛　①腹痛部位，多为病变所在部位。如中上腹痛多为胃、十二指肠病变；右上腹疼痛多为肝胆疾病；脐周疼痛多为小肠病变；右下腹疼痛多为回盲部病变；下腹部疼痛多为结肠及盆腔病变。②消化性溃疡，多呈慢性、周期性、节律性中上腹痛；若胃肠穿孔引起急性弥漫性腹膜炎时，疼痛突然加剧，呈刀割样烧灼痛，出现弥漫性全腹广泛而持久剧痛，伴明显压痛、反跳痛，腹肌紧张、腹肌板样强直。③胆石症或泌尿系统结石，表现为阵发性绞痛。④小肠及结肠病变，疼痛多为间歇性、痉挛性绞痛；结肠病变疼痛可于排便后减轻；直肠病变常伴有里急后重。⑤急性胰腺炎，疼痛常于暴饮暴食、大量酗酒后突然发生中上腹剧烈而持续性钝痛、钻痛或刀割痛，疼痛呈阵发性加剧，向腰背部呈带状放射。患者常取前倾坐位，伴频繁剧烈呕吐。

> **病例2-2-2查房提问：**
> 2. 该病人疼痛有何特征？根据患者疼痛特点进一步判断病人疼痛可能的原因是什么？

四、相关护理诊断

1. 急性/慢性疼痛　与各种有害刺激作用于机体引起的不适有关。
2. 睡眠型态紊乱　与疼痛有关。

3. 焦虑　与疼痛迁延不愈有关。
4. 恐惧　与剧烈疼痛有关。

病例2-2-2查房提问：
　　3. 结合病例，该病人的护理诊断是什么？

（张　轶）

任务三　水　肿

水肿(edema)是指过多的液体积聚在人体的组织间隙使组织肿胀。全身性水肿是指液体在体内各组织间隙呈弥漫性分布；局部性水肿是指液体在体内某一局部组织间隙积聚；积液或积水是指过多的液体积聚在体腔内如胸腔、腹腔、心包腔、关节腔。隐性水肿是指水肿发生初期，组织间液积聚较少，体重增加在10%以下，指压无凹陷；若体重增加在10%以上，指压出现明显凹陷，则称为显性水肿。通常内脏器官局部的水肿如脑水肿、肺水肿等并不称为水肿。

走进病房(病例2-2-3)
　　女性，72岁，因双下肢水肿4年，加重4天入院。患者4年前起出现双下肢水肿，呈可陷性，晨起较轻，傍晚加重，下肢抬高水肿可减轻，伴尿量减少。近1周体重增加5千克。既往慢性咳嗽、咳痰40年，4年前曾诊断为慢性支气管炎、阻塞性肺气肿、肺源性心脏病，否认有风心病、冠心病、高血压、糖尿病病史。体格检查：神清，精神可，T 37.8℃，P 110次/分，R 26次/分，BP 138/76 mmHg，颈静脉怒张，双下肢水肿呈可陷性。

一、发生机制

人体组织间液体量正常是通过体内外和血管内外液体交换的动态平衡来维持恒定的。任何原因导致液体交换平衡发生障碍，引起组织间液生成过多或回吸收过少，即可形成水肿。产生水肿的主要因素有：①钠水潴留，如继发性醛固酮增多症等；②毛细血管通透性增高，如局部组织炎症或过敏等；③毛细血管静水压增高，如右心功能衰竭等；④血浆胶体渗透压降低，如肾病综合征等；⑤淋巴液或静脉回流受阻，如丝虫病或血栓性静脉炎等。

二、病因与临床表现

1. 全身性水肿

（1）心源性水肿：主要见于右心功能衰竭，也见于缩窄性心包炎。水肿特点是首发于身体下垂部位，一般最早出现于足踝部，休息后减轻或消失；若为长期卧床者则水肿发生于骶尾部。水肿多为对称性、凹陷性。随着病情发展，水肿逐渐蔓延至全身，严重者可出现胸水、腹水。常伴有右心功能衰竭的其他病征，如心脏增大、心脏杂音、静脉压升高、颈静脉怒张、肝大等。

（2）肾源性水肿：见于各型肾炎和肾病。水肿特点是首发于眼睑、颜面部，晨间起床时最明显，随着病情发展逐渐成全身水肿。常伴有肾脏疾病的其他病征，如尿液的改变、肾功能损害、高血压等。肾病综合征患者水肿显著,指压凹陷明显,常伴有胸水和腹水。

(3) 肝源性水肿:见于肝硬化失代偿期。水肿特点是首发症状可以是腹水,也可以踝部水肿为首发症状,随着病情发展逐渐蔓延至全身。患者常伴有肝功能减退、门静脉高压等表现,如消化道症状、出血倾向、肝掌、蜘蛛痣、脾大、侧支循环的建立与开放等。

(4) 营养不良性水肿:见于慢性消耗性疾病。水肿特点是水肿发生前常伴体重减轻、消瘦等,水肿从组织疏松处首发,逐渐蔓延至全身,以身体低垂部位水肿显著,严重者可有胸水、腹水。

(5) 其他原因的全身性水肿:①黏液性水肿,见于甲状腺功能减退。其特点是水肿为非凹陷性,以颜面及下肢胫前较明显。②经前期紧张综合征,与雌激素水平增高有关。其特点是于月经前1~2周出现眼睑、踝部及手部轻度水肿,可伴乳房胀痛及盆腔沉重感,行经后水肿逐渐消退。③药物性水肿,见于使用糖皮质激素、雌激素等药物。其特点是停药后水肿消失。④其他,如特发性水肿、体位性水肿等。

2. 局部性水肿

(1) 局部炎症:如疖、痈、蜂窝织炎等,局部常有红、肿、热、痛、功能障碍等表现。

(2) 局部静脉回流受阻:如上腔静脉受阻时,水肿出现于头颈部、两上肢及上胸部,常伴有颈静脉怒张、胸壁浅静脉曲张及纵隔刺激症状,称为上腔静脉阻塞综合征;当下腔静脉受阻时,水肿以下肢、阴部明显,常伴有腹壁及下肢静脉曲张或腹水,也可有肝、脾大等,称为下腔静脉阻塞综合征。

(3) 局部淋巴回流受阻:如丝虫病,表现为局部象皮肿,皮肤粗糙与增厚,皮下组织亦增厚。

> **病例2-2-3查房提问:**
> 1. 该病人的主要体征是什么?有何特点?

3. 身心反应　水肿患者可因液体在体内潴留而出现体重增加,尿量减少,重者可有脉搏增快、血压升高,甚至引起胸水、腹水,表现为胸闷、呼吸困难、活动受限,长期持续水肿易发生皮肤溃疡和继发感染。应观测体重、胸围、腹围、脉搏、呼吸、血压、体位等;注意水肿部位皮肤黏膜的弹性、光泽、温湿度;观察长期卧床或严重水肿者的皮肤有无水泡、渗液、破溃或继发感染;注意有无胸水征、腹水征及各种伴随症状;病人是否因水肿引起形象的改变、活动障碍、身体不适而心情烦躁。

> **病例2-2-3查房提问:**
> 2. 该病人水肿原因可能是什么?

三、相关护理诊断

1. 体液过多　与右心功能不全有关;与肝功能失代偿有关。
2. 有皮肤完整性受损的危险　与水肿所致组织、细胞营养不良有关。

> **病例2-2-3查房提问:**
> 3. 结合病例,该病人主要有哪些护理问题?

(周宵英)

任务四　呼吸困难

呼吸困难(dyspnea)是指病人主观上感到周围空气不足、呼吸费力;客观上表现为呼吸活动用力,同时伴呼吸频率、深度与节律异常,严重者出现鼻翼扇动、张口抬肩、端坐呼吸、发绀等,辅助呼吸肌也参与活动。

> **走进病房(病例2-2-4)**
>
> 　　男性,62岁,劳力性呼吸困难1年,加重半月入院。患者近1年自觉体力明显变差,每当负重或登高就出现气急、呼吸困难。近半月登一层楼就感到气急,并常有夜间熟睡时出现阵发呼吸困难,被迫坐起。既往有高血压病史12年。体格检查:Bp 158/92 mmHg。

一、病因

引起呼吸困难的主要原因是呼吸系统和循环系统疾病。

1. 呼吸系统疾病

(1) 呼吸道阻塞:如喉、气管、支气管的炎症、水肿、异物、肿瘤、支气管哮喘、慢性阻塞性肺气肿等。

(2) 肺部疾病:如肺结核、肺炎、肺淤血、肺水肿、肺不张、肺梗死、弥漫性肺间质疾病等。

(3) 胸壁、胸廓、胸膜疾病:如胸壁外伤炎症、严重畸形、自发性气胸、胸水、胸膜广泛粘连等。

(4) 神经肌肉病变:如急性多发性神经根神经炎、脊髓灰质炎、重症肌无力、药物所致呼吸肌麻痹等。

(5) 膈活动受限:如膈麻痹、胃扩张、大量腹水、腹腔内巨大肿瘤等。

2. 循环系统疾病　如急性左心功能衰竭、右心功能衰竭、心肌病、心包炎、肺栓塞等。

3. 中毒　如一氧化碳、吗啡、有机磷中毒、氰化物中毒、糖尿病酮症酸中毒等。

4. 血液系统疾病　如重度贫血、高铁血红蛋白血症、硫化血红蛋白血症等。

5. 神经精神因素　如颅脑外伤、脑出血、脑膜炎、脑炎、癔症及精神因素等。

二、发生机制与临床表现

1. 肺源性呼吸困难　因呼吸系统疾病引起通气和(或)换气功能障碍,使缺氧和(或)二氧化碳潴留所致。临床上分为以下3种类型。

(1) 吸气性呼吸困难:是因喉、气管、大支气管的狭窄与阻塞所致,临床表现特点为吸气费力,吸气时间明显延长,常伴有干咳及高调的吸气性喉鸣音。严重者于吸气时出现胸骨上窝、锁骨上窝、肋间隙明显凹陷,称为"三凹征"。

(2) 呼气性呼吸困难:是因肺泡弹性减弱和(或)小支气管痉挛狭窄、炎症阻塞所致,见于支气管哮喘、慢性阻塞性肺气肿。临床表现特点为呼气费力,呼气时间明显延长而缓慢,常伴哮鸣音。

(3) 混合性呼吸困难:是因肺部病变广泛或胸腔病变压迫肺组织,使其呼吸面积减少,影响换气功能所致,见于重症肺炎、重症肺结核、大量胸水、自发性气胸等。临床表现特点为吸气与呼气均感费力,呼吸浅快,常伴呼吸音减弱或消失,可有病理性呼吸音。

2. 心源性呼吸困难　左心功能衰竭、右心功能衰竭均可出现呼吸困难。左心功能衰竭发生呼吸困难常为早期症状,且较严重,主要是由于肺淤血和肺组织弹性减退,肺泡与毛细血管的气体交换受损所致严重缺氧引起;右心功能衰竭呼吸困难主要是体循环淤血所致。心源性呼吸困难表现形式常有下列几种。

(1) 劳力性呼吸困难:是心源性呼吸困难早期出现的症状,特点是在体力活动时发生或加重,休息时缓解或消失。

(2) 夜间阵发性呼吸困难:常发生在夜间,病人于熟睡中突感胸闷、憋气惊醒,被迫坐起,惊恐不安,伴咳嗽、呼吸深快,轻者数分钟或数十分钟后症状逐渐缓解,重者出现气喘、发绀、大汗、咳粉红色泡沫样痰、两肺湿性啰音和哮鸣音,称为心源性哮喘。其发生机制主要与睡眠时迷走神经兴奋性增高,冠状动脉收缩,心肌供血减少;平卧时肺活量减少,且回心血量增加,加重肺淤血有关。

(3) 端坐呼吸:为严重心功能不全的表现之一,患者呼吸困难平卧不能,常被迫采取半坐或端坐位呼吸。

3. 中毒性呼吸困难

(1) 代谢性酸中毒:血中酸性代谢产物强烈刺激呼吸中枢,引起深长规则的呼吸,可伴有鼾音,称为酸中毒性大呼吸,见于糖尿病酮症酸中毒、尿毒症等。

(2) 急性感染:因体温升高和毒血症的影响,刺激呼吸中枢使呼吸加快。

(3) 吗啡及巴比妥类等药物可抑制呼吸中枢:使呼吸浅慢,且常有呼吸节律异常。

4. 血源性呼吸困难 主要由于红细胞携氧量减少,血氧含量降低致呼吸加速,同时心率加快,见于严重贫血、一氧化碳中毒等。

5. 神经精神性呼吸困难

(1) 颅脑疾病:常因颅内压增高和供血减少刺激呼吸中枢,使呼吸变慢变深,常伴有呼吸节律变化,如脑出血、脑膜炎等。

(2) 癔症:常因心理因素影响导致呼吸浅快,呼吸可达 60~100 次/分,因过度换气而致呼吸性碱中毒,表现有肢体麻木、手足搐搦。

6. 身心反应 呼吸困难的身心反应:注意观察呼吸的频率、节律和深度、脉搏、血压;意识状况;面容与表情;营养状况;体位;皮肤黏膜有无水肿、发绀;颈静脉充盈程度等。有无"三凹征"、肺部湿啰音或哮鸣音;有无心律失常、心脏杂音等。询问病人入睡的方式,观察病人睡眠的时间和质量,是否需要辅助睡眠的措施。病人是否有疲乏、情绪紧张、焦虑,甚至有恐惧、惊慌、濒死感等心理反应。

三、相关护理诊断

1. 低效性呼吸型态 与呼吸道梗阻有关;与心肺功能不全有关。
2. 活动无耐力 与呼吸困难所致能量消耗增加和缺氧有关。
3. 恐惧 与严重呼吸困难所致濒死感有关。

病例 2-2-4 查房提问:
1. 该病人呼吸困难属哪种类型?其发生机制是什么?
2. 护理诊断是什么?

(周宵英)

任务五　咳嗽与咳痰

咳嗽(cough)是人体的一种防御性反射动作。通过咳嗽能有效清除呼吸道内的分泌物或气道异物,但过于频繁而剧烈的咳嗽不仅消耗体力,而且影响工作和休息,还会加重心脏负担,甚至诱发气胸。痰液是指呼吸道内的分泌物、渗出物,咳痰(expectoration)是指通过咳嗽将痰液经口腔排出的动作。

> **走进病房(病例2-2-5)**
> 　　女性,62岁,反复咳嗽、咳痰13年,症状加重1周入院。患者13年前起反复咳嗽、咳痰,痰量较多,每天约50~100 ml,白色泡沫样,黏稠,咳嗽、咳痰以晨间及睡前较多。每年症状加重2~3次,加重时常伴发热、痰量增多、痰色变黄,以冬春季节好发。1周前因感冒症状加重来医院就诊,无胸痛、盗汗。平时体健,无心脏病、肺结核等病史,发病以来一般情况好。体格检查:T 37.9℃,R 20次/分,左下肺闻及散在湿性啰音。

一、发生机制

1. **咳嗽**　咳嗽是由于来自呼吸道黏膜、肺泡和胸膜等的刺激,经迷走神经、吞咽神经和三叉神经的感觉神经纤维传入延髓的咳嗽中枢,然后由传出神经纤维通过喉下神经、膈神经与脊神经分别传至咽肌、声门、膈与其他呼吸肌而引起咳嗽动作。

2. **咳痰**　痰液是气管、支气管和肺泡所产生的分泌物、渗出物。正常人痰液量很少,当呼吸道黏膜和肺泡受刺激时,分泌、渗出物增多,痰液量增多。此时,痰中常有分泌物、炎性渗出物、吸入的尘埃、病原体、组织坏死物等病理成分,痰液通过咳嗽动作被排出体外。痰液可以是浆液性、黏液性、渗出性或与组织的坏死物共同构成。

二、病因

1. **呼吸道疾病**　呼吸道各部位受到感染、炎症、理化因素刺激、出血、肿瘤时均可引起咳嗽,如支气管炎、肺炎、肺结核、支气管肺癌等。
2. **胸膜疾病**　如各种胸膜炎、自发性气胸、胸膜间皮瘤等。
3. **心血管疾病**　如左心功能衰竭、二尖瓣狭窄、心肌炎、心包积液、肺栓塞、肺梗死等。
4. **神经精神因素**　如呼吸中枢神经病变、膈神经反射、迷走神经反射、神经官能症等。

三、临床表现

1. **咳嗽的性质**　干性咳嗽是指咳而无痰或痰量极少,常见于急性咽喉炎、支气管异物、急性支气管炎早期、支气管黏膜结核、轻症肺结核、胸膜疾病等。湿性咳嗽是指咳嗽伴有痰液,见于慢性支气管炎、支气管扩张、肺炎、肺脓肿、空洞型肺结核等。

2. **咳嗽的时间与节律**　突然发生的咳嗽,见于吸入刺激性气体或异物吸入所致;发作性咳嗽,见于百日咳、支气管哮喘、肿瘤压迫等;清晨咳嗽加剧,见于慢性支气管炎、支气管扩张、肺脓肿等;夜间咳嗽明显,见于左心功能衰竭、肺结核等。

3. 咳嗽的音色　咳嗽声音嘶哑,见于声带炎、喉炎、喉结核、喉癌等;咳嗽无力,见于极度衰弱、声带麻痹等;犬吠样咳嗽,见于会厌、喉部疾病等;金属声样咳嗽,见于纵隔肿瘤、支气管肺癌、主动脉瘤压迫气管等;刺激性呛咳,多见于刺激性气体或异物吸入、肺癌等。

4. 痰液的性状和痰量　呼吸道急性炎症时痰量较少;黏液性痰,见于慢性支气管炎、支气管哮喘等;浆液性痰见于急性肺水肿;大量脓性痰,见于化脓性感染如支气管扩张症、肺脓肿等,痰呈脓性、量较多,痰液静置后有分层现象:上层为泡沫,中层为浆液或浆液脓性,底层为坏死组织碎屑;血性痰,见于支气管扩张症、肺结核、支气管肺癌;粉红色泡沫痰提示急性肺水肿;恶臭痰提示厌氧菌感染;铁锈色痰提示肺炎球菌性肺炎。

5. 身心反应　若为剧烈、长时间、频繁的咳嗽,可致头痛、疲劳、食欲减退、胸腹疼痛、情绪不稳定、影响睡眠、精神萎靡、眼睑水肿、尿失禁等;警惕自发性气胸、咯血、胸腹部手术伤口开裂等并发症;痰液黏稠不易咳出者,应注意有无体液不足、肺部感染加重的可能;注意患者生命体征及胸部体征。

四、相关护理诊断

1. 清理呼吸道无效　与痰液黏稠有关;与咳嗽无力有关。
2. 睡眠型态紊乱　与夜间频繁咳嗽有关。
3. 潜在并发症　自发性气胸。

病例2-2-5查房提问:
1. 患者咳嗽、咳痰有哪些临床特点?
2. 该患者可能患什么病?
3. 该患者可能的护理诊断有哪些?

(周宵英)

任务六　咯　血

咯血(hemoptysis)是指喉及喉以下的呼吸道和肺组织出血经咳嗽由口腔排出。咯血量多少与疾病的严重程度不完全一致。咯血应与口腔及鼻咽部出血相鉴别,此外,咯血还应与呕血相鉴别(表2-2-1)。

走进病房(病例2-2-6)
女性,25岁,因咯血3小时入院。患者3小时前感胸闷、咽痒,随之咯出鲜红色血液60 ml,精神紧张。自3个月前起患者开始常有干咳、无痰,时感发热、乏力、盗汗,食纳少,体重减轻3 kg,一直未就诊治疗。否认有与结核病病人接触史,平时体健。体格检查:T 37.6℃,P 120次/分。

表 2-2-1 咯血与呕血的鉴别

特征	咯血	呕血
病因	肺结核、支气管肺癌、支气管扩张、心脏病等	消化性溃疡、肝硬化、急性胃黏膜病变、胆道出血等
出血前症状	喉部痒感、胸闷、咳嗽等	上腹部不适、恶心、呕吐等
出血方式	咯出	呕出,可呈喷射状
血色	鲜红	暗红色或棕黑色,偶为鲜红
血中混有物	痰、泡沫	食物残渣、胃液
酸碱反应	碱性	酸性
黑便	若无血咽下,无黑便	有,呕血停止后仍持续数日
出血后痰性状	常有血痰数日	无痰

一、病因与发生机制

1. 呼吸系统疾病 是咯血最常见的原因,在我国肺结核最多见。其发生机制是炎症、肿瘤等损伤支气管黏膜或肺组织,使病灶处毛细血管通透性增加或血管破裂出血所致。常发生于:①支气管疾病,见于支气管扩张、支气管黏膜结核、支气管肺癌、急慢性支气管炎等。②肺部疾病,见于肺结核、肺炎、肺癌、肺脓肿等。

2. 心血管疾病 常见于风湿性心脏病二尖瓣狭窄;也见于原发性肺动脉高压和某些先天性心脏病,如房间隔缺损、室间隔缺损、动脉导管未闭等。可因肺淤血、肺水肿、支气管黏膜下层支气管毛细血管压力增高破裂所致。

3. 其他全身性疾病 见于全身出血性疾病,如白血病、血小板减少性紫癜等血液病;急性传染病,如流行性出血热、肺出血型钩体病等;自身免疫性疾病、各种原因所致弥散性血管内凝血(DIC)等。

二、临床表现

1. 咯血量 每日咯血量小于 100 ml 为小量咯血,表现为痰中带血丝、血点或小血块;中等量咯血为每日咯血量在 100~500 ml;若每日咯血量大于 500 ml 以上或一次咯血大于 300 ml 以上为大量咯血,大咯血常见于肺结核、支气管扩张症、肺脓肿等。

2. 颜色和性状 一般咯出的血液多为鲜红色,呈碱性,肺水肿多为粉色泡沫样;二尖瓣狭窄肺淤血的咯血一般为暗红色;铁锈色痰见于肺炎球菌性肺炎;砖红色胶冻样血痰见于肺炎杆菌性肺炎。

3. 年龄 青壮年咯血多见于支气管扩张症、肺结核、风湿性心脏病二尖瓣狭窄;40 岁以上有长期吸烟史者应考虑慢性支气管炎、支气管肺癌等。

4. 咯血症状 部分患者咯血前可有先兆症状,如喉部发痒、胸闷、咳嗽等。咯血量大时,常表现为咯满口血液或短时间内咯血不止,伴呛咳、出冷汗、面色苍白、呼吸急促、脉搏增快、紧张不安和恐惧感,甚至发生窒息。

5. 窒息 表现为大咯血过程中咯血突然减少或中止、胸闷、气憋、烦躁不安或极度紧张、恐惧、冷汗淋漓、面色青紫,重者出现意识障碍。窒息常是导致咯血病人死亡的直接原因。

6. 身心反应 注意生命体征及神志变化,观察有无心跳加快、血压升高、呼吸浅快、皮肤潮红、苍白或发绀、出冷汗等;注意病人有无紧张、焦虑、恐惧和屏气;密切观察病人有无窒息、肺不张、继发感染、失血性休克等。

三、相关护理诊断

1. 有窒息的危险　与大量咯血致血液潴留于呼吸道有关。
2. 有感染的危险　与支气管黏膜受损有关。
3. 焦虑　与咯血不止有关。
4. 潜在并发症　休克。

病例 2-2-6 查房提问:
1. 该患者咯血有哪些临床特点?
2. 该患者可能患什么病?
3. 护理诊断是什么?

（张林香）

任务七　发　　绀

发绀(cyanosis)又称紫绀,是指血液中还原血红蛋白增高或血液中含有异常血红蛋白衍生物所致的皮肤、黏膜呈青紫的状态。发绀在皮肤较薄、色素较少和毛细血管丰富的部位,如口唇、鼻尖、颊部、甲床等处较为明显。

走进病房(病例 2-2-7)

男性,8岁,因自小全身皮肤、黏膜青紫,加重2天而入院。患者自小全身皮肤、黏膜青紫,皮肤温暖,按摩青紫不消退,活动后喜蹲位,曾被诊断为"法洛四联症"。3天前因受凉后"上感",咳嗽、咳痰,并有气急、呼吸困难,全身皮肤、黏膜青紫加重而入院。体格检查:T 38℃,P 110次/分,R 22次/分,两下肺湿性啰音,心前区明显杂音,腹软,杵状指。

一、发生机制

发绀是指血液中血红蛋白氧合不全、还原血红蛋白增高所致,当毛细血管内还原血红蛋白绝对含量超过 50 g/L 时,皮肤、黏膜即可出现发绀。但若重度贫血(Hb<60 g/L)患者,即使有严重缺氧,甚至氧合血红蛋白都处于还原状态,也不出现发绀。少部分发绀是由于异常血红蛋白衍生物形成,当血液中高铁血红蛋白达 30 g/L 或硫化血红蛋白达 5 g/L 时也可出现发绀。

二、病因与临床表现

1. **血液中还原血红蛋白增高**

(1) 中心性发绀:是指由心、肺疾病导致动脉血氧饱和度降低引起。可分为:①肺性发绀,常见于呼吸道阻塞、重症肺炎、大量胸水、自发性气胸、左心功能衰竭、肺淤血、肺水肿等。②心性发绀,常见于法洛四联症等发绀型先天性心脏病。其临床特点为:发绀部位为全身性、分布范围广;发绀部位皮肤温暖;局部加温或按摩时发绀不消失。

(2)周围性发绀:是指周围循环血流灌注不足、淤血导致组织摄取利用氧过多,引起单位容积中还原血红蛋白绝对含量超过 50 g/L 所致。见于右心功能衰竭、大量心包积液、休克、闭塞性脉管炎、寒冷等。其临床特点为:①发绀部位分布于肢体末梢及下垂部位,如肢端、耳垂、鼻尖等;②发绀部位皮肤发凉;③若加温或按摩使之温暖后,发绀即可减轻或消失。

(3)混合性发绀:中心性发绀与周围性发绀同时并存,常见于全心功能衰竭。

2. 异常血红蛋白血症

(1)高铁血红蛋白血症:临床表现为发绀起病急骤、病情危重,静脉血呈深棕色,接触空气不能转变为鲜红色,氧疗无效;静脉注射亚甲蓝、硫代硫酸钠或大剂量维生素 C,可使发绀消退。见于伯氨喹、亚硝酸盐、硝基苯、苯胺等中毒所致。大量进食含有亚硝酸盐的变质蔬菜引起的发绀称"肠源性发绀"。

(2)硫化血红蛋白血症:临床特点是发绀持续时间长,可达数月或更长,血液呈蓝褐色。见于长期便秘或服用硫化物所致。

3. 身心反应 应注意生命体征及神志变化,观察青紫的程度,发绀部位的分布、皮肤的温度;注意病人有无肺部通气、换气障碍;密切观察病人有无呼吸困难、窒息、肺部啰音、心脏杂音等,询问有无特殊用药病史及毒物中毒病史等。

三、相关护理诊断

1. 活动无耐力 与脱氧血红蛋白增多有关。
2. 低效性呼吸型态 与肺通气、换气、弥散功能障碍有关。
3. 气体交换受损 与心、肺功能不全致肺淤血、肺水肿有关。

病例 2-2-7 查房提问:
1. 该患者发绀有哪些特征?
2. 该患者发绀属哪种类型?
3. 护理诊断有哪些?

(张林香)

任务八 呕血与便血

呕血(hematemesis)是指屈氏韧带以上消化器官或胃空肠吻合术后的空肠发生急性出血,血液经口腔呕出。

便血(hematochezia)可以表现为大便带血、鲜红色或暗红色的全血便、黑粪、柏油样便、隐血便等,是指消化道出血经肛门排出体外。上消化出血时,血液流经肠道,血红蛋白的铁与肠道内的硫化物结合,形成黑色的硫化亚铁,随大便排出即形成黑粪。出血量大时,硫化亚铁刺激小肠分泌黏液过多,黑粪黏稠发亮好似沥青样,称柏油样便。少量出血不造成粪便颜色改变,须经隐血试验才能确定,称隐血便(stool with occult blood)。呕血与便血是消化道出血的特征性表现,上消化道出血患者均有黑粪,但不一定有呕血。

> **走进病房(病例 2-2-8)**
>
> 男性,35 岁,反复上腹痛 4 年,加重 2 天,3 小时前呕血 100 ml 入院。患者自 4 年前起反复觉上腹不适,时有嗳气、反酸,腹痛餐后 1 小时明显,多于工作紧张、受凉后加重。近 1 年常感上腹隐痛,似烧灼样,偶有恶心,未予诊治,2 天前又因受凉及饮酒后上腹痛加剧,3 小时前呕血 100 ml,伴黑便 1 次(量不详),当时感头晕、乏力、心悸,险些跌倒,急诊来医院。平时体健,否认有肝炎、肝硬化、高血压、肺结核、糖尿病病史。体格检查:T 36.8℃,P 100 次/分,R 20 次/分,Bp 100/68 mmHg,心肺无异常发现,中上腹轻压痛。

一、病因

1. 消化系统疾病

(1) 食管疾病:如食管异物、食管炎、食管癌、食管裂孔疝等。

(2) 胃及十二指肠疾病:如急性糜烂性胃炎、消化性溃疡、应激性溃疡、胃癌、胃黏膜脱垂症等。

(3) 肝、胆和胰腺疾病:如肝硬化门静脉高压所致食管胃底静脉曲张破裂出血最常见,此外原发性肝癌、胰腺癌、胆管癌、胆管结石等也可引发呕血。

2. 下消化道疾病

(1) 小肠疾病:如肠伤寒、肠结核、肠套叠、小肠肿瘤、急性出血坏死性肠炎等。

(2) 结肠疾病:如溃疡性结肠炎、结肠息肉、结肠癌、细菌性痢疾、阿米巴痢疾等。

(3) 直肠肛管疾病:如直肠炎、直肠息肉、直肠癌、痔、肛裂、肛瘘等。

3. 其他全身性疾病　如血液系统疾病(白血病、再生障碍性贫血、血小板减少性紫癜、血友病等)、急性传染病(流行性出血热、钩端螺旋体病、重症肝炎等)、尿毒症、系统性红斑狼疮等。

上述病因中,消化性溃疡最常见,肝硬化门静脉高压引起的食管下端和(或)胃底静脉曲张破裂其次,再次为各种原因引起的急性胃黏膜病变。

二、临床表现

1. 呕血、便血　消化道出血是发生呕血还是便血,取决于出血病灶部位、出血量的大小、出血速度的快慢。一般出血病灶部位越高、出血量越大、出血速度越快,越易发生呕血;反之,则发生便血。通常幽门以上部位出血常既有呕血又有黑粪,但出血量少或出血速度慢时也可仅有黑粪;幽门以下部位出血多仅表现为黑粪。

应注意患者呕血与便血的次数、量的多少、颜色、性状。出血量大且速度快者,呕血与便血的次数多、量大,血液在胃肠道停留时间短,呕血呈鲜红色或血块,粪便可呈暗红色;出血量少且速度慢者,呕血与便血的次数少、量小,血液在肠道停留时间长,呕血呈棕褐色咖啡渣样,粪便为黑色或柏油样。

2. 出血量估计　一般发生呕血提示上消化道大量出血;黑粪提示消化道出血量每 24 小时大于 50～70 ml;隐血便提示每 24 小时出血量大于 5 ml。

失血的表现:症状的轻重程度与出血量及速度有关,一般出血量少于血容量10%(500 ml)

时,常不引起全身症状或仅有头晕、乏力,血压、脉搏多无变化;出血量达20%(约1 000 ml)时,可有眩晕、口渴、心悸、尿少、出冷汗、脉搏增快等急性失血的表现;若出血量大于1 000 ml,则出现面色苍白、口唇发绀、呼吸急促、皮肤厥冷、脉搏细速、血压下降、神志恍惚等失血性周围循环衰竭的表现。

3. 其他表现　①发热,多于出血后24小时内出现,一般不超过38.5℃,持续3～5天;②氮质血症,血液富含蛋白质,在肠道中被消化、吸收所致;③稀释性贫血,发生于出血6小时后,因快速补液、组织液逐渐渗入血管内,血液被稀释,出现急性失血性贫血的血象。

4. 判断出血是否停止　如有下列征象提示仍有活动性出血病灶:①反复呕血,呕出的血液转为暗红色;②黑便次数增加且稀薄,伴肠鸣音亢进;③虽经足量补充血容量,休克未见好转或血压不稳定;④血液红细胞数、血红蛋白量、血细胞比容持续下降;⑤网织红细胞数及血尿素氮持续增高。

5. 身心反应　应注意生命体征、精神和意识状况、周围循环状况;有无体温不升或发热、呼吸困难、脉搏细速、血压降低、脉压缩小;有无精神疲倦、烦躁不安、嗜睡、昏迷;有无尿量减少、四肢厥冷、口唇发绀等;有无紧张不安、焦虑、恐惧等情绪变化。

三、相关护理诊断

1. 组织灌注量改变　与上消化道出血所致血容量不足有关。
2. 活动无耐力　与上消化道出血所致贫血或周围循环衰竭有关。
3. 潜在并发症　休克。

病例2-2-8查房提问:
1. 该患者主要临床特征是什么?
2. 该患者可能的临床诊断是什么?
3. 护理诊断有哪些?

(张林香)

任务九　黄　疸

黄疸(jaundice)是指血清中胆红素浓度增高,并渗入组织,使巩膜、黏膜、皮肤被染成黄色的现象。正常血清总胆红素(TB)相对稳定在1.7～17.1 μmol/L,当胆红素在17.1～34.2 μmol/L时,虽高于正常,但临床不易察觉皮肤、黏膜黄染,称隐性黄疸;当胆红素超过34.2 μmol/L时,临床上可见皮肤、黏膜发生黄染,称显性黄疸。

走进病房(病例2-2-9)
　　女性,25岁,因乏力、食欲减退10天,伴皮肤黄染入院。患者自10天前起常四肢乏力、食欲减退、厌油,并伴恶心、尿色加深,单位同事发现巩膜、皮肤黄染来医院就诊。体格检查:T 37.6℃,巩膜、皮肤黄染,无抓痕,心肺无异常发现,腹软,肝肋下2 cm,触痛(+),肝区叩痛(+),脾未及。

一、胆红素的正常代谢

体内的胆红素主要来源于红细胞衰老,血液循环中衰老的红细胞经单核-吞噬细胞系统破坏和分解,产生脂溶性游离胆红素或称非结合胆红素(UCB),非结合胆红素在肝细胞内与葡萄糖醛酸结合,生成水溶性的结合胆红素(CB)。结合胆红素随胆汁排入肠腔,经肠道细菌作用下生成尿胆原。尿胆原的大部分随粪便中排出,称为粪胆素;部分尿胆原在肠内被吸收,经门静脉返回肝内并转化为结合胆红素,又随胆汁排入肠腔,形成"肠肝循环";经门静脉返回肝脏的另一部分尿胆原则经体循环到肾脏,随尿液排出体外(图2-2-7)。

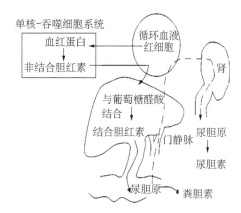

图 2-2-7　正常胆红素代谢

二、病因与发生机制

1. 溶血性黄疸　①溶血时,因红细胞短时间内破坏过多,形成大量的非结合胆红素,超过了肝细胞的摄取、结合和排泄能力;②大量红细胞破坏所致的贫血、缺氧和红细胞破坏产物的毒性作用,可降低肝细胞对胆红素的代谢功能,使血液中非结合胆红素潴留,总胆红素增高而出现黄疸(图2-2-8)。见于异型输血后溶血、蚕豆病、新生儿溶血、蛇毒及伯氨喹,各种溶血性疾病,如先天性溶血性贫血、自身免疫性溶血性贫血等引起的溶血。

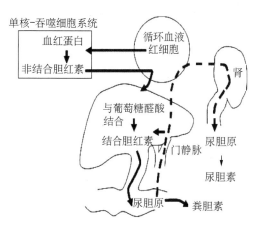

图 2-2-8　溶血性黄疸胆红素代谢

2. 肝细胞性黄疸　①因肝细胞受损使其对胆红素的摄取、结合及排泄功能降低,致使血中非结合胆红素增高;②另一方面,肝细胞的肿胀或坏死,肝小叶结构破坏,使未受损的肝细胞产生的部分结合胆红素不能正常排入胆道系统,而反流入血液,导致血中结合胆红素也增高,从而引起黄疸(图2-2-9)。见于各种肝脏疾病,如病毒性肝炎、中毒性肝炎、肝硬化、肝癌、钩端螺旋体病等。

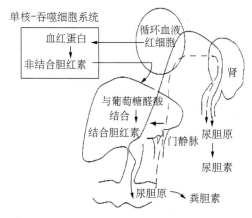

图 2-2-9　肝细胞性黄疸胆红素代谢

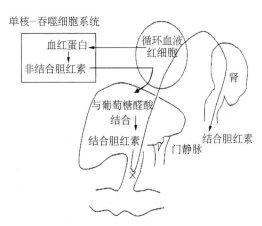

图 2-2-10　阻塞性黄疸胆红素代谢

3. **胆汁淤积性黄疸** 因胆道梗阻、胆汁淤积、胆管内压力增高、胆管扩张,最终导致毛细胆管、小胆管破裂,胆汁中的胆红素反流入血而使血中结合胆红素增高,而引起黄疸(图 2-2-10)。见于肝内外胆道阻塞性疾病,如原发性肝癌、胰头癌、胆总管结石等。

三、临床表现

1. **溶血性黄疸** 一般为轻度黄疸,皮肤常呈浅柠檬黄色,尿色、粪便颜色加深。急性溶血时表现为突起寒战、高热、头痛、呕吐、全身酸痛,程度不同的贫血和血红蛋白尿(尿呈酱油色或茶色),重者可发生急性肾衰竭。慢性溶血主要表现为贫血、黄疸及脾大。

2. **肝细胞性黄疸** 皮肤、黏膜呈浅黄色至深黄色,黄疸程度不等,尿色加深,粪便颜色不变或变浅。常伴有乏力、食欲减退、恶心、呕吐、厌油、腹胀、肝区不适或疼痛等症状,严重者可有皮肤瘙痒、出血倾向。

3. **胆汁淤积性黄疸** 黄疸程度一般较重,皮肤呈暗黄色,甚至黄绿色,尿色深似浓茶,粪便颜色变浅或呈白陶土色。并有皮肤瘙痒及心动过缓,因维生素 K 吸收障碍,常有出血倾向。

4. **身心反应** 注意有无贫血外貌及急性溶血的全身表现;有无恶心、呕吐、腹胀、腹痛、腹泻或便秘等消化道症状;有无皮肤、黏膜出血;有无因严重瘙痒而致皮肤搔抓破损或影响休息和睡眠;有无因巩膜、皮肤明显黄染而产生病情严重的预感及焦虑、恐惧等情绪反应。

四、相关护理诊断

1. **睡眠型态紊乱** 与黄疸所致皮肤瘙痒有关。
2. **自我形象紊乱** 与皮肤黄染、抓痕所致外形改变有关。
3. **有皮肤完整性受损的危险** 与皮肤瘙痒有关。

> **病例 2-2-9 查房提问:**
> 1. 该患者发生皮肤黄染原因是什么?
> 2. 该病人发生黄疸的机制是什么?
> 3. 护理诊断有哪些?

(张林香)

任务十 意识障碍

意识障碍(disturbance of consciousness)是指人体对周围环境及自身状态的识别和察觉能力降低,对外界环境刺激缺乏反应的一种精神状态。正常人意识清醒、思维活动正常、语言准确,对外界刺激反应敏锐,与周围能保持密切联系。

> **走进病房(病例 2-2-10)**
> 女性,28 岁,因自服农药 4 小时后送医院急诊,4 小时前患者因家庭琐事,矛盾激化,在中午饭前自服农药约 150 ml,家人发现后急送医院,未见呕吐,口腔呼吸大蒜臭味,小便

失禁。体格检查:呼之不应,无自主运动,压迫眶上有痛苦表情,瞳孔无散大,对光反射存在。

一、发生机制

人体清醒的意识活动有赖于大脑皮质和皮质下网状结构功能的完整。任何引起脑缺血、缺氧、能量供应不足、酶代谢异常等均可引起脑细胞代谢紊乱,从而导致大脑皮质、脑干网状结构的损害或功能抑制,产生程度不同的意识障碍。

二、病因

1. **颅脑疾病** 如:①颅内感染性疾病,如脑炎、脑膜炎、脑脓肿等;②脑血管病,如脑出血、蛛网膜下隙(腔)出血、高血压脑病等;③颅内占位性病变,如脑肿瘤、囊肿;④颅脑外伤,如脑震荡、脑挫伤、颅骨骨折等;⑤癫痫等。

2. **全身性疾病** ①严重感染性疾病,如败血症、中毒性肺炎、中毒型菌痢等;②心血管疾病,如重度休克、阿-斯综合征等;③内分泌与代谢性疾病,如肝性脑病、尿毒症、甲状腺危象、糖尿病酮症酸中毒等;④各种严重中毒,如巴比妥、有机磷、乙醇、一氧化碳及氰化物等中毒等;⑤物理因素,如触电、溺水、中暑等;⑥水、电解质平衡紊乱,如稀释性低钠血症、低氯性碱中毒等。

三、临床表现

不同程度的意识障碍表现如下。

1. **嗜睡** 是意识障碍最轻的一种,患者处于一种持续性的病理性睡眠状态,可被轻刺激唤醒,并能正确回答问题和作出各种反应,但反应迟钝,当刺激去除后很快又入睡。

2. **意识模糊** 是较嗜睡为深的一种意识障碍,患者意识水平轻度降低,能保持简单的精神活动,但对时间、地点、人物等定向能力发生障碍,思维和语言不连贯,可有错觉、幻觉、躁动不安、谵语或精神错乱。

3. **昏睡** 是仅次于昏迷的较严重意识障碍。患者处于沉睡状态,难于唤醒,虽在强烈刺激下(如大声呼喊其姓名、摇动其身体、压迫眶上神经等)可被勉强唤醒,醒时答话含糊或答非所问,不能配合检查,当刺激减弱或去除后,很快又入睡。

4. **昏迷** 是最严重的意识障碍,按其程度不同又可分为:①轻度昏迷:意识大部分丧失,无自主运动,对声光刺激无反应,对疼痛刺激尚可出现痛苦表情或肢体退缩等防御反应,吞咽反射、角膜反射、瞳孔对光反射、眼球运动等可存在,血压、脉搏、呼吸无明显变化。②中度昏迷:介于轻度、深度昏迷之间。③深度昏迷:意识完全丧失,对周围事物及各种刺激均无反应,全身肌肉松弛,对任何刺激均无反应,眼球固定,瞳孔对光反射消失,深层反射、浅层反射均消失,血压、脉搏、呼吸常有改变,大小便失禁。

此外,还有一种以中枢神经系统兴奋性增高为主的急性脑功能失调,称为谵妄。表现为意识模糊、知觉障碍(幻觉、错觉等)、定向力丧失、躁动不安、言语杂乱。见于急性感染高热期、中枢神经系统疾病、肝性脑病、急性酒精中毒等。

5. **意识障碍程度** 根据病人对刺激的反应,如回答问题的准确性、肢体活动情况、痛觉试验、神经反射等判断有无意识障碍及程度。也可以按 Glasgow 昏迷评分表(GCS)对意识障碍的程度进行检查,见表 2-2-2。将表中各项目所得分值相加求其总分,GCS 总分范围为 3~

15分,14～15分为正常,8～13分表示患者已有程度不等的意识障碍,7分以下为昏迷,3分以下为深度昏迷。检查中应注意运动反应的刺激部位应以上肢为主,并以其最佳反应记分。

表2-2-2 Glasgow昏迷评分表

观察项目	反应	得分
睁眼反应	正常睁眼	4
	对声音刺激有睁眼反应	3
	对疼痛刺激有睁眼反应	2
	对任何刺激无睁眼反应	1
运动反应	可按指令动作	6
	对疼痛刺激能定位	5
	对疼痛有肢体退缩反应	4
	疼痛刺激时肢体过屈(去皮质强直)	3
	疼痛刺激时肢体过伸(去大脑强直)	2
	对疼痛刺激无反应	1
语言反应	能准确回答时间、地点、人物等定向问题	5
	能说话,但不能准确回答时间、地点、人物等定向问题	4
	用字不当,但字意可辨	3
	言语模糊不清,字意难辨	2
	任何刺激无语言反应	1

6. 身体反应 应定时测量生命体征,观察瞳孔变化;注意有无大小便失禁;有无咳嗽反射及吞咽反射的减弱或消失;有无肺部感染或尿路感染的发生;有无口腔炎、结膜炎、角膜炎、角膜溃疡;有无营养不良及压疮形成;有无肢体肌肉挛缩、关节僵硬、肢体畸形及活动受限。

四、相关护理诊断

1. 意识障碍 与神经系统病变、严重感染、代谢紊乱及中毒等导致大脑皮质、脑干网状上行激活结构等部位损害或功能抑制有关。
2. 清理呼吸道无效 与意识障碍致咳嗽、吞咽反射减弱或消失有关。
3. 排粪、排尿失禁 与意识障碍所致排粪、排尿失控有关。
4. 有皮肤完整性受损的危险 与意识障碍所致自主运动丧失有关,与排粪、排尿失控有关。

病例2-2-10查房提问:
1. 请判断该病人意识状态。
2. 护理诊断有哪些?

(张林香)

目标检测试题

以下每一道考题下面有A、B、C、D、E 5个备选答案,请从中选择一个最佳答案。

1. 发热最常见的原因是
   A. 无菌性坏死性物质吸收　　　　　B. 自主神经功能紊乱
   C. 变态反应　　　　　　　　　　　D. 感染病原体
   E. 体温调节中枢功能失调
2. 属于非感染性发热的是
   A. 伤寒　　　　　B. 疟疾　　　　　C. 肺炎
   D. 败血症　　　　E. 风湿热
3. 高热期持续数周常见于
   A. 肺炎球菌性肺炎　　B. 肺结核　　　　C. 疟疾
   D. 伤寒　　　　　　　E. 急性肾盂肾炎
4. 高热的体温范围是
   A. 38.1～39℃　　　B. 38.5～40℃　　　C. 39.1～40℃
   D. 39.1～41℃　　　E. 41℃以上
5. 持续高热数天或数周,体温在39～40℃以上,24小时内波动范围不大于1℃,称为
   A. 稽留热　　　　B. 间歇热　　　　C. 回归热
   D. 弛张热　　　　E. 波状热
6. 某男性患者畏寒、发热1周,每天体温最高达40℃左右,最低温度37.8℃左右,该患者热型属于
   A. 稽留热　　　　B. 间歇热　　　　C. 弛张热
   D. 回归热　　　　E. 波状热
7. 典型心绞痛的疼痛特点,下列哪一项不符合
   A. 情绪激动时易发生　　　　B. 疼痛位于胸骨后
   C. 疼痛性质呈刀割样　　　　D. 疼痛常伴窒息感
   E. 疼痛可放射至左肩
8. 45岁,男性,慢性上腹痛,无明显规律性,伴消瘦、呕血,应警惕
   A. 慢性胃炎　　　　B. 消化性溃疡　　　C. 肝硬化
   D. 胃癌　　　　　　E. 胆囊炎
9. 属于全身性水肿的是
   A. 肾小球肾炎　　　B. 蜂窝织炎　　　　C. 药物过敏
   D. 血栓性静脉炎　　E. 上腔静脉阻塞综合征
10. 属于局部水肿的是
    A. 肝硬化　　　　　B. 丝虫病　　　　　C. 右心功能衰竭
    D. 肾病综合征　　　E. 营养不良
11. 肾源性水肿的特点是
    A. 伴颈静脉怒张　　　　　B. 伴低蛋白血症
    C. 首先出现在身体下垂部位　D. 先消瘦,后水肿
    E. 伴肝大
12. 右心功能不全引起的水肿,主要由于
    A. 血浆蛋白降低　　B. 淋巴回流受阻　　C. 毛细血管内压力增高
    D. 下肢血栓形成　　E. 下肢动脉梗阻

13. 发生呼气性呼吸困难的是
    A. 喉痉挛　　　　　　B. 胸腔积液　　　　　　C. 支气管哮喘
    D. 气管异物　　　　　E. 白喉
14. 严重吸气性呼吸困难,特征性表现是
    A. 端坐呼吸　　　　　B. 鼻翼扇动　　　　　　C. 哮鸣音
    D. 呼吸加深加快　　　E. 三凹征
15. 夜间阵发性呼吸困难,常见于
    A. 胸腔积液　　　　　B. 支气管哮喘　　　　　C. 急性左心功能不全
    D. 肺不张　　　　　　E. 急性右心功能不全
16. 左心功能不全时,发生呼吸困难的主要原因是
    A. 体循环淤血　　　　B. 腹水　　　　　　　　C. 肺淤血
    D. 肺动脉高压　　　　E. 呼吸肌活动障碍
17. 金属音调咳嗽,见于
    A. 声带炎　　　　　　B. 喉癌　　　　　　　　C. 纵隔肿瘤
    D. 支气管哮喘　　　　E. 百日咳
18. 肺炎球菌性肺炎患者,咳痰特点
    A. 白色黏稠泡沫样　　B. 粉红色泡沫样　　　　C. 黄色脓痰
    D. 铁锈样痰　　　　　E. 草绿色脓痰
19. 大咯血,是指 24 小时咯血量在
    A. 100 ml 以上　　　　B. 300 ml 以上　　　　　C. 500 ml 以上
    D. 700 ml 以上　　　　E. 1 000 ml 以上
20. 咯血最常见的病因是
    A. 肺结核　　　　　　B. 支气管扩张　　　　　C. 肺脓肿
    D. 肺癌　　　　　　　E. 左心功能衰竭
21. 不会发生咯血的疾病是
    A. 肺结核　　　　　　B. 支气管扩张　　　　　C. 胸膜炎
    D. 肺癌　　　　　　　E. 左心功能衰竭
22. 皮肤黏膜出现发绀,是指还原血红蛋白绝对含量超过
    A. 10 g/L　　　　　　 B. 20 g/L　　　　　　　C. 30 g/L
    D. 40 g/L　　　　　　 E. 50 g/L
23. 中心性发绀见于
    A. 右心功能衰竭　　　B. 法洛四联症　　　　　C. 全心功能衰竭
    D. 缩窄性心包炎　　　E. 休克
24. 严重缺氧,但不出现发绀的是
    A. 肺结核　　　　　　B. 自发性气胸　　　　　C. 重症肺炎
    D. 严重贫血　　　　　E. 休克
25. 周围性发绀见于
    A. 肺气肿　　　　　　B. 气胸　　　　　　　　C. 肺水肿
    D. 肺炎　　　　　　　E. 右心功能衰竭
26. 呕吐咖啡色液体最常见于

A. 急性胰腺炎　　　　B. 急性食管炎　　　　C. 消化性溃疡
D. 急性胃黏膜病变　　E. 胆囊炎

27. 呕血最常见的原因是
A. 急性胃炎　　　　　B. 急性胃黏膜病变　　C. 胃癌
D. 消化性溃疡并发出血　E. 胃底、食管静脉曲张破裂出血

28. 肝细胞性黄疸,主要是下列哪种疾病
A. 胆管结石　　　　　B. 中毒性肝炎　　　　C. 血吸虫性肝硬化
D. 原发性胆汁性肝硬化　E. 胆道蛔虫病

29. 阻塞性黄疸特点,下列哪项不对
A. 粪便呈陶土样　　　B. 尿中尿胆原增高　　C. 常发生皮肤瘙痒
D. 黄疸程度较重　　　E. 尿胆红素增高

30. 处于熟睡状态不易唤醒,虽在强烈刺激下可被勉强唤醒,但很快又入睡,醒时答话含糊或答非所问是指
A. 嗜睡　　　　　　　B. 意识模糊　　　　　C. 昏睡
D. 昏迷　　　　　　　E. 谵妄

项目三 功能性健康型态的检查

学习目标
1. 叙述常见功能性健康型态内容。
2. 说出功能性健康型态检查方法及要点。

学习任务
1. 项目任务　认识功能性健康型态内容、功能性健康型态检查方法及要点。
2. 工作任务流程图

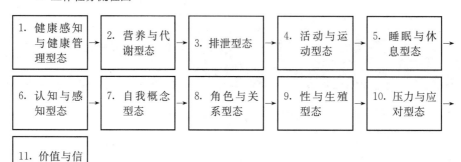

学习所需设备、用物

序号	分类	名称	数量
1	实训室	病房	1间
2	实训室	诊断床	10张
3	器材	听诊器	10副

走进病房（病例2-3-1）

患者，男，16岁，体育课跳高，起跳后落地突感右侧胸部撕裂样疼痛，大汗淋漓，神情惊恐，气促，口唇发绀，半小时后入院。体格检查：瘦长体型，气管左移，叩诊右侧胸部鼓音，听诊右侧呼吸音消失。

功能性健康型态(functional health patterns，FHPs)包括健康感知与健康管理型态、营养与代谢型态、排泄型态、活动与运动型态、睡眠与休息型态、认知与感知型态、自我概念型态、角色与关系型态、性与生殖型态、压力与应对型态、价值与信念型态等11个方面。主要通过护理问诊及视诊的方法进行检查，收集被检查者的日常活动能力、健康功能状况及处理自身健康问题的技能状态，从而发现护理问题、提出护理诊断。

任务一　健康感知与健康管理型态

一、检查方法及内容

1. **问诊**　问诊的重点是健康感知、健康感知与健康管理的影响因素、健康危险因素以及自我护理能力。

(1) 健康感知：是指个体对健康的理解及对自己健康状况的感受。常通过以下问题询问：你认为什么是健康？/近1年来你的健康状况如何？/你过去得过什么病？/与同龄人相比你的健康状况如何？/你对什么物质过敏？过敏反应的表现有哪些？应认真记录，以反应患者对健康的理解及对自己健康状况的感受。

(2) 健康感知与健康管理的影响因素：影响个体健康感知与健康管理的因素有很多，尤其个体对健康价值观和可获得的健康咨询资源最为重要，常通过以下问题询问：你平时关注自己的健康吗？关注程度如何？/遇到健康问题时，你会怎样处理？/当你患病后不知该怎么办时，会向谁咨询？

(3) 健康的危险因素：包括遗传因素、生活方式、环境等。通过以下问题询问：了解家中有无高血压、糖尿病、心脏病及癌症等家族史？/有无吸烟嗜好？每天多少支？/有无饮酒嗜好？喝什么酒？每天喝多少？/你觉得有戒烟、戒酒必要吗？/平时参加体育锻炼吗？锻炼的频率、方式、强度及每次持续的时间是多少？/经济状况怎么样？家庭收入和支出是否平衡？/家庭环境和工作环境中有无影响健康的危险因素？

(4) 健康维护行为：是指被检查者为维护健康所采取的措施、进行自我检查的意识和能力水平、是否进行常规健康检查、是否遵从医疗护理计划或健康指导及预防接种等情况如何。可通过以下问题询问：你在维持健康方面采取哪些措施？/对高血压患者：你能自测血压吗？多长时间测一次？/对糖尿病患者：你能自测尿糖、血糖吗？多长时间测一次？/对成年女性：你会进行乳房自检吗？多长时间检查一次？/你一般间隔多长时间进行一次健康体检？你最后一次健康体检是什么时候？/你是否按时进行免疫接种？/你是否接受健康指导等？

2. **体格检查**　通过视诊可了解个体的一般健康状态、健康管理技能和环境中存在的危险因素，与问诊所获取的资料相互印证。

(1) 视诊个体的一般健康状态，与个体的自我健康评价相比较，判断其准确性。

(2) 判断被检查者的健康管理能力：①观察其个人卫生状况，如头发是否梳理整齐、衣服是否整洁合体、指甲修剪是否干净、身上是否有异味等。②判断营养状态，如测量被检查者的身高和体重，了解有无肥胖或消瘦。③判断被检查者逻辑思维能力，逻辑思维能力强者健康管理的能力相对较强；反之，紧张、痛苦、焦虑或伴有认知功能障碍者，其健康管理能力多较差。④检查被检查者四肢是否残缺、躯体与关节活动情况，功能完好者健康管理能力较好，反之较差。

（3）健康管理技能检查：通过被检查者测量血压、检测血糖、尿糖或乳房自检的技能，了解其健康管理技能的水平。

（4）检查环境中的健康危险因素：观察被检查者的家庭生活环境、工作环境或在医院的环境中是否存在健康危险因素。通过以下问题了解：如生活空间狭小、通风不良、地面湿滑、湿度或温度不适宜、电线裸露、电器设备不安全、照明不良、噪声超标、锐器或重物放置不稳、饮水不符合卫生标准以及室内有毒物品放置不妥等。

二、检查重点

（1）检查对健康的理解及对自我健康状态的感受。
（2）检查健康维护和健康促进的影响因素。
（3）检查健康状况的危险因素。
（4）检查自我护理和自我检查等健康管理能力。
（5）检查遵从医疗护理计划或健康指导的行为。

任务二 营养与代谢型态

一、检查方法及内容

1. 问诊　重点是营养、体液、组织完整性、体温有无变化。

（1）营养：通过问诊重点了解被检查者食物摄入的合理性，以及对营养状况可能产生的影响。如可按以下方式提问：你近期有无体重增加或减少？增加或减少多少？体重变化的原因是什么？/你每日进餐几次？喜欢甜食、咖啡，还是菜里多放食盐？/进餐时咀嚼、吞咽困难吗？/有无特殊食物、药物过敏？对什么过敏？/通常独自在家进餐或与人共餐？/哪些是高热量或富含蛋白质、脂肪及营养价值低的食物？/你是否有糖尿病、甲状腺功能亢进症、胃肠切除术、肝硬化、腹泻等？/你服用哪些药物可引起恶心、呕吐、腹痛或腹泻？

（2）体液：主要包括饮水量、食物中含水量、尿量和出汗等。如可按以下方式提问：你每天喝水或饮料多少？/尿量多少？出汗多吗？/有无使体液丢失过多的疾病？

（3）组织完整性：如可按以下方式提问：你受伤过吗？伤口愈合好吗？/是否有皮肤完整性受损的危险因素？/是否有皮肤病？是否有皮肤瘙痒和脱皮等？

（4）体温：如可按以下方式提问：你是否有引起体温改变的疾病？/是否有严重营养不良？/是否暴露于过热或过冷的环境中？/你的体温变化与年龄有关系吗？

2. 体格检查

（1）体检项目：测量体温、脉搏、呼吸、血压；测量身高、体重、肱三头肌皮褶厚度和上臂肌围，判断生长发育是否正常；检查眼、唇、舌、牙龈、皮肤、指甲、毛发等；检查皮肤、黏膜有无破损、溃疡或继发感染；触诊足、踝、腿、臂、骶部或全身皮肤有无指压性凹陷。

（2）体液量过多者可有体重增加、脉搏增快、呼吸增快、血压增高、皮肤指压性凹陷、颈静脉怒张、肺部有湿啰音等体征；体液量不足者可表现为皮肤黏膜干燥、皮肤弹性降低、双侧眼球内陷等。

二、检查重点

（1）检查食物与液体摄入是否合理。
（2）检查营养失调与体液失衡的危险因素。

（3）检查营养与体液是否平衡。
（4）检查营养失调类型与体液失衡类型。
（5）检查皮肤黏膜的完整性。

任务三　排泄型态

一、检查方法及内容

1. 问诊　了解日常排尿、排便型态有无改变。

（1）排便型态：如可按以下方式提问：每天你排便几次？一般何时排便？／你认为自己的大便和排便习惯正常吗？／近来排便次数、量、颜色、性状有改变吗？／为了保持排便有规律，你是怎样做的？／影响你排便的因素有哪些？／你是否服用对胃肠道功能有影响的药物？／是否使用泻药？一般在什么情况下使用？是怎么使用的？／你每天喝多少水？进食多少蔬菜、水果？／活动与运动是否影响排便？

（2）排尿型态：如可按以下方式提问：你排尿每天几次？每天尿量多少？尿液是什么颜色？／解小便时有不正常感觉吗？排尿间隔是否规律？／是否有尿频、尿急、尿痛、排尿困难、尿潴留和尿失禁？

（3）排尿异常的危险因素：如可按以下方式提问：你是否有尿路感染、结石、肿瘤、外伤、前列腺肥大、糖尿病及中枢神经系统疾病等病史？／是否有影响排尿的饮食、心理因素？／是否服用过影响排尿的药物？／会阴部是否每天清洗？每次便后会清洗会阴部吗？

2. 体格检查

（1）检查躯体活动能力及意识和精神状态：活动是否受限或行动是否迟缓；是否使用尿垫或导尿管；身上是否有异味，是否有精神紧张、焦虑、恐惧或烦躁不安、自卑、愤怒或抑郁。

（2）检查腹部：是否有膨隆，肠鸣音是否减弱或增强；触诊耻骨联合上区是否有张力较高的囊性物，叩诊是否有浊音。

（3）检查男性是否有前列腺肥大，女性是否有子宫脱垂、膀胱脱垂或直肠脱垂，是否有阴道黏膜干燥、发红或变薄等。

（4）直肠指检：直肠内是否有粪便嵌顿、肿块或触痛，了解肛门括约肌的紧张度以及肛门及其周围是否有痔疮、肛裂等。

二、检查重点

（1）检查排泄型态，包括排便排尿的频率、量和习惯。
（2）检查排泄异常的类型及其严重程度。
（3）检查引起排泄异常的危险因素。
（4）检查排泄的自理行为和知识水平。

任务四　活动与运动型态

一、检查方法及内容

1. 问诊　包括日常活动与运动的形式、活动能力、活动耐力及其影响因素。

（1）活动与运动形式：如可按以下方式提问：你一般每天如何安排自己的活动？/是否经常锻炼身体？/每日活动量有多少？活动频率、方式、强度以及每次持续的时间是多少？/不能参加锻炼的原因是什么？

（2）日常生活活动能力：如可按以下方式提问：你穿衣、洗澡、吃饭及去厕所时，是否需要借助辅助用具或需要他人帮助？

（3）活动耐力：如可按以下方式提问：你活动与运动后感到气急、乏力吗？/平走、上下楼、吃饭时会有气急、乏力吗？休息时会有气急、乏力吗？/活动与运动时摔倒或受伤过吗？是什么时候的事了？

（4）影响活动耐力的因素：如可按以下方式提问：你患有心血管疾病、呼吸系统疾病吗？患有骨、关节疾病吗？患有肌肉、神经系统疾病吗？/服用哪些药物？

2. 体格检查

（1）视诊个人卫生状况和衣着修饰，判断其日常生活及自理能力是否下降。

（2）观察体位、步态、面容、表情、皮肤黏膜、指甲颜色，判断被检查者的活动耐力是否下降。

（3）对生命体征进行连续地动态观察，是检查活动耐力的有效方法之一。

（4）检查胸部与周围血管，注意胸廓是否畸形，心脏或肺部视诊、触诊、听诊或叩诊是否异常，是否存在周围动脉阻塞或静脉曲张等阳性体征。

（5）检查骨、关节和肌肉的外形，是否有压痛、红肿、形态异常、肌肉萎缩和关节活动范围缩小，判断躯体活动是否障碍。

（6）检查是否有视力或听力障碍、肌力减退或消失，判断其感知功能、随意运动、肌力、平衡和协调功能是否有异常。

二、检查重点

（1）检查日常生活活动、休闲娱乐活动和日常体格锻炼习惯。

（2）检查机体的生理功能是否满足日常生活活动的需要。

（3）检查活动耐力及影响活动耐力的因素。

任务五　睡眠与休息型态

一、检查方法及内容

1. 问诊　了解日常睡眠型态、失眠及其特点，白天过度嗜睡及其原因以及睡前习惯、疾病史和服药史。

（1）日常睡眠型态：如可按以下方式提问：你每天睡眠多少小时？/晚上几点入睡？早上几点醒来？/有午睡的习惯吗？午睡一般多长时间？/你觉得睡眠是否充足？对自己的睡眠满意吗？

（2）失眠及其特点：如可按以下方式提问：你失眠多久了？是否有夜间入睡困难和多醒或早醒或惊醒的现象？/白天感到疲乏、嗜睡、精神不振、记忆力下降或注意力不集中吗？/是否有精神紧张的感觉？睡眠环境有无噪声？是否太热或太冷？床褥舒适吗？/是否有长期熬夜习惯或从事日夜倒班工作？熟悉目前的睡眠环境吗？

（3）白天过度嗜睡及其原因：如可按以下方式提问：你白天保持觉醒状态是否有困难，经常困乏思睡吗？/夜间睡眠打鼾吗？是否有睡眠呼吸暂停？晨起是否有头痛？/白天在无强刺激作用下，是否很容易入睡？与肥胖、睡眠姿势、饮酒等危险因素是否有关。

（4）睡前习惯：如可按以下方式提问：你睡前有运动、阅读、听音乐、洗脸、刷牙、沐浴等习惯吗？/是否有饮用咖啡、可乐和烈酒的习惯？何时饮用？/最近服用安眠药吗？/有呼吸困难、尿频、肢体麻木或严重的皮肤瘙痒吗？/是否有抑郁和焦虑？

2. 体格检查

（1）检查白天是否有不断打哈欠、揉眼睛、身体松弛、头低垂、无精打采、表情淡漠、结膜充血、黑眼圈、眼睑下垂等；是否有言语不清、发音错误和措辞不当等睡眠不足所致的说话清晰度和用词能力改变；是否有注意力不集中，定向力减退，记忆力、思维和判断能力下降，警觉性下降等表现。

（2）检查睡眠环境是否存在光线过亮、声音嘈杂、温度过冷或过热等不利于睡眠的因素。

（3）检查睡眠时是否有呼吸暂停的鼾声、夜惊、梦游、磨牙以及与年龄不符的遗尿等。

二、检查重点

（1）被检查者对睡眠与休息的质量与时间的感知。

（2）睡眠——休息型态紊乱的症状、体征。

（3）睡眠——休息型态紊乱的类型、原因。

任务六　认知与感知型态

一、检查方法与内容

1. 问诊　检查感知功能和认知功能。

（1）感知功能检查：如可按以下方式提问：近来你的视力、听力、味觉、触觉、嗅觉是否有异常？对生活有影响吗？/是否有疼痛？能确定疼痛的部位、性质、程度、持续时间、加重或缓解的因素吗？

（2）认知功能检查

1）思维能力：如可按以下方式检查，令其重复一组简单数字或单词，检查其短期记忆能力。/令其说出其家人的姓名、当天进餐的食谱或童年时代发生的事情，检查长期记忆。/令其陈述病史、归纳概括其所患疾病的特征，检查其概念力。/令其说出身边日常用物的名称，检查其注意力。/令其按要求由简到繁，从简单到复杂地做操作，检查其理解能力。/按年龄特征提出问题，检查其演绎推理能力。/令其描述病房环境观察到的情况，检查其洞察力。/询问其在院外如何争取他人帮助？遇到困难怎么办？检查其判断能力。

2）检查语言能力：通过提问、复述、自发性语言、命名、阅读和书写等方法进行检查。

3）检查定向力：如可按下述方式提问：现在是几点钟？今天是星期几？今年是哪一年？检查其时间定向力。/你现在在什么地方？检查其地点定向力。/我现在站在你的左边还是右边？呼叫器在哪儿？检查其空间定向力。/你叫什么名字？知道我是谁吗？检查其人物定向力。

4）检查意识状态：观察是否清醒，对问题和指令是否能理解，能否作出正确的反应及对周围环境刺激的反应等，检查其意识状态。

2. 体格检查

(1) 检查视觉、听觉、味觉、嗅觉和痛觉。

(2) 检查思维能力、语言能力、定向力以及意识状态。

二、检查重点

(1) 检查视觉、听觉、味觉和嗅觉等感知功能状态。

(2) 检查思维能力、语言能力、定向力以及意识状态。

(3) 检查感知与认知功能改变而面临的危险。

(4) 检查感知与认知功能改变的反应。

任务七　自我概念型态

一、检查方法与内容

1. 问诊　身体意象、社会认同、自我认同与自尊、自我概念的现存与潜在威胁。

(1) 身体意象：如可按下述方式提问：你认为自己身体最重要的是哪一部分？为什么？/你最关注的健康问题是什么？/你最希望外表的什么地方需要改变？他人希望你改变外表的什么地方？/这些身体意象改变对你有影响吗？/你认为这些改变会使他人对你的看法有改变吗？

(2) 社会认同：如可按下述方式提问：你从事的职业是什么？/你对家庭情况、工作情况满意吗？/朋友、同事、领导对你评价怎么样？

(3) 自我认同与自尊：如可按下述方式提问：你对自己满意吗？/你对自己处理工作和日常生活问题的能力满意吗？不满意的是哪些方面？/对自己的个性特征、心理素质和社会能力满意吗？哪些方面不够满意？/最能引以为自豪的个人成就有哪些？

(4) 自我概念的现存与潜在威胁：如可按下述方式提问：让你感到最忧虑或痛苦的事情有哪些？/让你感到焦虑、恐惧、绝望的事情有哪些？

2. 体格检查

(1) 检查其外表是否整洁、穿着打扮是否得体以及肢体语言行为的表现。

(2) 检查其语言行为是否有"我真没用"等语言流露。

(3) 检查是否有焦虑的表现，如着急、无法平静、颤抖、害怕、惊慌、出汗、脸红、心悸、气急、恶心、呕吐、尿频、失眠、易激惹等。

(4) 检查是否有抑郁的表现，如睡眠障碍、食欲减退、体重下降、心慌、易疲劳、哭泣、无助感等。

3. 画人测验　让被检查者画一人像，并进行解释，从中了解其对身体意象改变的内心体验。

4. 量表测评　通过自我概念量表可直接测定个体的自我概念，通过测定焦虑、抑郁等情绪改变间接检查个体的自我概念水平。常用的有自我概念量表、焦虑自评量表、抑郁自评量表、自尊量表。

二、检查重点

(1) 检查身体意象、自我认同和自尊方面的自我感受与评价。

(2) 检查影响被检查者自我概念的相关因素。

(3) 检查自我概念方面现存的、潜在的威胁。

任务八　角色与关系型态

一、检查方法与内容

1. **问诊**　个体在家庭、工作和社会生活中所承担的角色,对角色的感知与满意情况,是否存在角色适应不良以及社会关系和沟通能力不良。

(1) 个体的角色:如可按下述方式提问:你是干什么工作的? 对工作满意吗? 有职务吗? 你认为能胜任工作吗?／在家庭和生活中担任什么角色? 权利和义务有哪些?／对所处的角色行为是否满意? 与期望是否相符?／是否感到压力很大、是否能胜任目前的角色?／是否有疲乏、头痛、心悸、焦虑、抑郁等反应?

(2) 家庭角色与家庭关系:如可按下述方式提问:能谈谈你的家庭情况吗?／你感觉家庭快乐、和睦吗? 家庭中遇事通常谁做主?／你生病会给家庭带来影响吗?

(3) 社会关系:如可按下述方式提问:你对自己和家庭的社交范围、社交深度和人际关系满意吗?／最近你感觉到与亲戚、同事或朋友的关系发生了变化吗?

(4) 沟通能力:如可按下述方式提问:你能清楚地表达自己的想法吗? 能理解阅读材料的内容吗?／听力、视力和语言能力有障碍吗? 平时戴眼镜或使用助听器吗? 效果好吗?

2. **体格检查**
(1) 检查一般状况、语言表达能力、理解能力等。
(2) 检查家庭成员的表现和反应、情绪状态。
(3) 检查听力和视力。

3. **量表测评**　常用家庭功能量表和家庭支持量表。

二、检查重点

(1) 被检查者所承担的角色以及被检查者的角色感知与角色行为。
(2) 角色紧张的危险因素,角色紧张的生理、心理和行为反应。
(3) 被检查者与他人的沟通形式,妨碍有效沟通的因素。
(4) 现存的或潜在的家庭功能障碍。

任务九　性与生殖型态

一、检查方法与内容

1. **问诊**　性别认同与性别角色、性与生殖的知识、性行为及其满意度、性虐、生育史与生育能力、家族史、生殖系统检查史。

(1) 性别认同与性别角色:如可按下述方式提问:你是如何看待性与自己的性别角色? 你承担哪些与性别相关的角色?／你的健康状况会限制你性别角色的表现吗?

(2) 性与生殖的知识:如可按下述方式提问:你在性和生殖方面有疑问吗?／你知道在性和生殖方面应该注意什么?

(3) 性行为及其满意度:如可按下述方式提问:你是否有性生活? 满意吗? 如不满意其原因是什么? 如何改变?／你得过性病吗?

(4) 性虐待：如可按下述方式提问：在儿童时期或成年后是否曾遭受过性虐待？

(5) 家族史：如可按下述方式提问：你的母亲在怀孕期间是否有服用黄体酮预防流产？/是否有乳腺癌或卵巢癌的家族史？

(6) 生育史与生育能力

1) 女性：如可按下述方式提问：你第一次来月经时年龄多大？每次月经持续几天？月经周期一般是几天？/月经量和颜色正常吗？最近一次月经是哪一天？何时停经？/你怀孕几次？有几个小孩？生产顺利吗？/采取避孕措施没有？

2) 男性：如可按下述方式提问：你会睾丸自检吗？有异常的发现没有？最后一次检查是什么时间？/你采取什么避孕方法？做过输精管结扎术吗？/你们夫妻接受这种方法吗？

(7) 生殖系统检查史：如可按下述方式提问：你是否定期做妇科健康检查，如乳房检查、乳房自检、阴道脱落细胞涂片等？/多长时间检查一次？最后一次检查是什么时间？结果正常吗？/你最后一次睾丸自检是什么时间？结果正常吗？

2. 体格检查

(1) 注意检查乳房的发育情况，两侧是否完整对称、乳房皮肤有无异常、乳头处有无分泌物、局部有无包块、压痛。

(2) 检查外生殖器的发育状况及有无异常。

二、检查重点

(1) 被检查者对性和生殖方面所关心的内容，对性和生殖功能的认知。

(2) 被检查者的性发育水平，包括相关的生理改变。

(3) 被检查者在性和生殖方面存在的问题。

任务十　压力与应对型态

一、检查方法与内容

1. 问诊　包括个体面临的压力源、压力感知、压力应对方式以及压力缓解的情况。

(1) 压力源：如可按下述方式提问：近来你生活有改变吗？你最关心什么事？/常感到有压力或紧张、焦虑吗？/你的压力来源于疾病、环境、家庭、工作，还是经济方面？

(2) 压力感知：如可按下述方式提问：压力对你意味着什么？你缓解压力和紧张情绪的方式？

(3) 应对方式：如可按下述方式提问：当你遇到困难时，你的家人、亲友和同事中谁能帮助你？/你把心事和烦恼会说给谁听？/缓解紧张或压力方式通常有哪些？如想办法解决问题、与他人交谈、寻求帮助、抱怨他人、从事体力活动、试图忘却、祈祷、用药或酗酒、睡觉、什么都不做等。

(4) 压力缓解情况：如可按下述方式提问：通常你采取的措施是否能解决你的问题和烦恼？

2. 体格检查　检查有无压力所致的生理反应、情绪反应、认知反应和行为反应，应特别关注是否有自杀或暴力倾向与行为，是否有采用心理防御机制及压力应对方式。

检查皮肤颜色、皮肤温度和湿度、呼吸频率与深度、心率、心律和血压、肠鸣音、肌张力。压力状态下可出现皮肤颜色、温度和湿度的改变，心率加快，收缩压上升，心律失常，呼吸加快或过度通气,肠鸣音加快,全身肌肉紧张伴颤抖。

3. 量表测评　常用有社会再适应量表和医院压力评定量表。

二、检查重点

（1）检查面临的压力资源。
（2）检查对压力的认知与评价。
（3）检查压力反应与应对方式。
（4）检查应对方式的有效性。
（5）检查压力引起的危机征象。

任务十一　价值与信念型态

一、检查方法与内容

1. 问诊　包括文化和精神世界。

（1）文化:如可按下述方式提问:你出生于哪儿？现居住在什么地方？住多久了？/你是哪个民族？是否有宗教信仰？疾病对你的信仰活动有影响吗？/你有特殊的民族传统或仪式需要我们注意吗？/健康意味着什么？疾病意味着什么？/当你患病时向谁请教？会给你有效的建议吗？/当你不舒服时,你该怎样办？会使用民间验方吗？/住院是否付出较大费用？值得吗？你的费用是如何解决的？参加医疗保险了吗？

（2）精神世界:如可按下述方式提问:人生的价值这样的问题您经常思考吗？生活的意义和目标是什么？/对器官捐献你怎么对待？/当你需要精神力量支持时,你认为祈祷对你有帮助吗？谁会帮助你？/宗教信仰对你来说有多重要？哪种宗教书籍或文章对你影响最深刻？

2. 体格检查　检查个体的外表、服饰,是否有宗教信仰活动或宗教信仰改变,可获取有关个体文化和宗教信仰的信息。宗教信仰活动或宗教信仰的改变可能提示被检查者存在精神困扰。

二、检查重点

（1）检查文化和种族背景。
（2）检查对于生活、死亡、健康、疾病和精神世界的价值观与信念。
（3）检查价值观和信念与其所接受的健康照料体系有无冲突。
（4）检查基于文化的健康行为。
（5）检查有无精神困扰。

病例 2-3-1 查房提问：

1. 从病历看该患者可能发生了什么？
2. 该患者为何神情惊恐？
3. 按功能性健康型态你如何收集和整理该患者的健康资料？

目标检测试题

1. 功能性健康型态不包括

A. 睡眠与休息型态　　B. 学习与工作型态　　C. 营养与代谢型态
D. 活动与运动型态　　E. 排泄型态

2. 功能性健康型态资料收集主要来自于
   A. 实验室检验　　　B. 影像检查　　　　C. 问诊
   D. 体格检查　　　　E. 逻辑推测

（陈　梅）

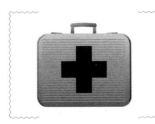

模块三　体格检查

项目一

· 健康评估 ·

护理体检基本方法

学习目标
1. 学会正确进行体格检查基本操作方法。
2. 能理解体格检查操作结果的临床意义。

学习任务
1. 项目任务 学会正确进行体格检查基本操作方法,能理解体格检查操作结果的临床意义。
2. 工作任务流程图

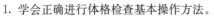
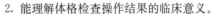

1. 视诊 → 2. 触诊 → 3. 叩诊 → 4. 听诊 → 5. 嗅诊 → 6. 质量评价

学习所需设备、用物

序号	分类	名称	数量
1	器物类	体温计	25 支
2	器物类	听诊器	10 副
3	器物类	血压计	10 只
4	耗材	评估单	10 张

走进病房(病例3-1-1)

男性,26岁,右侧胸痛、发热10天,胸闷、气急2天就诊。患者10天前感右侧胸痛,深呼吸时加重,屏气时疼痛消失,发热38℃,咳嗽不明显、无咳痰。2天前起感胸闷、气急,并渐加重。2年前曾有肺结核病史,已治愈。

体格检查是护理人员运用自己的感官或借助于传统的检查器械了解身体状况最基本的检查方法,是客观资料的来源之一。常用的有视诊、触诊、叩诊、听诊和嗅诊5种基本检查方法。熟练掌握体格检查的方法与技巧是完整、准确收集客观资料的方法,也是正确判断及评价、发现护理问题、提出护理诊断的先决条件。

任务一 视 诊

视诊是检查者用视觉来判断患者全身状况或局部表现的诊断方法,包括直接视诊和间接视诊两种方法。直接视诊法可观察到被检查者的全身状况,如年龄、发育与营养、意识、面容与表情、体位、步态与姿势、动作以及皮肤与黏膜、舌苔、分泌物的性状、五官的外形、呼吸动作、血管搏动、水肿程度等。间接视诊法是借助工具对患者身体某些特殊部位进行观察,如检查眼底用检眼镜;检查鼻腔黏膜、鼻甲及中隔用鼻镜;检查胃、十二指肠用纤维胃镜;检查气管用纤维支气管镜;检查视力用视力表等。视诊是有目的运用医学专业知识观察被检查者,对被检查者进行检查或作出临床判断。视诊时需要适当的光线,一般以自然侧光或间接日光最佳。

病例 3-1-1 查房提问:
1. 针对该病例应视诊哪些内容?
2. 怎样开展视诊?视诊应注意哪些问题?
3. 该患者可能发现的异常体征有哪些?

任务二 触 诊

触诊是通过检查者的手与被检查者接触后的感觉或观察被检查者接触后的反应以判断被检查者触诊部位是否存在异常的检查方法。触诊适用的范围很广,可用于身体各部位的检查,尤以腹部检查最为重要。手的感觉以指腹和掌指关节部掌面的皮肤最为敏感,故触诊时多用这两个部位。通过触诊进一步验证视诊所见,还可借助检查者手的感觉体会所触及部位的表面光滑度、温度、湿度、弹性、震颤或内脏器官位置、大小、硬度及移动度等视诊不能察觉的变化。

1. **方法** 触诊时依据检查部位及检查目的不同,用力的轻重不同,可将触诊分为浅部触诊及深部触诊两类。

(1) 浅部触诊法:检查者右手四指并拢轻触被检查者体表,用掌指关节和腕关节的力量,轻柔地进行触摸滑行移动。浅部触诊不易引起病人的痛苦和肌肉紧张,可用于检查如腹部有无压痛、抵抗感、搏动感等,更多用于检查体表浅在病变,如浅部的动脉、静脉、神经、关节、软组织、精索等。

(2) 深部触诊法:被检查者取仰卧位,下肢屈曲,使腹肌放松,检查者右手四指并拢,用单手或两手重叠,由浅入深,逐渐加压以察觉腹腔较深部位病变和脏器情况。根据检查的手法不同可分为以下4种。

1) 深部滑行触诊法:检查者并拢四指,以指端或指腹逐渐施压并滑向(触向)腹腔内的脏器或包块,在触及的脏器或包块上作上、下、左、右的滑动触摸,用于腹腔深部包块和胃肠病变的检查。

2) 双手触诊法:检查者将左手置于被检查脏器或包块后部,并将被检查部位推向右手方向,这样既可以起到固定作用,又可使被检查脏器或包块更接近于体表以利于右手触诊。多用于肝、脾、肾和腹腔内肿块的触诊。

3) 深压触诊法:检查者以一两个手指逐渐深压,以探测压痛点,如阑尾压痛点、胆囊压痛点等。在深压基础上迅速将手抬起,若患者感觉疼痛加重或面部出现痛苦表情,即为反跳痛。

4) 冲击触诊法:检查者四指并拢与腹壁呈70°～90°角,做急速而较有力的冲击动作,在冲击时即会出现腹腔内脏器在指端浮沉的感觉。这种方法仅用于大量腹水时肝、脾的触诊。因冲击触诊会使患者感到不适,操作时不应用力过猛。

2. 注意事项

(1) 检查者的态度必须稳重、端庄、自信、关心体贴患者。

(2) 接触被检查者的手应保持温暖、清洁、干爽、剪短指甲、动作轻柔,使患者精神和肌肉放松配合检查。

(3) 检查者应站在被检查者的右侧,面向患者,边触诊边思考,边观察患者的表情反应。

(4) 触诊一般多自下而上,先浅后深,由轻到重,先健侧后患侧。做下腹部触诊时,可根据需要嘱患者排除大小便,以免将充盈的膀胱误认为腹腔包块。

> **病例 3-1-1 查房提问:**
> 4. 针对该病例触诊内容有哪些?
> 5. 怎样开展触诊? 触诊应注意哪些问题?
> 6. 该患者可能发现的异常体征有哪些?

任务三 叩 诊

叩诊是指检查者用手叩击被检查者身体表面某部,使之震动而产生声响,根据震动和声响的特点判断被检查部位器官状态有无异常。叩诊多用于胸部及腹部叩诊检查。

1. 方法 叩诊的方法可分为直接指叩和间接指叩两种。

(1) 直接指叩法:检查者用右手中间三指的掌面直接拍击被检查部位,借拍击的反响和指下的震动感来判断病变情况(图3-1-1)。此法主要适用于胸部或腹部面积较广泛的病变,如大量胸水、气胸、腹水及大面积肺实变等。

(2) 间接指叩法:检查者左手中指第二指节紧贴并平放于叩诊部位,勿加重压,以免影响被叩组织的振动,其他手指稍抬起,勿与体表接触;右手指自然弯曲,以中指指端叩击左手中指第二指

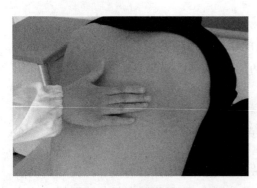

图 3-1-1 直接指叩法

骨的前端，叩击方向应与叩诊部位的体表垂直（图3-1-2）。叩诊时应以腕关节与指掌关节的活动为主，应注意避免肘关节及肩关节参与运动。叩击动作要短促、灵活、富有弹性。叩击后右手应立即抬起，以免影响音响的振幅与频率。叩击间隔相等，要有节律性，力量要均匀一致，使产生的声响一致。每次一个部位只需连续叩击2~3下，如未能获得明确的印象，可再连续叩击2~3下，不间断地连续叩击反而不利于对叩诊音的分辨。此外，拳叩法也属间接叩诊法，以左手平贴于欲叩诊部位，右手握空心拳，腕部垂直，以肘作杠杆，轻敲

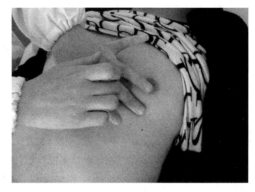

图3-1-2　间接指叩法

平贴体表的手背，以引起敲击部位处体腔内器官的振动，并询问被检查者的感受，常用于肝、脾、肾等实质性脏器检查，如肝炎、肝脓肿、脾周脓肿、肾炎、肾盂肾炎等常有叩击痛。

2. 注意事项

（1）叩诊时应保持环境安静，检查者应修剪指甲，嘱被检查者放松及充分暴露检查部位。

（2）检查时被检查者可采取坐位或仰卧位，叩诊时应注意对称部位声响的比较，注意左右、上下及前后对比。

（3）根据叩诊音的强度、频率、持续时间判断检查结果，检查者必须勤学苦练，掌握叩诊技巧，以提高判断能力。

3. 叩诊音　是指被叩击部位产生的声响。因被叩击部位组织器官的密度、弹性、含气量以及与体表的距离不同，在叩击时可产生不同的声响。可分为实音、浊音、清音、过清音和鼓音5种。

（1）清音：是一种音调较低，音响较强，振动持续时间较长的叩诊音，为正常肺部叩诊音，提示肺组织的弹性、含气量、致密度正常。

（2）浊音：是一种音调较高、音响较弱、振动持续时间较短的叩诊音。当叩击被少量含气组织覆盖的实质脏器时产生，叩击时声响和振动感均较弱，如叩击心或肝被肺的边缘所覆盖的部分，或在病理状态下如肺炎（肺组织含气量减少）所表现的叩诊音。

（3）鼓音：是一种和谐的乐音，如同击鼓声，与清音相比声响更强、振动持续时间也较长的叩诊音，在叩击含有大量气体的空腔器官时出现，正常时见于左下胸胃泡区和腹部，病理情况可于肺内空洞、气胸、气腹等。

（4）实音：亦称重浊音或绝对浊音。音调较浊音更高、声响更弱、振动持续时间更短的叩诊音，叩击实质脏器心或肝所产生的声响，也见于大量胸水或肺实变等。

（5）过清音：是属于鼓音范畴的一种变音，与清音相比音调较低，声响较强，介于鼓音与清音之间，见于肺气肿。

病例3-1-1查房提问：

7. 针对该病例叩诊哪些内容？

8. 怎样开展叩诊？叩诊应注意哪些问题？

9. 该患者可能发现哪些异常体征？

任务四　听　诊

听诊是指检查者用耳或借助于听诊器听取体内各部分器官发出的声音而判断正常与否的一种检查方法。是检查心、肺的重要方法之一，用以听取肺部的正常呼吸音与病理呼吸音，听取心脏正常的心音、异常的杂音及心律失常等。

1. 方法　听诊可分为直接和间接两类。

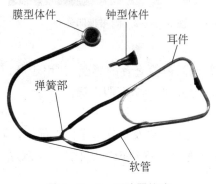

图 3-1-3　听诊器构成

（1）直接听诊法：检查者直接用耳贴附在被检者的体壁上进行听诊。因听到的声音很微弱，只有在某些特殊或紧急情况下才采用。广义的直接听诊包括患者发出的所有声音，如痛苦的呻吟、鼾音、行走的脚步声等。

（2）间接听诊法：检查者借助听诊器进行听诊的方法。其使用范围广、方便，用于听诊心、肺、腹部等脏器，还可听取血管音、肌束颤动音、关节活动音、骨擦音等。

听诊器构成：有耳件、体件及连接的软管（图 3-1-3）。体件有两种类型：钟型与膜型。钟型适于听取低调声音，如二尖瓣狭窄的隆隆样舒张期杂音；膜型适于听高调声音，如主动脉瓣关闭不全的杂音等。

2. 注意事项

（1）听诊环境保持安静、温暖、注意避风。最好有隐秘、不受干扰的房间和环境，以利顺利进行。在寒冷季节特别应注意听诊器的体件温暖后再接触患者体表，寒冷引起病人肌束颤动，听诊时可出现附加音，影响听诊效果。

（2）正确使用听诊器，耳塞需大小适中，注意耳件方向。膜型体件须紧贴体表，钟型体件应轻置于体表。以拇指、示指、中指三指固定听诊器体件，指关节固定不动，避免与皮肤及衣物摩擦，否则关节活动声响及摩擦音对听诊造成干扰。

（3）检查部位应充分暴露，以利听诊检查。听诊时注意力要集中，听诊心脏时要摒除呼吸音的干扰，听诊肺部时也要排除心音的干扰。

> 病例 3-1-1 查房提问：
> 10. 针对该病例需听诊哪些内容？
> 11. 怎样开展听诊？听诊应注意哪些问题？
> 12. 该患者可能发现哪些异常体征？

任务五　嗅　诊

嗅诊是指检查者以嗅觉辨别发自被检查者的异常气味来判断疾病性质的检查方法。异常气味多来自皮肤、黏膜、呼吸道、胃肠道、呕吐物、分泌物、脓液、血液和排泄物等。

1. 方法 检查者用手将被检查标本所散发的气味扇向自己的鼻部,并仔细判断气味的性质和特点。

2. 常见的异常气味

(1) 汗液:酸性汗味见于风湿热或长期服用阿司匹林的患者。

(2) 痰液:呈血腥味见于大量咯血病人;呈恶臭味见于支气管扩张或肺脓肿者。

(3) 脓液:脓液有恶臭味时,应考虑气性坏疽或厌氧菌感染。

(4) 呕吐物:呕吐物呈酸味或腐败食物气味见于幽门梗阻;呈粪便味见于低位肠梗阻。

(5) 粪便:粪便呈腐败臭味见于消化不良;呈腥臭味见于细菌性痢疾;呈肝臭味见于阿米巴痢疾。

(6) 尿液:尿液出现浓烈的氨味见于膀胱炎;大蒜味见于大量吃蒜者或有机磷农药中毒。

(7) 呼出气体:呼出气体带蒜味见于有机磷农药中毒;带烂苹果味见于糖尿病酮症酸中毒;肝臭味见于肝性脑病;带尿臭味见于尿毒症。

目标检测试题

1. 体格检查基本方法不包括
   A. 视诊　　B. 摸诊　　C. 触诊　　D. 叩诊　　E. 听诊

2. 深部触诊法不包括
   A. 深部滑行触诊法　　B. 双手触诊法　　C. 拍击触诊法
   D. 深压触诊法　　E. 冲击触诊法

3. 直接指叩法不适用于
   A. 一侧大量胸水　　B. 一侧气胸　　C. 大量腹水
   D. 大叶性肺炎肺实变　　E. 支气管炎

4. 肺气肿患者叩诊音为
   A. 清音　　B. 过清音　　C. 浊音　　D. 实音　　E. 鼓音

5. 呼出气体带蒜味见于
   A. 酒精中毒　　B. 有机磷农药中毒　　C. 肝性脑病
   D. 尿毒症　　E. 肺脓肿

(吕建中)

项目二

健康评估

一般状态检查

学习目标

1. 能够区别性征;能够区分年龄特征;能够准确测量体温、脉搏、呼吸、血压;能够叙述正常生命体征及生命体征变化的临床意义。
2. 学会发育与体型以及营养状态检查;能够叙述正常发育与体型以及营养状态表现;能够叙述常见异常发育与体型、营养状态的临床意义。
3. 学会意识状态检查;能够叙述正常人的意识状态及意识状态变化的临床意义。
4. 能够识别常见的典型病态面容;能够叙述典型病态面容的临床意义。
5. 能够判断体位;能够叙述正常人的体位及异常体位的临床意义。
6. 能够识别常见的典型病态步态;能够叙述常见典型病态步态的临床意义。

学习任务

1. 项目任务 学会全身状态健康状况检查的方法。识别健康人全身状态表现及全身状态异常表现。具备判断全身状态异常临床意义能力。
2. 工作任务流程图

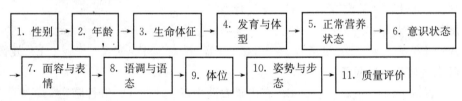

学习所需设备、用物

序号	分类	名称	数量
1	器械	体温计	15 支
2	器械	听诊器	15 副
3	器械	血压计	15 只
4	耗材	评估单	15 张

走进病房(病例 3-2-1)

男性,72 岁,阵发性心前区疼痛 1 年,加重半月入院。患者自 1 年前起每当负重或登高时易发生心前区阵发性疼痛,伴胸闷、冷汗,每次休息3~5分钟后均可自行缓解。近半月来上述症状加重,在日常生活活动及休息时也会发生心前区疼痛,疼痛部位及性质同前,但每次需舌下含服硝酸甘油才能缓解,3~5天发作一次。无夜间阵发性呼吸困难,无端坐呼吸。体格检查:心肺阴性,腹部阴性,双下肢无水肿,ECG提示$V_1 \sim V_5$有ST-T改变。

一般状态检查是对被检查者的全身状态概括性检查。检查方法以视诊为主,配合触诊、听诊和嗅诊。一般状态检查内容包括性别、年龄、生命体征、发育与体型、营养状态、意识状态、面容与表情、语调与语态、体位、姿势与步态。

任务一 性别

性别(sex)判断主要依据是性征的发育情况、包括第一性征及第二性征。多采用视诊法检查,成人的性征比较明显。性征发育正常与否受性激素影响较大,当患有某些疾病或性染色体异常时会使性征发生改变。

1. **某些疾病对性征的影响** 如肾上腺皮质肿瘤或长期使用肾上腺皮质激素者,可出现女性患者男性化;而肝硬化、肾上腺皮质肿瘤患者,可出现男性患者女性化和第二性征的改变。
2. **某些药物对性征的影响** 如长期应用雌激素或雄激素引起性征的改变。
3. **性染色体异常对性征的影响** 如性染体的数目和结构异常导致的两性畸形。
4. **性别与某些疾病的发生率的关系** 如甲状腺疾病和系统性红斑狼疮女性较男性多见,胃癌及食管癌男性较女性多见。

任务二 年龄

年龄(age)的大小通常经问诊得知,对于特殊患者如意识不清、死亡或故意隐瞒年龄者,可观察其皮肤黏膜的弹性与光泽、肌肉状态、毛发的颜色及分布情况、牙齿状态等作为判断依据。人的生长、发育、成熟和衰老随年龄增长而不断变化,儿童期重点观察生长发育情况,青少年期重点观察性征的发育,老年期重点观察衰老情况。年龄与疾病的发生、发展和预后有密切的关系。如佝偻病、白喉多见于幼儿与儿童;结核病多见于青少年;高血压、冠心病多见于中老年人等。

任务三 生命体征

生命体征(vital sign)是评价生命活动存在与否及其质量的重要指标,包括体温、脉搏、呼吸和血压(略)。

病例 3-2-1 查房提问：
　　1. 该病例的生命体征有哪些异常？

任务四　发育与体型

一、发育

　　发育(development)与遗传、内分泌、营养代谢、体育锻炼等因素密切相关，发育常依据年龄、智力、体格成长状态(如身高、体重、第二性征)的关系综合判断，发育正常者相互间均衡一致。成人发育正常的判断指标包括：①头长约为身高的 1/7；②两上肢水平展开指间距离约等于身高；③坐高等于下肢的长度；④胸围约等于身高的一半。

　　临床上的病态发育与内分泌疾病密切相关，常见的有以下几种：如在发育成熟前，若甲状腺功能减退，可导致体格矮小伴智力低下，称呆小症；若腺垂体功能减退，可致体格异常矮小，但智力正常，称垂体性侏儒症；若腺垂体功能亢进，可导致体格发育异常高大，称巨人症。而性激素分泌异常可导致第二性征的改变。此外，性激素对体格发育亦有一定的影响，性早熟儿童由于其骨骼愈合过早而影响其后期的体格发育。

二、体型

　　体型(habitus)是身体各部发育的外观表现，包括骨骼、肌肉的生长与脂肪分布状态等。成年人的体型分为以下 3 种。

　　1. **正力型(匀称型)**　身体各部结构匀称适中，见于大多数正常人。
　　2. **无力型(瘦长型)**　体高肌瘦，颈长肩窄，胸廓扁平，腹上角<90°。
　　3. **超力型(矮胖型)**　体格粗壮，颈短肩宽，胸廓宽厚，腹上角>90°。

病例 3-2-1 查房提问：
　　2. 该病例可能的体型是哪些？怎样检查？

任务五　营养状态

　　营养状态(state of nutrition)可根据皮肤、黏膜、皮下脂肪、肌肉、毛发、指甲等的发育情况进行判断。最方便快捷的方法是判断皮下脂肪的充实程度，以前臂内侧或上臂背侧下 1/3 处皮下脂肪充实的程度作为评判部位最简便、实用。

一、营养状态临床分级

　　1. **良好**　黏膜红润，皮肤光泽、弹性良好，皮下脂肪丰满，肌肉结实，毛发和指甲润泽。
　　2. **不良**　皮肤黏膜干燥，弹性减退，皮下脂肪菲薄，肌肉松弛无力，毛发稀疏、干枯、易脱落，指甲粗糙、无光泽。
　　3. **中等**　介于良好与不良之间。

　　此外，最简单直接的指标是测量体重。首先根据被检查者的身高计算出其标准体重，再将实际体重与标准体重进行比较。实际体重在标准体重±10%范围内属于正常,低于标准体重的10%称消瘦(ematiation);超过标准体重的10%称超重;超过标准体重的20%称肥胖(obesity)。

成人标准体重的粗略计算公式:

$$标准体重(kg) = 身高(cm) - 105(男性)$$
$$标准体重(kg) = 身高(cm) - 107.5(女性)$$

体质指数(body mass index,BMI)是目前国际上常用的衡量人体胖瘦程度以及是否健康的一个标准。

体质指数(BMI)=体重(kg)/身高^2(m^2)

2003年卫生部疾病控制司公布的《中国成人超重和肥胖症预防控制指南》,拟定标准:BMI在18.5~24时属正常范围,BMI大于24为超重,BMI大于28为肥胖。但应注意种族、地区、性别、年龄等差异,而不能用同一标准进行衡量。

二、识别异常营养状态

临床上常见的营养状态异常包括以下两个方面。

1. **营养不良** 因摄入不足、消耗增多所致。当体重低于标准体重达10%以上时,称为消瘦。极度消瘦者,称恶病质(cachexia)。常见原因:长期摄食障碍、长期消化功能障碍、慢性消耗性疾病等。

2. **营养过度** 主要表现为体重增加,体内脂肪积聚过多,临床上分为外源性和内源性肥胖两种。外源性肥胖(单纯性肥胖),主要因摄食过多或运动过少所致,其全身脂肪分布均匀,一般无其他异常表现。内源性肥胖(继发性肥胖)多见于内分泌疾病,如肾上腺皮质功能亢进(Cushing综合征)。

任务六　意识状态

意识状态是指大脑功能活动的综合表现,是对周围环境的知觉状态。正常人意识清晰、思维和情感合理、反应敏捷、表达能力良好。凡影响大脑活动功能的疾病均可引起不同程度的意识改变,称为意识障碍。临床上按意识障碍的程度由轻到重,可分为嗜睡、意识模糊、昏睡及昏迷。意识状态可通过体格检查、量表评定等方法进行判断(详见模块二项目二任务十意识障碍)。

任务七　面容与表情

健康人表情自然、神态安怡。疾病可引起面容与表情(facial features,expression)的变化,特别是某些疾病发展到一定程度时,患者可出现特征性的面容与表情。临床常见的典型面容与表情如下。

1. **急性病容** 面色潮红、表情痛苦、兴奋不安、呼吸急促、鼻翼煽动、口唇疱疹。见于急性感染性疾病,如肺炎球菌性肺炎、疟疾、流行性脑脊髓膜炎等。

2. **慢性病容** 面容憔悴、面色灰暗或苍白、目光暗淡、消瘦无力。见于慢性消耗性疾病,如恶性肿瘤、肝硬化、严重结核病等。

3. **贫血面容** 面色苍白、唇舌色淡、表情疲惫。见于各种原因引起的贫血。

4. 二尖瓣面容　面色晦暗、双颊紫红、口唇轻度发绀。见于风湿性心脏病二尖瓣狭窄。

5. 甲状腺功能亢进面容　面容惊愕、眼裂增宽、眼球凸出、目光炯炯、兴奋不安、烦躁易怒。见于甲状腺功能亢进(图3-2-1)。

6. 黏液水肿面容　面色苍黄、颜面水肿、睑厚面宽、目光呆滞、反应迟钝、毛发稀疏。见于甲状腺功能减退(图3-2-2)。

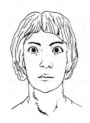 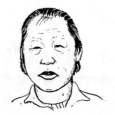

　　图3-2-1　甲状腺功能亢进面容　　　　图3-2-2　黏液水肿面容

7. 肝病面容　面色晦暗、额部、鼻背、双颊有褐色色素沉着。见于慢性肝病。

8. 肾病面容　面色苍白、眼睑和颜面水肿、舌色淡。见于慢性肾脏疾病。

9. 满月面容　面如满月、皮肤发红、常伴痤疮和小须。见于Cushing综合征及长期应用糖皮质激素者(图3-2-3)。

10. 肢端肥大症面容　头颅增大、面部变长、下颌增大并向前突出、眉弓及两颧隆起、唇舌肥厚、耳鼻增大。见于肢端肥大症(图3-2-4)。

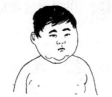

　　图3-2-3　满月面容　　　　图3-2-4　肢端肥大症面容

11. 脱水面容　双目无神、眼窝凹陷、鼻骨嶙峋、唇干、皮肤干燥并松弛。见于严重休克、大出血及脱水者。

12. 面具面容　面容呆板、无表情、似面具样。见于帕金森病、脑炎等。

> **病例3-2-1查房提问:**
> 3. 该病例心前区疼痛发作时的面容可能是哪一种?

任务八　语调与语态

　　语调(tone)是指言语过程中的音调。神经和发音器官的病变可使音调发生改变,如喉部炎症、结核和肿瘤可引起声音嘶哑,脑血管意外可引起声音变浑和发音困难,喉返神经麻痹可引起音调降低和语言共鸣消失。语言障碍分为失音(不能发音)、失语(不能言语,包括运动性失语和感觉性失语)和口吃,常见于语言中枢病变。

语态(voice)是指言语过程中的节奏。帕金森病、舞蹈症等可引起语言节奏紊乱、音节不清。

任务九 体　位

体位(position)是指身体在休息时所处的状态。体位的改变对某些疾病的诊断具有一定的意义。临床常见的体位有以下几种。

一、自动体位

自动体位(active position)是指身体活动自如、不受限制。见于正常人或轻症病人。

二、被动体位

被动体位(passive position)是指患者自己不能随意调整或变换肢体位置。见于极度衰弱或意识障碍及瘫痪病人。

三、强迫体位

强迫体位(compulsive position)是指患者为减轻病痛，而被迫采取的某种特殊体位。临床常见类型如下。

1. 强迫仰卧位　病人仰卧，双腿屈曲，减轻腹肌的紧张度，以利缓解病痛。见于急性腹膜炎等。
2. 强迫俯卧位　病人俯卧以减轻背部肌肉的紧张度。见于脊柱病变等。
3. 强迫侧卧位　胸膜病变的患者多采取患侧卧位，以减轻疼痛，并有利于健侧代偿性呼吸。如一侧胸膜炎或胸膜腔积液。
4. 强迫坐位(端坐呼吸)　病人坐位，双手置于膝盖或扶持床边，上身稍前倾。此体位既利于膈肌下移，增加肺换气量，又利于减少下肢回心血量，减轻心脏负荷。最常见于左心功能不全，也可见于肺功能不全。
5. 强迫蹲位　病人在活动过程中，因呼吸困难和心悸而停止活动，并采取蹲位或膝胸位以缓解症状。见于先天性发绀型心脏病。
6. 强迫停立位　病人在步行时，因突然心前区疼痛而被迫立即站住，并以右手按抚心前区，待症状缓解后，才继续行走。见于心绞痛。
7. 辗转体位　病人腹痛发作时，辗转反侧，坐卧不安。见于胆石症、胆道蛔虫症、肾绞痛、肠绞痛等。
8. 角弓反张位　病人颈及脊背肌肉强直，头向后仰，胸腹前凸，背过伸，躯干呈弓形。见于破伤风及小儿脑膜炎。

> **病例3-2-1查房提问：**
> 4.该病例心前区疼痛发作时的体位可能是哪一种？

任务十 姿势与步态

一、姿势

姿势(posture)是指举止的状态，主要靠骨骼结构和各部肌肉的紧张度来保持，并受健康状况及精神状态的影响。健康成人躯干端正,肢体动作灵活适度。疲劳或情绪低落时可表现为垂肩、弯背、步态拖拉等。某些疾病时可出现特殊的姿势,如胃肠痉挛性疼痛者常捧腹而行,充血性心力衰竭病人多喜坐位。颈椎病者多呈颈部活动受限姿势等。

二、步态

步态(gait)是指人走路时的姿态。健康人的步态因年龄、机体状态及所受训练等因素影响,表现不同。某些疾病可使步态发生具有一定特征性的变化。临床常见的异常步态如下。

1. 蹒跚步态　走路时身体左右摇摆如鸭行,故又称鸭步。见于佝偻病、大骨节病、进行性肌营养不良、双侧先天性髋关节脱位等。

2. 醉酒步态　走路时躯干重心不稳,步态紊乱不准确,似醉酒状。见于小脑疾病、酒精中毒或巴比妥中毒。

3. 共济失调步态　起步时一脚高抬,骤然垂落,且双目向下注视,两足间距宽,以防身体倾斜,闭目时则无法保持平衡。见于脊髓病变。

4. 慌张步态　起步后小步急速前冲,身体前倾,难以止步。见于帕金森病。

5. 剪刀步态　移步时下肢内收过度,两腿交叉呈剪刀状,原因是双下肢肌张力增高,特别是内收肌张力增高明显所致。见于脑瘫、截瘫。

6. 间歇性跛行　走路时常因下肢突发酸痛乏力而被迫停止行进,需休息片刻方能继续。见于高血压、动脉硬化者。

7. 保护性跛行　走路时患侧足刚一落地,健侧足便迅速起步前移。导致患侧足着地时间短,健侧足着地时间长,患肢负重小,健肢负重大。多见于下肢损伤或疼痛者。

目标检测试题

1. 下夜巡视时,发现傍晚平车入院的病人正坐在床沿上,下肢下垂,两手扶持床边,目前其体位是
   A. 自主体位　　　　　B. 被动体位　　　　　C. 强迫坐位
   D. 辗转体位　　　　　E. 角弓反张位

2. 起步时必须抬高下肢才能行走,属于何种步态
   A. 醉酒步态　B. 蹒跚步态　C. 剪刀步态　D. 慌张步态　E. 跨阈步态

3. 某男性病人,因急性脑出血入院两天,连续睡眠19小时,期间呼之能醒,可进行简单对话,过后很快又入睡,此时病人处于
   A. 昏迷状态　　　　　B. 昏睡状态　　　　　C. 意识模糊状态
   D. 嗜睡状态　　　　　E. 清醒状态

4. 女,38岁,面容憔悴,面色灰暗或苍白,目光暗淡,应考虑
   A. 急性病容　　　　　B. 慢性病容　　　　　C. 病危面容
   D. 黏液性水肿面容　　E. 二尖瓣面容

5. 慢性病容常见病因**不正确**的是
   A. 慢性消耗性疾病　　B. 恶性肿瘤　　　　　C. 肝硬化
   D. 急性腹膜炎　　　　E. 严重结核病

(李　婷)

项目三　　　　　　　　　　　　　　　　　　　　　　　　　　　·健康评估·

皮肤与浅表淋巴结检查

学习目标

　　1. 学会皮肤颜色异常、湿度改变、温度改变、弹性改变的检查方法；能够叙述正常人的皮肤颜色、湿度、温度、弹性及皮肤颜色异常、湿度改变、温度改变、弹性改变的临床意义。

　　2. 学会水肿、皮疹、出血、压疮、蜘蛛痣的检查方法；能够叙述水肿、皮疹、出血、压疮、蜘蛛痣的临床意义。

　　3. 学会全身浅表淋巴结的检查方法。

　　4. 能够叙述浅表淋巴结触诊顺序及注意事项；能够叙述局部与全身淋巴结肿大的临床意义。

学习任务

　　1. 项目任务　学会正确检查皮肤健康状况的方法；具备对皮肤健康状况变化判断的能力。学会正确检查浅表淋巴结有无肿大的方法；具备对浅表淋巴结肿大临床意义判断的能力。

　　2. 工作任务流程图

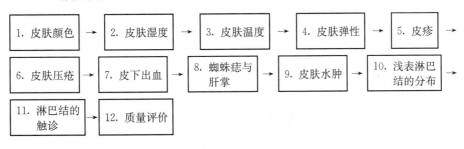

学习所需设备、用物

序号	分类	名称	数量
1	耗材	评估单	15张

走进病房(病例3-3-1)

　　女性,24岁,全身乏力半年,右颈发现肿块4个月入院。患者自觉全身乏力半年许,活动后多汗,未给予重视;4个月前发现右侧颈部有一肿块,约黄豆样大小,不痛不痒,表面光滑,亦未给予重视;因天气渐热着衣渐单薄,发现肿物渐增大(有鸽蛋样大小),感觉影响美观而来就诊。体格检查:神志清楚,检查配合。心肺阴性,腹部阴性,四肢无异常。右颈部有鸽蛋样大肿物,无压痛,质地稍硬,与周围有粘连。半年来体重减少 3 kg。实验室检查:血常规 Hb 90 g/L,WBC 12.5×10^9/L,N 0.81。

任务一 皮　肤

主要包括皮肤颜色、湿度、温度、弹性、蜘蛛痣与肝掌、皮疹、皮下出血、水肿等。皮肤本身有许多疾病,许多全身性疾病也可出现皮肤的病变。皮肤检查要注意视诊与触诊相互结合。

一、颜色

皮肤颜色(skin color)与种族、毛细血管的分布、血液充盈程度、色素的多少、皮下脂肪的厚薄有关。

1. 苍白　是由于贫血、末梢血管痉挛或充盈不足所致。多发生于寒冷、惊恐、贫血、休克、虚脱及主动脉瓣关闭不全等疾病。检查的部位为颜面、睑结膜、口唇、甲床等。

2. 发红　是由于毛细血管扩张充血、血流加速及红细胞数量增多所致。生理情况下见于酒后、情绪激动、运动后;病理情况下见于发热性疾病、阿托品中毒、一氧化碳中毒等。

3. 发绀　皮肤黏膜呈青紫色,主要由单位容积血液中还原血红蛋白增高大于 50 g/L,皮肤黏膜即可发生青紫色。血液中若含有异常血红蛋白,如亚硝酸盐中毒所致的高铁血红蛋白血症亦可引起发绀。常见的部位有口唇、舌、面颊、耳廓、肢端等末梢循环比较丰富的部位。

4. 黄染　指皮肤、黏膜发黄。

(1) 黄疸:详见模块二项目二任务九黄疸。

(2) 高胡萝卜素血症:过多食用胡萝卜、南瓜、橘子等可引起血中胡萝卜素增多,表现于手掌、足底、前额及鼻部皮肤黄染,一般不发生于巩膜及口腔黏膜、且血中胆红素不增高,停用含胡萝卜素的蔬菜或果汁后,皮肤黄染逐渐消退,可与黄疸鉴别。

(3) 长期服用含黄色素的药物:如米帕林、呋喃类等含黄色素的药物可引起皮肤黄染,严重者可出现巩膜黄染,但以角膜周围最明显,远离角膜处黄染较轻。

5. 色素沉着　是指全身或局部皮肤色泽加深,因表皮基底层的黑色素增多所致。生理情况下,身体外露部位、乳头、生殖器、肛门周围等处皮肤色素较深,如这些部位色泽明显加深或其他部位出现色素沉着时,才有临床意义。全身性色素沉着常见于肾上腺皮质功能减退、肝硬化、肝癌、肢端肥大症、黑热病及某些抗肿瘤药物应用等。妊娠妇女面部、额部可出现棕褐色对称性色素斑,称妊娠斑。老年人全身或面部可出现散在的色素沉着,称老年斑。

6. 色素脱失　是指皮肤失去原有的色素,表现为全身或部分皮肤色素脱失,色泽变浅,称色素脱失。局部皮肤色素脱失见于白癜风或白斑;全身皮肤色素脱失见于白化病。

病例 3-3-1 查房提问：
1. 该病人皮肤颜色会发生变化吗？为什么？

二、湿度

皮肤湿度（skin moisture）与汗腺分泌有关。出汗少者皮肤较干燥，出汗多者皮肤较湿润。生理情况下，气温高、湿度大的环境中，出汗增多。病理情况下，风湿病、甲状腺功能亢进、佝偻病等出汗量较多。盗汗是指夜间睡眠中出汗醒觉后汗止，是结核病活动的特征之一。自汗是指醒觉时出汗，为交感神经兴奋性增高所致。冷汗通常见于休克或虚脱，表现为手脚皮肤发凉而大汗淋漓。少汗或无汗见于维生素 A 缺乏、硬皮病、尿毒症以及脱水等。

三、温度

检查者用手背触摸被检查者皮肤温度。全身皮肤发热见于发热、甲状腺功能亢进；局部皮肤发热见于疖肿、丹毒等炎症。全身皮肤发凉见于休克、甲状腺功能减退症等；肢端发冷见于雷诺病。

病例 3-3-1 查房提问：
2. 该病人皮肤湿度发生什么变化？

四、弹性

皮肤弹性（skin elasticity）检查方法通常以手背或上臂内侧的皮肤，用示指和拇指将皮肤捏起，然后松开观察皮肤平复的速度，松手后很快恢复常态表明皮肤弹性良好，皱褶持久不消表明皮肤弹性减退。皮肤弹性与年龄、营养状况、皮下脂肪及组织间隙液体量有关。儿童及青年人皮肤富有弹性，老年人皮肤弹性差，长期慢性消耗性疾病或严重脱水者皮肤弹性差。

五、皮疹

皮疹（skin eruption）可以是皮肤疾病，亦可以是全身性疾病的征象之一，多见于传染病。检查皮疹时应注意其形态色泽、分布部位、发展顺序、表面情况、发生时间、压之是否褪色、有无瘙痒、脱屑及是否有自觉症状等。临床上常见的皮疹如下。

1. 斑疹　为病灶局部皮肤血管扩张充血发红所致，不隆起于皮面，按压皮疹消退，松开复现，见于斑疹伤寒、丹毒、风湿性多形性红斑等。
2. 玫瑰疹　为特殊的斑疹，直径 2~3 mm，多发生于胸腹部，色鲜红圆形，为伤寒或副伤寒的特征性皮疹。
3. 丘疹　局部皮肤颜色改变，较小、实质性隆起于皮面，见于药物疹、麻疹、湿疹、猩红热等。
4. 斑丘疹　在丘疹周围有皮肤发红的底盘，见于风疹、猩红热及药物疹等。
5. 荨麻疹　亦称风疹块，大小不等，形态不一，高出皮肤，常伴瘙痒和烧灼感。见于食物或药物过敏。

病例 3-3-1 查房提问：
3. 该病人皮肤会发生皮疹或出血吗？为什么？

六、压疮

压疮（pressure sore）又称压力性溃疡（pressure ulcer），是指局部组织长时间受压，局部血液循环障碍,持续缺血、缺氧、营养不良所致软组织溃烂和坏死,亦称褥疮。易发生在骨质凸出的部位,如骶尾部、股骨大转子、坐骨结节、足根部等。见于瘫痪、昏迷长期卧床的患者或体质衰弱卧床不起的病人等。

压疮检查应注意发生的部位、大小、数目、深度,有无坏死组织和分泌物,以及疮面颜色、基底、边缘及周围组织情况等进行综合判断。对已发生的压疮,应根据组织损伤的程度对其评估分期。

1. 淤血红润期(Ⅰ度) 受损皮肤暗红色,伴有红肿热痛、麻木,但解除压迫30分钟以上发红尚无改善者,此期为急性炎症反应期,表皮无损伤。

2. 炎性浸润期(Ⅱ度) 受损皮肤为紫红色,红肿扩大、有硬结、有渗出、有水疱、有痛感,易破溃、无坏死组织。

3. 浅表溃疡期(Ⅲ度) 表皮水疱破溃,露出炎症创面,可见坏死、溃疡创面,痛感加重,继发感染。

4. 坏死溃疡期(Ⅳ度) 为压疮严重期。坏死组织侵入真皮下层和肌肉层,感染向深部扩展,可破坏深筋膜,继而破坏骨膜及骨质,严重时可引起败血症和脓毒败血症,危及生命。

七、皮下出血

皮下出血(subcutaneous bleeding)是指皮肤、黏膜毛细血管破裂,血液流出血管分布于组织间隙。根据其分布直径大小可有以下几种。

1. 瘀点 指皮肤、黏膜下出血,直径<2 mm者。
2. 紫癜 指皮肤、黏膜下出血,直径在3～5 mm者。
3. 瘀斑 指皮肤、黏膜下出血,直径>5 mm以上者。
4. 血肿 是指皮肤、黏膜下片状出血,伴皮肤显著隆起者称血肿。

皮下出血主要见于出血性疾病、重症感染、某些中毒及外伤等。较小的皮下出血应注意与红色的皮疹或小红痣鉴别,皮疹受压时可褪色或消失,瘀点、紫癜和小红痣压之不褪色,但小红痣触之稍高于皮面且表面光滑。

八、蜘蛛痣与肝掌

蜘蛛痣(spider angioma)是指皮肤小动脉末端分支扩张所形成的形似蜘蛛的血管痣。主要出现在上腔静脉分布的区域内(如面、颈、手背、上臂、前胸和肩部等处),直径可从数毫米至数厘米不等,以火柴头压迫痣的中心,可见辐射状小血管网立即消失,松开后复现。其发生机制与肝脏对雌激素灭活作用减弱,体内雌激素水平增高有关,常见于急、慢性肝炎或肝硬化,妊娠期妇女或偶见正常人(图3-3-1)。

肝掌(liver palms)是指大、小鱼际处毛细血管充血掌面发红,压之褪色,称为肝掌,其发生机制及临床意义同蜘蛛痣。

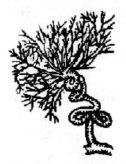

图3-3-1 蜘蛛痣结构

九、水肿

水肿(edema)是指皮下组织细胞及组织间隙内液体积聚过多(详见模块二项目二任务三水肿)。

任务二 全身浅表淋巴结

淋巴结分布于全身,正常浅表淋巴结直径多在0.2～0.5 cm,质地柔软,表面光滑,不易触及,与周围组织无粘连,无压痛。

一、浅表淋巴结的分布

人体浅表淋巴结分为以下几个组群,收集局部区域淋巴液(图 3-3-2)。

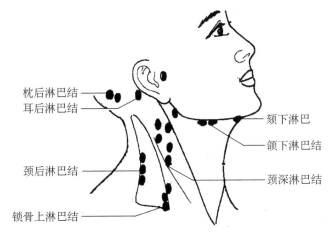

图 3-3-2 颈部淋巴结的分布

1. 耳后、乳突淋巴结　收集头皮范围的淋巴液。
2. 颌下淋巴结　收集口底、颊部黏膜、牙龈等处的淋巴液。
3. 颏下淋巴结　收集颏下三角区组织、唇、舌部的淋巴液。
4. 颈深淋巴结上群　收集鼻咽部淋巴液,下群收集咽喉、气管、甲状腺等处的淋巴液。
5. 锁骨上淋巴结　左侧收集食管、胃等器官的淋巴液,右侧收集气管、胸膜和肺的淋巴液。
6. 腋窝淋巴结　收集乳房、前后胸壁及臂部淋巴液。
7. 腹股沟淋巴结　收集会阴部及下肢的淋巴液。

分析淋巴结收集淋巴液的区域对判断病变来源有一定意义。如局部炎症或肿瘤可引起相应区域的淋巴结肿大。

二、淋巴结的检查方法、顺序及内容

1. 检查方法　检查者主要用滑动触诊,常用部位及检查方法如下。

(1) 颈部淋巴结:被检查者最好取坐位,头稍低或偏向被检查部位,使检查部位皮肤或肌肉放松。检查者面对被检查者,用双手进行触诊,四指并拢,紧贴检查部位,左手触诊右侧,右手触诊左侧,由浅入深进行滑动触诊。

(2) 锁骨上窝淋巴结:被检查者可取坐位或仰卧位,检查者面对被检查者,双手进行触诊,左手触诊右侧,右手触诊左侧,示指与中指并拢,由浅入深触诊。

(3) 腋窝淋巴结:检查者面对被检查者,以右手检查左侧,以左手检查右侧,由浅入深达腋窝顶部,再沿腋窝侧壁向下触诊。①外侧淋巴结群:在腋窝外侧壁;②胸肌淋巴结群:在胸大肌下缘深部;③肩胛下淋巴结群:在腋窝后皱襞深部;④中央淋巴结群:位于腋窝内侧壁近肋骨及前锯肌处;⑤腋尖淋巴结群:腋窝顶部。

2. 检查顺序　耳前、耳后、乳突区、枕骨下区、颌下、颏下、颈后三角、颈前三角、锁骨上窝、腋窝、滑车上、腹股沟、腘窝等。

3. 检查内容　触及肿大的淋巴结时应注意其大小、数目、硬度、压痛、活动度、有无粘连,局部皮肤有无红肿、瘢痕、瘘管等,注意寻找引起淋巴结肿大的原发病灶。

三、淋巴结肿大的临床意义

1. 局限性淋巴结肿大

(1) 非特异性淋巴结炎:急性炎症初期,肿大的淋巴结一般质软、表面光滑、有压痛、无粘连。慢性炎症时,肿大淋巴结质地较硬,最终可缩小或消失,是由于所属部位的急、慢性炎症引起。

(2) 淋巴结结核:常发生在颈部血管周围,呈多发性,质稍硬,大小不等,多无压痛,可相互粘连,或与周围组织粘连,晚期破溃后形成瘘管,愈合后可形成瘢痕。

(3) 恶性肿瘤淋巴结转移:转移淋巴结质地坚硬,与周围组织粘连,一般无压痛。如肺癌多向右锁骨上淋巴结转移;胃癌或食管癌多向左锁骨上淋巴结转移;腋下淋巴结肿大见于乳腺癌转移。

2. 全身性淋巴结肿大

淋巴结肿大的部位遍及全身,大小不等,无粘连,质地与病变性质有关。

(1) 感染性疾病:病毒感染见于传染性单核细胞增多症、艾滋病等;细菌感染见于布氏杆菌病、血行播散型肺结核、麻风等;螺旋体感染见于梅毒、鼠咬热、钩端螺旋体病等;原虫与寄生虫感染见于黑热病、丝虫病等。

(2) 非感染性疾病:结缔组织疾病,如系统性红斑狼疮、干燥综合征、结节病等。血液系统疾病,如急慢性白血病、淋巴瘤、恶性组织细胞病等。

> **病例3-3-1 查房提问:**
> 4. 该病人淋巴结肿大有哪些特点?本病例可能的诊断是什么?

目标检测试题

1. 皮疹和瘀点的区别在于
   A. 颜色不同　　　　　　B. 是否高出皮面　　　　C. 有无局部压痛
   D. 多发或孤立存在　　　E. 压之是否褪色
2. 皮肤出血的特征是
   A. 稍高出皮面　　　　　B. 直径3～5 mm　　　　C. 压之不褪色
   D. 表面光亮　　　　　　E. 周围有辐射小血管网
3. 发绀是由于
   A. 毛细血管扩张充血　　B. 红细胞量增多　　　　C. 红细胞量减少
   D. 血液中还原血红蛋白增多　E. 毛细血管血流加速
4. 肺癌的淋巴结转移常表现为
   A. 左锁骨上淋巴结肿大　B. 左颈部淋巴结肿大　　C. 右颈部淋巴结肿大
   D. 右锁骨上淋巴结肿大　E. 颌下淋巴结肿大

(李　婷)

项目四

头部及面部检查

学习目标

1. 学会头颅大小测量方法;能够观察头颅活动有无异常;能叙述正常人头颅大小及头颅大小异常的临床意义。

2. 学会眼睑、眼结膜、巩膜、角膜、眼球、瞳孔、对光反射检查方法;能叙述正常人的眼睑、眼结膜、巩膜、角膜、眼球、瞳孔、对光反射表现;能叙述眼睑水肿,眼睑闭合障碍,眼睑下垂,结膜苍白、充血、出血点、颗粒与滤泡,巩膜黄染,角膜云翳、溃疡,眼球突出、下陷,瞳孔缩小、扩大、大小不等、对光反射改变的临床意义。

3. 学会外耳道、耳廓、听力、乳突的检查方法;能叙述外耳道、耳廓、乳突改变的临床意义。

学习任务

1. 项目任务 学会对头部、面部健康状况判断的方法;具备对头部、面部异常临床意义判断的能力。

2. 工作任务流程图

1. 头部 → 2. 眼睑 → 3. 结膜 → 4. 巩膜 → 5. 角膜 → 6. 眼球 → 7. 瞳孔 → 8. 视功能 → 9. 眼底检查 → 10. 耳 → 11. 鼻 → 12. 口腔

学习所需设备、用物

序号	分类	名称	数量
1	器材	听诊器	10 副
2	器材	手电筒	10 支
3	实训室	椅子	10 张
4	实训室	检查室	1 间
5	耗材	棉签	50 包
6	耗材	压舌板	50 根
7	耗材	酒精棉球	若干杯

走进病房(病例 3-4-1)

患者男性,32 岁,1 小时前发生交通事故后由 110 急送医院。据目击者陈述,患者被汽车撞倒后,呼之不应。体格检查:T 37.2℃,P 88次/分,R 18次/分,BP 120/78 mmHg,意识不清。

任务一 头 颅

检查头颅时应注意大小、外形变化和有无异常运动。头颅大小以头围来衡量,测量时以软尺自眉间绕过枕骨粗隆一周的长度。正常头围在不同发育时期数值不同。新生儿约为34 cm,出生后前半年增加8 cm,后半年增加3 cm,第二年增加2 cm,第三、四年内约增加1.5 cm,到18岁时可达53 cm或以上,以后即无变化。

一、头颅畸形

头颅的形状、大小改变可能是某些疾病的特征性改变。头颅畸形常见以下几种。

1. 小颅　小儿囟门多在12～18个月闭合,如过早闭合呈现小头畸形,常伴智力发育障碍。

2. 巨颅　小儿额、顶、颞、枕部膨大突出呈球形,头皮静脉怒张,对比之下颜面很小,因颅内压增高,压迫眼球,形成双目下视、巩膜外露的特殊表情,称落日现象,见于脑积水。此外,颅内压增高使颅缝裂开,囟门隆起,触之有波动感。

3. 方颅　前额左右突出,头顶平坦呈方形,前囟门闭合延迟,见于小儿佝偻病或先天性梅毒等。

4. 尖颅　又称塔颅,其特征为头顶部尖突高起似塔状,与颜面比例失常,是由于矢状缝与冠状缝过早闭合所致,见于先天性疾患尖颅并指(趾)畸形。

二、头部运动异常

头部运动受限见于颈椎病;头部不随意震动见于震颤麻痹;与颈动脉搏动一致的点头运动称Musset征,见于严重主动脉瓣关闭不全。

病例3-4-1查房提问:
　　1. 检查头颅运动是否有异常,可采用哪些检查方法?

任务二 头部器官

一、眼

1. 眼眉　正常人眉毛疏密,个体有差异,通常内侧与中间部分较浓密,外侧部分较稀疏,眉毛外三分之一脱落或异常稀疏,可见黏液性水肿、垂体前叶功能减退或麻风病。

2. 眼睑

(1) 睑内翻:因瘢痕形成导致睑缘向内翻转,见于沙眼。

(2) 眼睑水肿：眼睑皮下组织疏松，轻度水肿即可在眼睑表现出来，多见于肾炎、慢性肝病、营养不良、血管神经性水肿等。水肿首发于颜面、眼睑是肾源性水肿特征之一。

(3) 上睑下垂：双侧睑下垂见于先天性上睑下垂、重症肌无力；单侧上睑下垂见于蛛网膜下隙出血、脑炎、脑外伤等引起的动眼神经麻痹。

(4) 眼睑闭合障碍：双侧眼睑闭合障碍见于甲状腺功能亢进，单侧闭合障碍见于面神经麻痹。

3. 结膜　分睑结膜、穹隆部结膜和球结膜3个部分。检查时注意观察结膜有无充血、出血、苍白等。

检查上睑结膜时，检查者用示指和拇指捏起上睑中外部边缘，嘱被检查者双目下视，轻轻向前下方牵拉，拇指将睑缘向上捻转的同时示指轻轻下压，注意动作要轻柔。检查下睑结膜时，嘱被检查者向上看，以示指将下眼睑向下翻开。结膜苍白见于贫血；充血见于结膜炎、角膜炎；颗粒与滤泡见于沙眼；出现大小不等散在出血点时，见于亚急性感染性心内膜炎、败血症等；出现大片出血时，见于高血压、动脉硬化。

4. 巩膜　正常为不透明的瓷白色，血管分布极少。黄疸时首先巩膜发生黄染，中年以后于内眦部可出现不均匀黄色斑块，为脂肪沉着所致。

5. 角膜　正常人角膜透明无色，表面有丰富的感觉神经末梢，感觉十分灵敏。检查时采用斜照光更易观察其透明度，注意有无白斑、云翳、溃疡、软化及新生血管等。白斑和云翳若发生在瞳孔部位可影响视力；角膜软化见于维生素A缺乏；角膜周围血管增生见于严重沙眼。角膜边缘及周围出现类脂质沉着灰白色混浊环，多见于老年人，故称老年环。

6. 眼球　检查时应注意眼球的位置、外形、运动、压力等。常见的异常表现如下。

(1) 眼球突出：双侧眼球突出，见于甲状腺功能亢进；单侧眼球突出，多见于局部炎症或眶内占位性病变。

(2) 眼球下陷：双侧眼球下陷，见于严重脱水或眼球萎缩；单侧眼球下陷见于Horner综合征。

(3) 眼球运动：眼球运动受动眼、滑车、外展3对脑神经支配，由6条眼外肌的协调运动实现。检查方法为嘱被检查者头部固定，眼球随其眼前30~40 cm处的目标物（检查者手指）移动。一般按左→左上→左下，右→右上→右下6个方向依次进行，观察有无斜视、复视或震颤。当支配眼肌运动的神经麻痹时，会出现眼球运动障碍，并伴复视。由支配眼肌运动的神经麻痹所致的斜视，称麻痹性斜视，多由颅内炎症、肿瘤、脑血管病变或外伤所致。

眼球震颤是指双侧眼球发生的一系列有节律的快速往返运动。运动方向以水平方向多见，垂直和旋转方向少见。检查方法为嘱被检查者随检查者所示方向运动数次，观察是否出现震颤。自发的眼球震颤见于耳源性眩晕、小脑病变、视力严重低下者。

7. 瞳孔　检查时应注意瞳孔大小、形状、双侧是否对称，同时检查对光反射、调节反射及集合反射。

(1) 大小：正常人两侧瞳孔等大，成人自然光线下直径一般为3~4 mm，若大于6 mm为瞳孔扩大，小于2 mm为瞳孔缩小。

瞳孔缩小（瞳孔括约肌收缩）由动眼神经的副交感神经支配；瞳孔扩大（瞳孔开大肌收缩）由交感神经支配。①双侧瞳孔缩小，见于虹膜炎、有机磷农药中毒、吗啡和氯丙嗪等药物过量。②双侧瞳孔扩大，见于青光眼、视神经萎缩、阿托品药物反应等。③双侧瞳孔大小不等,提示为颅内病变,如脑疝、脑外伤、脑肿瘤等。④两侧瞳孔散大伴对光反射消失为濒死的表现。

(2) 形状:正常人两侧瞳孔等圆。青光眼或眼内肿瘤时可呈椭圆形,虹膜炎相互粘连时可致形状不规则。

(3) 对光反射:瞳孔对光反射可分直接对光反射和间接对光反射。检查者用手电光突然迅速照射一侧瞳孔,该侧瞳孔立即缩小,移开光源后,瞳孔迅速复原,称直接对光反射;对侧瞳孔亦发生同样的动态变化,称间接对光反射。检查时为避免光线照射对侧瞳孔,应注意两眼间加以遮挡。瞳孔对光反射迟钝或消失,可见于昏迷、临终病人。

(4) 调节与集合反射:嘱被检查者注视1 m目标,然后目标移近眼球约10 cm处。正常人瞳孔渐缩小,称调节反射;同时双侧眼球内聚,称集合反射。甲状腺功能亢进时集合反射减弱;动眼神经功能受损时,调节反射和集合反射均消失。

8. 眼底检查(略。详见眼科学护理)

> **病例3-4-1 查房提问:**
> 2. 检查瞳孔是否正常,会发生怎样的异常?

二、耳

1. **外耳** 注意耳廓有无畸形,外耳道是否通畅,有无分泌物或异物。外耳道如有脓性分泌物伴全身症状,提示急性中耳炎;有血液或脑脊液流出,提示颅底骨折;有黄色液体流出并有痒痛者为外耳道炎;外耳道内有局部红肿、疼痛,并有耳廓牵拉痛者,提示疖肿。

2. **乳突** 与中耳道相通,其内为大小不等的骨松质小房。化脓性中耳炎引流不畅时,可蔓延至乳突引起乳突炎,检查可见耳廓后方皮肤有红肿,乳突有明显压痛。严重时可继发耳源性脑脓肿或脑膜炎。

3. **听力**

(1) 粗略法:在安静室内嘱被检查者闭目坐于椅上,用手指堵塞非受检耳道,检查者立于背后,手持机械手表从1 m以外逐渐移向被检查侧耳部,嘱被检查者听到声音立即示意,同法检查另一侧耳。并与正常人的听力对照,正常人约在1 m处即可听到机械表声。

(2) 精细法:使用规定频率的音叉或电测听器进行的测试,对明确诊断更有价值。

听力减退见于外耳道耵聍或异物、听神经损害、中耳炎、局部或全身血管硬化等。

三、鼻

1. **鼻外观** 注意皮肤颜色及外形有无改变。鞍鼻由鼻骨破坏、鼻梁下陷造成,见于鼻骨发育不良、鼻骨骨折、先天性梅毒;蛙状鼻,见于鼻腔内息肉;鼻尖和鼻翼毛细血管扩张和组织肥厚、皮肤发红,称酒渣鼻;系统性红斑狼疮病人鼻梁部皮肤出现红色斑块,并呈蝶状向两侧面颊部扩展,称蝶形红斑;呼吸困难时可见鼻翼煽动。

2. **鼻腔** 单侧鼻出血多见于外伤、感染、局部血管损伤、鼻咽癌等;双侧出血多见于血液系统疾病、高血压、肝硬化、维生素C或维生素K缺乏等。鼻腔黏膜充血肿胀伴黏液性分泌物者,见于急性鼻炎;慢性鼻炎时鼻黏膜组织可肥厚;萎缩性鼻炎可黏膜萎缩,鼻腔分泌物减少,鼻甲缩小,鼻腔增大。卡他性炎症时可见分泌物增多,清稀无色;黏稠发黄的脓性分泌物为鼻或鼻窦化脓性炎症。

3. **鼻窦** 鼻窦共4对(图3-4-1),均有窦口与鼻腔相通,引流不畅时易发生鼻窦炎,表现为鼻塞、流涕、头痛和鼻窦压痛。鼻窦压痛检查方法:

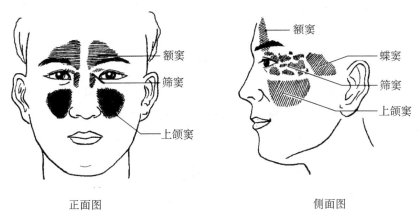

图 3-4-1 鼻窦

(1) 上颌窦:检查时双手拇指置于鼻侧颧骨下缘向后向上按压,其余4指固定在两侧耳后。

(2) 额窦:检查时双手拇指置于眉骨内下缘,用力向后向上按压,其余4指固定在头颅颞侧作为支点。

(3) 筛窦:检查时双侧拇指分置于鼻根部与眼内眦之间向后按压,其余4指固定在两侧耳后。

(4) 蝶窦:因解剖部位较深不能检查。

> **病例 3-4-1 查房提问:**
> 3. 检查耳、鼻是否正常,会发生怎样的异常?

四、口

检查从外往里按顺序是唇、口腔黏膜、齿和齿龈、舌、咽部及扁桃体、喉、口腔气味、腮腺等。

1. **口唇** 注意口唇颜色,有无干裂、疱疹及口角糜烂等。健康人口唇红润有光泽。口唇苍白见于贫血、虚脱、休克等;口唇发绀见于心、肺功能不全等;口唇干裂见于严重脱水;口唇疱疹见于肺炎球菌肺炎、流行性脑脊髓膜炎等急性感染性疾病;口角糜烂见于维生素 B_2 缺乏;口角歪斜见于面神经瘫痪或脑卒中;唇裂见于先天性发育畸形。

2. **口腔黏膜** 检查应在自然光线或借助手电照明下进行。正常口腔黏膜光洁呈粉红色。注意观察口腔黏膜颜色,有无出血点、溃疡及真菌感染等。黏膜瘀点或瘀斑,见于各种出血性疾病或维生素 C 缺乏;若在相当于第二磨牙的颊黏膜处出现帽针头大小白色斑点,称麻疹黏膜斑(Koplik斑),为麻疹的早期特征;黏膜溃疡见于口腔炎症。黏膜上出现不规则的白色凝乳块状物,称为鹅口疮,为白色念珠菌感染所引起,多见于重病衰弱患者或长期使用广谱抗生素和抗癌药之后。

3. **牙齿** 检查时注意牙齿颜色,有无龋齿、缺齿、义齿或残根等。正常牙齿呈乳白色或淡黄色;若牙齿呈黄褐色,称斑釉牙,为长期饮用含氟量过高的水所致;单纯性牙间隙过宽见于肢端肥大症。有牙病时可按下列方式标明部位:

	上	
右 87654321	12345678	左
87654321	12345678	
	下	

注：1. 中切牙；2. 侧切牙；3. 尖牙；4. 第一前磨牙；5. 第二前磨牙；
6. 第一磨牙；7. 第二磨牙；8. 第三磨牙。

4. 牙龈　注意牙龈颜色，有无肿胀、溢脓及出血等。正常牙龈呈粉红色，质地坚韧，与牙颈部紧密贴合，压迫后无出血及溢脓。牙龈游离缘出现蓝灰色点线，称铅线，为铅中毒特征。牙龈肿胀、溢脓，见于牙周炎。牙龈出血，见于牙石，或维生素C缺乏、血液系统疾病等。

5. 舌　应注意观察舌质颜色、舌苔厚薄、舌体大小及舌的运动状态等。正常人舌质红润，舌苔薄白，舌体活动自如，伸舌居中，无震颤。

异常表现有：①舌体肥大：可见于肢端肥大症、黏液性水肿等；②镜面舌：舌乳头萎缩，舌面光滑，见于缺铁性贫血或慢性萎缩性胃炎；③草莓舌：舌色鲜红，舌乳头肿胀似草莓状凸起，见于猩红热或长期发热病人；④牛肉舌：舌面绛红，呈生牛肉状，见于糙皮病（烟酸缺乏）；⑤地图舌：舌面有黄色上皮细胞堆积而形成不规则隆起，呈地图样，见于维生素B_2缺乏；⑥干燥舌：舌面干燥，舌体缩小，见于严重脱水、阿托品作用或放射治疗后；⑦黑毛舌：舌面敷有黑色或黄褐色毛，见于久病衰弱或长期使用广谱抗生素的病人；⑧伸舌有细微震颤，见于甲状腺功能亢进；⑨伸舌偏斜，可见于舌下神经麻痹。

6. 咽部及扁桃体　检查时嘱被检查者坐于椅上，头稍后仰，张口发"啊"音，检查者用压舌板迅速下压舌前2/3与舌后1/3交界处，此时软腭上抬，在照明的配合下可见软腭、腭垂、软腭弓、扁桃体、咽后壁等。急性咽炎时黏膜充血、红肿，分泌物附着；慢性咽炎时黏膜充血，表面粗糙，淋巴滤泡呈簇状增殖分布；急性扁桃体炎时，腺体肿大、充血，扁桃体隐窝内有黄色分泌物附着，渗出物形成苔片状假膜，较易拭去。白喉与之不同，附着于扁桃体表面的假膜不易剥离，若强行剥离易引起出血。

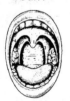 Ⅰ度肿大　 Ⅱ度肿大　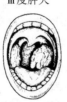 Ⅲ度肿大

图3-4-2　扁桃体位置及其肿大分度

扁桃体肿大分为3度（图3-4-2）：①不超过咽腭弓者为Ⅰ度；②超过咽腭弓，但未达咽后壁中线者为Ⅱ度；③达到或超过咽后壁中线者为Ⅲ度。

7. 口腔气味　健康人口腔无特殊气味。口腔若有特殊气味，称为口臭，见于牙龈炎、牙周炎、龋齿、消化不良等。糖尿病酮症酸中毒者有烂苹果味；有机磷农药中毒者可有大蒜味；尿毒症者有尿臭味；肝性脑病病人可有肝臭味。

8. 腮腺　腮腺位于耳屏、下颌角、颧弓所构成的三角区内。正常腮腺腺体薄而软，不能触及其轮廓。腮腺肿大时可见以耳垂为中心的隆起，并可触及边缘不清的包块。腮腺肿大，见于急性流行性腮腺炎、急性化脓性腮腺炎、腮腺混合瘤等。

病例3-4-1查房提问：

4. 针对该患者特别要重点检查哪些内容？检查口腔是否正常，会发生怎样的异常？

目标检测试题

1. 脑积水常常出现
   - A. 方颅
   - B. 尖颅
   - C. 巨颅
   - D. 塌颅
   - E. 长颅

2. 结膜苍白见于
   - A. 沙眼
   - B. 黄疸
   - C. 高血压
   - D. 贫血
   - E. 结膜炎

3. 缺铁性贫血呈
   - A. 镜面舌
   - B. 草莓舌
   - C. 干燥舌
   - D. 毛舌
   - E. 地图舌

4. 口唇疱疹见于
   - A. 严重脱水
   - B. 大叶性肺炎
   - C. 心肺功能不全
   - D. 维生素 B_2 缺乏
   - E. 面神经麻痹

5. 正常瞳孔直径为
   - A. 3~4 mm
   - B. 0.5~1 mm
   - C. 6.5~7 mm
   - D. 4.5~6 mm
   - E. 1.5~2 mm

(张瑞花)

项目五

颈部检查

学习目标
1. 学会颈部血管检查的方法;能叙述颈静脉怒张、颈动脉搏动的临床意义。
2. 学会甲状腺、气管的检查方法;能叙述甲状腺肿大的临床意义及肿大程度分级;能叙述气管移位的临床意义。

学习任务
1. 项目任务 学会具备对颈部健康状况检查的方法;具备对颈部异常体征临床意义的判断能力。
2. 工作任务流程图

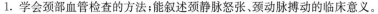

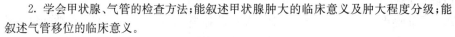

学习所需设备、用物

序号	分类	名称	数量
1	器材	听诊器	10 副

走进病房(病例 3-5-1)

男性,71 岁,反复胸闷、心悸、气急 20 年,双下肢水肿 2 年,不能平卧 2 周。患者自 20 年前起每当劳累后出现反复胸闷、心悸、气急,休息后稍缓解,常伴夜间阵发性呼吸困难。自 2 年前起发现双下肢水肿,晨起较轻,傍晚较重,呈可陷性,胃纳差,夜尿次数增多。近 2 周患者平卧不能,呈端坐位。40 年前发现有高血压,诊断为高血压性心脏病。

任务一 颈部外形与活动

正常人颈部直立,两侧对称,活动自如。颈部运动受限伴疼痛,见于颈肌扭伤、软组织炎症等;颈强直为脑膜刺激征之一,见于脑膜炎、蛛网膜下隙出血等。

任务二 颈部血管

1. **颈静脉怒张** 正常人立位或坐位时,颈外静脉不显露,平卧时稍见充盈,仅限于锁骨上缘至下颌角距离的下 2/3 内。若颈静脉充盈超过正常水平,或坐位、立位时见颈静脉充盈明显,称为颈静脉怒张,提示静脉压增高,见于右心功能衰竭、心包积液、缩窄性心包炎、上腔静脉阻塞综合征等。

2. **颈动脉搏动** 正常人静息状态下看不见颈动脉搏动,但可触及明显搏动。如静息状态下见明显的颈动脉搏动,见于主动脉瓣关闭不全、高血压、甲状腺功能亢进、严重贫血等。

3. **颈静脉搏动** 正常情况下不会出现颈静脉搏动,三尖瓣关闭不全时可见颈静脉搏动,其搏动较柔和、弥散,触诊时无搏动,应与颈动脉搏动鉴别。

病例 3-5-1 查房提问:
1. 该病人可能的诊断是什么?
2. 该病人检查颈部可能出现哪些异常? 为什么?

任务三 甲状腺

走进病房(病例 3-5-2)
女性,32 岁,因乏力、消瘦、多汗、心悸、易激动 3 个月入院,查甲状腺Ⅱ度肿大,表面光滑,质软,触诊有震颤,听诊有血管杂音。

甲状腺位于甲状软骨下方(图 3-5-1),正常人甲状腺体积小,表面光滑、柔软,看不到,且不易触及,随吞咽动作而上下移动。甲状腺检查按视、触、听诊的顺序进行。

1. **视诊** 检查对象取坐位,头稍后仰,做吞咽动作,观察甲状腺有无肿大及是否对称。

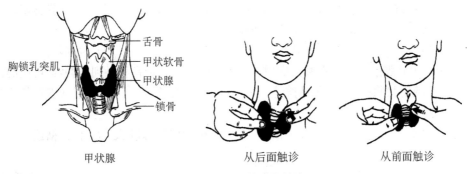

图 3-5-1 甲状腺及触诊

2. 触诊　方法(图3-5-1)：①用后面触诊法时，检查者位于被检查者背后，双手拇指置于被检查者颈后，检查右叶时，检查者左手示指及中指置于患者左侧甲状腺并向右轻推固定，用右手示、中、无名指触摸右侧甲状腺；换手同法检查左侧。②用前面触诊法时，检查者位于被检查者对面，双手4指置于被检查者颈后，检查右叶时，检查者右手拇指置于患者左侧甲状腺并向右轻推固定，左手拇指触摸甲状腺右叶；换手同法检查左叶。

如检查甲状腺时，触及肿物，嘱患者做吞咽动作，若为肿大甲状腺，则肿物可随吞咽动作上下移动，可作为与颈部肿块的鉴别点。触及肿大甲状腺应注意大小程度、质地、表面是否光滑、有无震颤及压痛。

甲状腺肿大程度分为：①Ⅰ度：肿大甲状腺看不到但能触及；②Ⅱ度：肿大甲状腺能看到又能触及，但在胸锁乳突肌以内；③Ⅲ度：肿大甲状腺超过胸锁乳突肌外缘。

3. 听诊　当触及肿大甲状腺时，用钟型听诊器直接放于肿大的甲状腺上听诊，若闻及低调的连续性静脉"嗡鸣"音，提示甲状腺功能亢进。

4. 甲状腺肿临床意义　常见于单纯性甲状腺肿、甲状腺功能亢进症、甲状腺癌、桥本甲状腺炎等。

病例3-5-2查房提问：
1. 该病人可能的诊断是什么？
2. 该类疾病除甲状腺肿外，还有哪些特征性表现？

任务四　气　管

被检查者取坐位或仰卧位，检查者将右手示指与无名指分置于两侧胸锁关节上，中指置于胸骨上窝触及气管，观察中指与示指和无名指间的距离。正常人两侧间距相等，提示气管居中；两侧间距不等提示气管移位。一侧胸腔积液、积气、纵隔肿瘤时，气管移向健侧；肺不张、肺纤维化、胸膜增厚粘连时，气管移向患侧。

目标检测试题

1. 不出现静脉怒张的疾病是
　　A. 门静脉高压　　B. 右心功能衰竭　C. 心包积液　　　　D. 上腔静脉阻塞综合征
2. 肿大的甲状腺与颈部其他肿块最主要的鉴别是
　　A. 质地　　　　　B. 对称性　　　　C. 压痛　　　　　　D. 吞咽动作
3. 一患者甲状腺Ⅱ度肿大，在肿大的甲状腺上可听到血管杂音和触到震颤，最可能的诊断是
　　A. 单纯甲状腺肿　B. 甲状腺癌　　　C. 甲状腺腺瘤　　　D. 甲状腺功能亢进
4. 气管移向患侧见于
　　A. 气胸　　　　　B. 胸腔积液　　　C. 单侧甲状腺肿大　D. 胸膜粘连

(张瑞花)

项目六

胸壁与胸廓检查

学习目标

    1. 学会胸部骨骼标志识别;能叙述胸部骨骼标志的临床意义;学会判断静脉曲张血流方向的方法;能叙述胸壁静脉曲张的临床意义;学会胸廓类型的判断;能叙述正常人胸廓类型及常见异常胸廓类型的临床意义。

    2. 学会乳房检查的方法;能叙述正常人乳房表现及乳房常见疾病的表现。

学习任务

    1. 项目任务 学会对胸壁与胸廓健康状况检查的方法;具备对胸壁与胸廓常见异常体征临床意义判断的能力。

    2. 工作任务流程图

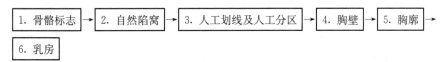

学习所需设备、用物

序号	分类	名称	数量
1	器械	听诊器	10 副

走进病房(病例3-6-1)

    女性,46岁,自己发现右乳外上象限肿块,鸽蛋大小,质硬,活动度差,无触痛,且皮肤呈"橘皮样"。

    胸部是指颈部以下腹部以上的区域,包括胸壁、胸廓、乳房、肺、胸膜、心脏和血管。检查时应注意室温温暖、光线充足、环境安静。检查者站在被检查者右侧,嘱被检查者取坐位或仰卧位,充分暴露被检查部位,按视、触、叩、听顺序进行检查,先检查前胸部、侧胸部,最后检查背部,自上而下,注意左右两侧对称部位对比。

任务一　胸部的体表标志

胸部体表标志用于检查时标记胸部脏器的位置,描述和记录体征的位置和范围。以下是常用体表标志(图3-6-1)。

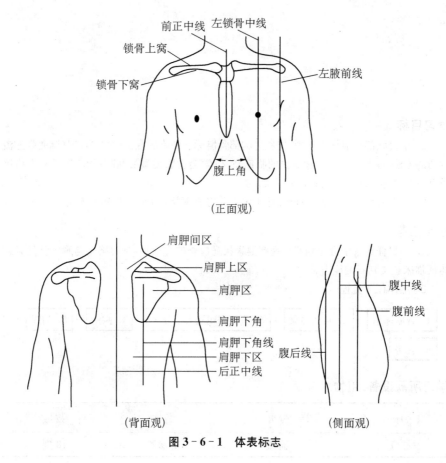

图3-6-1　体表标志

一、骨骼标志

1. 胸骨角(Louis角)　胸骨柄与胸骨体交接处的突起,其两侧分别与左右第2肋软骨相连接,是前胸壁计数肋骨和肋间隙的重要标志。相当于左右主支气管分叉、主动脉弓下缘水平及第5胸椎水平。

2. 剑突　位于胸骨体下端,呈三角形。

3. 腹上角　为左右肋弓在胸骨下端会合所形成的夹角。正常70°~110°,因体型不同而异,瘦长体型者较锐,矮胖体型者较钝,深吸气时可稍增宽。

4. 肋间隙　为两肋骨间的空隙。第1肋骨与第2肋骨间称第一肋间隙,第2肋骨与第3肋之间隙为第2肋间隙,余依此类推。

5. 肩胛骨　位于后胸壁第2~8肋骨,肩胛骨下部尖端称肩胛下角。直立位两上肢自然下垂时,肩胛下角相当于第7或第8肋骨及第8胸椎水平。为计数后背部肋骨的重要标志。

6. 脊柱棘突　为后正中线的标志。第7颈椎棘突突出最为明显,其下即为第1胸椎,为计数胸椎的重要标志。

7. 肋脊角　为第12肋骨与脊柱构成的夹角,其前为肾和输尿管所在区域。

二、自然陷窝及人工分区

1. 胸骨上窝　为胸骨柄上方的凹陷,正常气管位于其后正中。
2. 锁骨上、下窝　为分别位于左右锁骨上、下方的凹陷。
3. 腋窝　为左右上肢内侧与胸壁相连的凹陷部。
4. 肩胛上区　为左右肩胛冈上方区域,其外上方为斜方肌的上缘。
5. 肩胛下区　为左右两肩胛下角连线至第12胸椎水平线之间的区域。
6. 肩胛间区　为左右两肩胛骨内缘之间的区域,后正中线将其分为左右两部分。
7. 肩胛区　为肩胛冈以下的肩胛骨所在区域。

三、人工划线

1. 前正中线　为通过胸骨正中的垂线。
2. 后正中线　为通过椎骨棘突或沿脊柱正中下行的垂直线。
3. 锁骨中线(左右)　为通过锁骨的肩峰端与胸骨端两者中点向下的垂直线。
4. 腋前线(左右)　为通过腋窝前皱襞沿前胸壁向下延伸的垂直线。
5. 腋后线(左右)　为通过腋窝后皱襞沿后胸壁向下延伸的垂直线。
6. 腋中线(左右)　自腋窝顶端于腋前线和腋后线之间中点向下的垂直线。
7. 肩胛下角线(左右)　为两上臂自然下垂时通过肩胛下角的垂直线。

任务二　胸壁、胸廓与乳房检查

一、胸壁检查

1. 静脉　正常胸壁无明显静脉显露。当上腔或下腔静脉阻塞建立侧支循环时,胸壁静脉可以充盈、曲张。上腔静脉阻塞时,血流方向自上而下;下腔静脉阻塞时,血流方向自下而上。

2. 皮下气肿　是指胸部皮下组织有气体积存。触诊皮肤能感觉到气体在组织内的移动,似捻发感或握雪感,见于气管、肺和胸膜破裂后,气体逸至皮下。

3. 胸壁压痛　正常胸壁无压痛。当肋骨骨折、肋软骨炎、胸壁软组织炎、肋间神经炎时,受累胸壁局部可有压痛。若胸骨下端可有明显压痛和叩痛,见于白血病。

二、胸廓检查

正常人胸廓两侧大致对称,呈椭圆形。成人胸廓前后径短于左右径,两者的比例约为 1∶1.5(图3-6-2)。小儿和老年人胸廓前后径略小于左右径或近似相等,呈圆柱形。常见的异常胸廓如下。

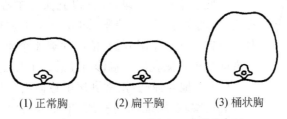

(1) 正常胸　　(2) 扁平胸　　(3) 桶状胸

图3-6-2　部分胸廓外形横截面图

1. 扁平胸 胸廓呈扁平状,前后径明显短于左右径,两者的比例约为1∶2(图3-6-2),见于无力体型者,亦可见于慢性消耗性疾病,如肺结核、肿瘤晚期等。

2. 桶状胸 胸廓呈圆桶状,前后径与左右横径近似相等,两者的比例约为1∶1,肋骨平举,肋间隙增宽、饱满,腹上角增大呈钝角(图3-6-2)。见于严重肺气肿病人,也可见于老年人或矮胖体型者。

3. 佝偻病胸 为佝偻病所致的胸廓改变,多见于儿童。有以下几种。

(1) 鸡胸:前后径常略长于左右径,胸骨上下距离较短,胸骨下端向前凸,胸廓前侧胸壁肋骨凹陷。

(2) 佝偻病串珠:沿胸骨两侧各肋软骨与肋骨交界处的隆起,形似串珠状。

(3) 肋膈沟:下胸部前面的肋骨外翻,自剑突沿膈附着部位向内凹陷形成的沟。

(4) 漏斗胸:为胸骨剑突明显凹陷,形似漏斗状。

4. 脊柱畸形引起的胸廓变形 脊柱畸形可表现为脊柱前凸、后凸、侧凸,使胸廓两侧不对称,肋间隙增宽或变窄,胸内器官与体表标志关系发生改变,严重者可影响呼吸、循环功能。常见于脊柱结核、外伤等。

5. 胸廓局部隆起 见于肋骨骨折、胸壁炎症、心脏明显增大、心包大量积液、胸部肿瘤。

6. 胸廓一侧变形 胸廓一侧隆起,常见于大量胸腔积液、气胸等。胸廓一侧凹陷,常见该侧肺不张、肺纤维化、广泛胸膜增厚和粘连等。

三、乳房检查

1. 视诊 正常儿童和男性乳房一般不明显,其乳头位置约位于锁骨中线第4肋间隙。检查时应注意以下内容。

(1) 对称性:正常女性两侧乳房基本对称,如一侧乳房明显增大,可见于先天畸形、囊肿形成、炎症或肿瘤等。一侧乳房明显缩小,则多因发育不全。

(2) 表面:注意乳房皮肤的颜色,有无溃疡、色素沉着、瘢痕或局部回缩。皮肤发红、肿、热、痛提示局部炎症;局部皮肤呈深红色、不伴热痛提示乳腺癌;局部皮肤外观呈"橘皮"样改变,提示乳腺癌,为癌肿侵犯致乳房浅表淋巴管堵塞引起淋巴水肿,毛囊和毛囊孔明显下陷所致。

(3) 皮肤回缩:检查方法:嘱被检查者双手上举过头或两手叉腰,背部后伸,使乳房悬韧带拉紧,视诊乳房皮肤是否有回缩。局部皮肤回缩,若无确切的乳房炎病史,常提示乳腺癌。

(4) 乳头:注意位置、大小、两侧是否对称、内陷。乳头内陷可为发育异常;如为近期发生则可能为乳腺癌。乳头出现分泌物,血性分泌物提示良性乳头状瘤或见于乳腺癌,绿色或黄色分泌物提示慢性囊性乳腺炎等。

2. 触诊 先检查健侧乳房,再检查患侧。嘱被检查者取坐位,先在两臂下垂时进行检查,再双臂高举过头进一步检查。检查者手指和手掌一定要平置于被检查者的乳房上,指腹轻施压力,由浅入深地进行滑动触诊。

为便于检查和记录,通常以乳头为中心分别作一垂直线和水平线,将乳房分为4个象限(图3-6-3)。检查左侧乳房时,按顺时针方向由外上象限开始,依次检查4个象限;用同样方式按逆时针方向检查右侧乳房。触诊时注意以下几点。

(1) 质地与弹性:正常乳房触诊时有弹性颗粒感和柔韧感;青年人乳房柔软,质地均匀一致;中年人可触及乳腺小叶;老年人多呈纤维结节感;乳房炎症和乳腺癌浸润时局部硬度增加,弹性

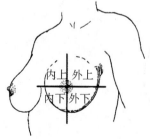

图3-6-3 乳房分区

消失。

(2) 压痛:炎症时乳房局部出现压痛,乳腺肿瘤较少出现压痛。

(3) 包块:触及包块时应注意其部位、大小、形态、质地、有无压痛、活动度、边缘是否清晰、与周围组织有无粘连等。乳房触诊后还应常规检查双侧腋窝、锁骨上窝及颈部淋巴结有无肿大。

3. 乳房的常见病变

(1) 急性乳腺炎:有明显的红、肿、热、痛,触诊有硬结包块,局限于某一象限,伴全身中毒症状,见于哺乳期妇女。

(2) 良性肿瘤:边界清楚、表面光滑、质地较软、有一定的活动度的包块。见于乳腺囊性增生、乳腺纤维瘤。

(3) 乳腺癌:可触及形态不规则、边界不清楚、质地硬、固定的包块,单发多见,多无炎症表现,多无压痛,皮肤弹性下降,局部皮肤可呈"橘皮"样外观。

病例3-6-1查房提问:
1. 该患者最可能是什么病?
2. 病人乳房皮肤为何呈"橘皮"样?
3. 触诊检查时应注意什么?

目标检测试题

1. 计算肋间隙顺序时,找到胸骨角,对应
   A. 第1肋骨　　　B. 第2肋骨　　　C. 第3肋骨　　　D. 第4肋骨
2. 慢性阻塞性肺气肿患者的胸廓形态是
   A. 鸡胸　　　　　B. 扁平胸　　　　C. 桶状胸　　　　D. 串珠胸
3. 下列哪种疾病不会出现扁平胸
   A. 瘦长体形　　　B. 肺结核　　　　C. 严重消耗性疾病　D. 严重肺气肿
4. 肺气肿患者的胸廓前后径与左右径的比例约为
   A. 1:2　　　　　B. 1:1　　　　　C. 1:2.5　　　　D. 1:1.5
5. 触诊乳房应从哪一部位开始
   A. 内下象限　　　B. 外上象限　　　C. 内上象限　　　D. 外下象限
6. 检查乳房时发现乳头有血性分泌物应考虑
   A. 乳房脓肿　　　B. 乳腺癌　　　　C. 乳房结核　　　D. 乳腺炎

(韩扣兰)

项目七

· 健康评估 ·

肺与胸膜检查

学习目标
  1. 学会正常人呼吸运动的类型、异常呼吸运动的观察；叙述异常呼吸运动的临床意义。
  2. 学会胸廓扩张度、触觉语颤的检查方法及胸廓扩张度、触觉语颤增强与减弱的临床意义的判断。
  3. 学会胸部叩诊的方法，能识别胸部叩诊音及其临床意义。

学习任务
  1. 项目任务 学会对肺与胸膜检查方法；具备判断肺与胸膜常见异常体征临床意义的能力。
  2. 工作任务流程图

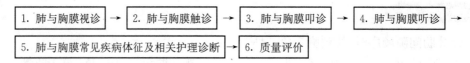

学习所需设备、用物

序号	分类	名称	数量
1	器械	听诊器	10 副
2	实训室	病房	1 间
3	实训室	诊断床	10 张

走进病房(病例 3 - 7 - 1)：
  患者女性，7岁，游园时突然出现呼气性呼吸困难。体格检查：胸廓饱满，呼吸运动减弱，双肺叩诊为过清音，听诊两肺哮鸣音伴呼气延长。

走进病房(病例 3 - 7 - 2)：
  患者男性，30岁，咳嗽，咳大量脓臭痰 8 年，间断咯血半年，幼时曾患麻疹。体格检查：杵状指，胸廓对称，多次检查右下肺恒定的湿性啰音。

任务一 视 诊

视诊内容包括：呼吸运动(respiratory movement)、呼吸频率、节律及深度的变化。

一、呼吸运动

正常人胸式呼吸与腹式呼吸并存，男性和儿童以腹式呼吸为主，女性以胸式呼吸为主。疾病可导致呼吸类型发生改变：①胸式呼吸受限制而减弱，见于肺和胸膜、胸壁病变如肺炎、严重肺结核、胸膜炎等可使胸式呼吸减弱，或肋骨骨折时，腹式呼吸运动相对增强；②腹式呼吸受限制而减弱，见于急性腹膜炎、大量腹水、腹腔内巨大肿瘤等，而胸式呼吸运动相对增强。

二、呼吸困难类型

常见呼吸困难类型有：①吸气呼吸困难：是指患者吸气费力，吸气时间延长，见于喉痉挛、喉结核、喉癌、气管肿瘤、气管异物等。严重吸气呼吸困难患者出现胸骨上窝、锁骨上窝及肋间隙明显凹陷，称三凹征(three depressions sign)。②呼气性呼吸困难：是指患者呼气费力，呼气时间延长伴哮鸣音，见于支气管哮喘、慢性支气管炎、阻塞性肺气肿。主要为肺组织弹性减弱，小支气管痉挛或狭窄所致。③混合性呼吸困难：是指患者吸气与呼气均费力，呼吸频率浅快，见于重症肺炎、大块肺梗死、肺不张、弥漫性肺间质纤维化、大量胸腔积液和气胸等。主要为肺部广泛病变使呼吸面积减少，影响换气功能，机体严重缺氧所致。

三、呼吸频率及深度

健康人平静呼吸时呼吸频率16~20次/分，呼吸与脉搏之比为1：4，节律均匀整齐，深浅适宜。新生儿呼吸频率约44次/分，随着年龄的增长而逐渐减慢。

1. *呼吸过速*(tachypnea) 是指呼吸频率超过24次/分。见于剧烈运动、强体力劳动、发热、疼痛、情绪激动、心力衰竭、胸腔积液、气胸、贫血、甲状腺功能亢进等。一般体温升高1℃，呼吸频率可增加4次/分。

2. *呼吸过缓*(bradypnea) 是指呼吸频率低于12次/分。见于颅内压增高、麻醉剂或镇静剂过量等。

3. *呼吸深度的变化* 正常人呼吸幅度适中，双侧对称。严重代谢性酸中毒时，呼吸频率加快、深大，称酸中毒深大呼吸或库什摩(Kussmaul)呼吸，见于糖尿病酮症酸中毒和尿毒症酸中毒等。

四、呼吸节律的变化

健康人平静呼吸时节律规则。病理状态下，可出现下列节律变化(图3-7-1)。

1. *潮式呼吸*(陈-施呼吸，Cheyne-Stokes respiration) 是一种由浅慢逐渐变为深快，再由深快转为浅慢，随之出现一段呼吸暂停，然后又开始上述变化的周期性呼吸节律。潮式呼吸周期可长达30秒至2分钟，暂停期可持续5~30秒，所以要较长时间仔细观察才能了解周期性节律变化的全过程。

2. *间停呼吸*(毕奥呼吸，Biots respiration) 表现为有规律呼吸几次后突然停止一段时间，又开始呼吸，如此周而复始。

以上两种周期性呼吸节律变化的发生机制是呼吸中枢的兴奋性降低，使调节呼吸的反馈系统失常。只有当缺氧严重，二氧化碳积聚到一定程度，才能刺激兴奋呼吸中枢，使呼吸恢复和加强；当累积的二氧化碳被呼出，呼吸中枢又失去有效的兴奋，使呼吸再次减弱进而暂停。多见于中枢神经系统病变，如脑炎、脑膜炎、颅内压增高及某些中毒等。间停呼吸较潮式呼吸

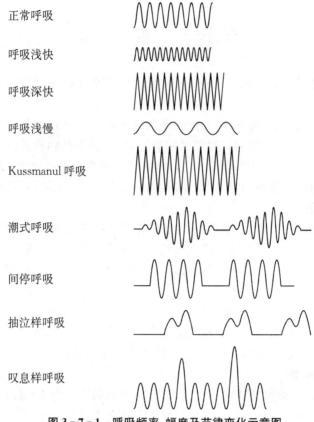

图 3-7-1 呼吸频率、幅度及节律变化示意图

更为严重,常见于濒死前病人。必须注意的是,有些老年人深睡时亦可出现潮式呼吸,多为脑动脉硬化、中枢神经供血不足的表现。

3. 叹息样呼吸(sighing respiration) 在正常呼吸节律中出现一次深大呼吸,并常伴有叹息声。多为功能性改变,常见于神经衰弱、精神紧张或忧郁症。

4. 抽泣样呼吸 表现为连续两次吸气,很似哭后的抽泣。常提示病情严重,见于颅内高压和脑疝前期。

5. 抑制性呼吸 因胸部剧烈疼痛导致吸气相突然中断,表情痛苦,呼吸浅快,见于急性胸膜炎、恶性肿瘤、肋骨骨折及胸部外伤等。

病例 3-7-1 查房提问:
1. 初步考虑该病人患什么病?
2. 视诊该患者呼吸困难的类型是哪一种?为什么?

任务二 触 诊

一、胸廓扩张度

胸廓扩张度是指呼吸时胸廓的活动度。检查方法:被检查者取坐位或卧位,充分暴露检查部位,检查者两手置于病人胸廓前下部对称部位,左右拇指分别沿两侧肋缘指向剑突,手掌和其余4指伸展置于前侧胸壁,嘱病人做深呼吸运动,观察和比较两手的活动度是否一致。正常人平静呼吸或深呼吸时,两侧胸廓呈对称性张缩。①单侧扩张度减弱,见于一侧大量胸水、气胸、单侧胸膜增厚、肺不张等;②双侧扩张度减弱,见于肺气肿、双侧胸膜增厚、双侧胸水、呼吸肌无力或广泛肺病变等。

二、语音震颤

语音震颤(vocal fremitus)是指发出语音时的声波震动沿气管、支气管及肺泡传到胸壁引起的共鸣振动,检查者可用手触及细微震动感,亦称触觉语颤。

1. **检查方法** 检查者将两手掌或手掌的尺侧缘,贴于被检者的胸部两侧的对称部位,嘱被检查者低音调重复发"一"的长音,自上而下,先前胸后背部,比较胸部两侧对应部位语音震颤是否对称,有无增强或减弱(图3-7-2)。

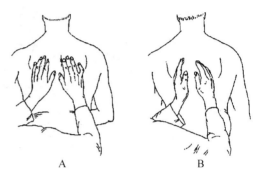

图3-7-2 检查语音震颤的两种方法
A. 双手掌平放于受检处;B. 双手尺侧放于受检处

2. **语音震颤影响因素** 正常人两侧对称部位触觉语颤基本相似。语音震颤的强弱取决于:发音的强弱、音调的高低、胸壁的厚薄以及支气管至胸壁的距离。语音震颤一般男性强于女性,成人强于儿童,消瘦者强于肥胖者,右侧胸部强于左侧胸部,前胸壁胸骨角附近及背部肩胛间区最强。

3. **语音震颤病理性增强** 见于:①肺泡内有炎症浸润,如大叶肺炎实变期、肺梗死等;②接近胸膜的巨大肺空腔,如空洞型肺结核、肺脓肿等。

4. **语音震颤病理性减弱** 见于:①支气管阻塞,如阻塞性肺不张;②肺泡内含气量过多,如肺气肿;③胸膜高度增厚粘连;④大量胸腔积液或气胸;⑤胸壁皮下气肿。

> **病例3-7-1查房提问:**
> 3. 该患者胸部触诊体征是否有改变?为什么?

三、胸膜摩擦感

正常时胸膜脏、壁两层间滑润,呼吸运动时无摩擦感。当急性胸膜炎症时,因纤维蛋白渗出、沉积于胸膜,胸膜脏、壁两层表面变粗糙,呼吸运动时胸膜相互摩擦,产生震动,触诊时有皮革相互摩擦的感觉,称为胸膜摩擦感(pleural friction fremitus)。通常呼气、吸气均可触及,但吸气末更明显,下胸部腋前线处最易触及,屏住呼吸,摩擦感消失。临床意义同胸膜摩擦音。

任务三 叩 诊

一、叩诊方法

被检查者取坐位或卧位,坐位时,双臂自然下垂或上举抱头。检查者可采用直接叩诊法和间接叩诊法(图3-7-3,图3-7-4),一般后者常用。叩诊时板指应平贴于肋间隙并与肋间隙平行,叩诊肩胛间区时,板指与脊柱平行。自肺尖开始,自上而下,由前到后,注意左右、上下、内外对称部位的比较,仔细判别叩诊音的变化。

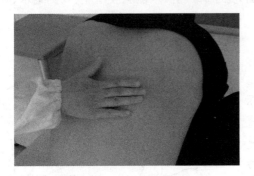

图3-7-3 直接叩诊法

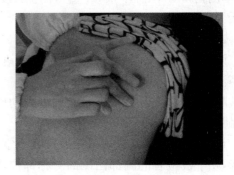

图3-7-4 间接叩诊法

二、肺界叩诊

1. **肺前界** 正常肺前界相当于心脏的绝对浊音界;右肺前界相当于胸骨线的位置;左肺前界相当于胸骨旁线第4～6肋间隙的位置。

2. **肺下界** 正常时在锁骨中线、腋中线和肩胛线上分别是第6、第8、第10肋间隙。肺下界降低,见于肺气肿、腹腔脏器下垂;肺下界上移,见于肺不张、腹水、气腹、肝脾大、腹腔内巨大肿瘤、膈肌麻痹等。

3. **肺下界移动度** 相当于深呼吸时膈肌的移动范围,正常6～8 cm。肺下界移动度减少,见于肺气肿、肺不张、肺纤维化、肺水肿、气胸、胸水和肺部炎症等(图3-7-5)。

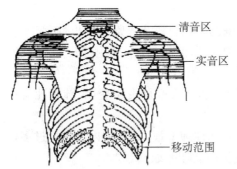

图3-7-5 肺下界移动度

三、正常胸部叩诊音

正常肺部叩诊音为清音,其音响强弱和音调高低与肺泡含气量、胸壁厚薄以及邻近器官的影响有关。前胸上部较下部稍浊,右上肺叩诊较左上肺稍浊,左侧心缘稍浊。左侧腋前线下方因靠近胃泡,可叩得半月状鼓音区(又称Traube's鼓音区)。右腋下部因受肝影响叩诊稍浊,背部较前胸部稍浊(图3-7-6)。

四、肺部异常叩诊音

在胸部清音分布区域内如出现浊音、实音、过清音或鼓音即为异常叩诊音。

1. **异常浊音或实音** 见于:①肺组织含气量减少,如肺炎、肺结核、肺梗死、肺不张、肺水肿等;②肺内不含气的病变,如肺肿瘤、肺包囊虫病等;③胸膜腔积液、胸膜肥厚粘连等;④胸壁疾病,如胸壁水肿等。

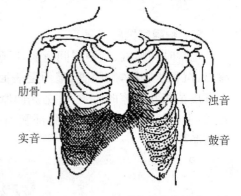

图3-7-6 正常前胸部叩诊音

2. 异常鼓音 见于气胸、肺内大空洞(靠近胸壁,直径大于3～4 cm),如空洞型肺结核、肺脓肿等。

3. 过清音 见于肺泡过度充气,如肺气肿、支气管哮喘急性发作期。

> **病例3-7-1查房提问:**
> 4. 该患者胸部叩诊体征是否有改变?为什么?

任务四 听 诊

听诊是肺部检查重要方法之一,听诊内容主要包括:正常呼吸音(normal breath sound)、异常呼吸音(abnormal breath sound)、啰音(rale)。

一、检查方法

病人取坐位或卧位,微张口做均匀呼吸,必要时做深呼吸或咳嗽后听诊。听诊顺序自上而下,分别检查前胸、侧胸、后胸,并注意上下、左右对比。

二、正常呼吸音

有支气管呼吸音、肺泡呼吸音、支气管肺泡呼吸音3种(图3-7-7)。

1. 支气管呼吸音 是指空气出入声门、气管、主气管所引起的震动而产生的声音。听诊特征:颇似将舌抬高后经口腔呼气时所发出的"哈……"音。呼气时音响较强,音调较高,时间较长。分布部位:正常人于喉部、胸骨上窝、背部第6、7颈椎及1、2胸椎附近听到支气管呼吸音。

2. 肺泡呼吸音 空气进出肺泡时,肺泡壁由松弛到紧张,再由紧张到松弛,肺泡壁的这种弹性改变和气流的震动发出音响,即为肺泡呼吸音。听诊特征:为一种柔和的吹风样性质声音,类似上齿咬住下唇吸气时发出的"夫……"音。吸气时音响较强,音调较高,时间较长。分布部位:正常人分布于除支气管呼吸音和支气管肺泡呼吸音区域以外的大部分肺野。

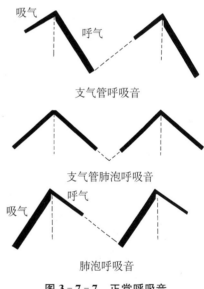

图3-7-7 正常呼吸音

3. 支气管肺泡呼吸音 兼有支气管呼吸音和肺泡呼吸音的特点,亦称混合性呼吸音。其吸气音似肺泡呼吸音,但音调较高,音响较强;其呼气音似支气管呼吸音,但音调较低,音响较弱,吸气时相与呼气时相几乎相等。分布于胸骨角附近、肩胛间区第3～4胸椎水平及肺尖部可闻及。

正常人肺泡呼吸音男性较女性强,儿童较成人强,呼吸运动愈深、愈快时愈强,乳房下及肩胛下部最强。

三、异常呼吸音

异常呼吸音包括:异常肺泡呼吸音(abnormal vesicular breath sound)、异常支气管呼吸音

(abnormal bronchial breath sounds)、异常支气管肺泡呼吸音 3 种。

1. **异常肺泡呼吸音** 包括：①肺泡呼吸音减弱或消失,见于肺气肿、肺不张、胸水、气胸等；②肺泡呼吸音增强,见于发热、缺氧、酸中毒等；③呼气音延长,见于支气管哮喘、喘息型慢性支气管炎等；④粗糙性呼吸音,见于支气管或肺部炎症早期。

2. **异常支气管呼吸音** 是指在正常肺泡呼吸音的区域听到支气管呼吸音,又称管状呼吸音(tubular breath sound)。其临床意义同触觉语颤增强。

3. **异常支气管肺泡呼吸音** 是指在正常肺泡呼吸音的区域听到支气管肺泡呼吸音,常见于支气管肺炎、大叶性肺炎初期、肺结核等。

四、啰音

啰音是指呼吸音以外的附加音,正常人无啰音。按性质不同分为干啰音(rhonchi)和湿啰音(moist rales)(图 3-7-8)。

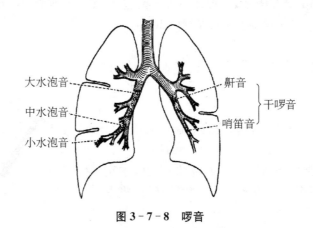

图 3-7-8 啰音

1. **干啰音**

(1) 发生机制:是由于呼吸时气流通过狭窄的气道发生湍流产生震动的音响。气道狭窄的病理基础是:①支气管平滑肌痉挛；②气道炎症引起黏膜水肿、分泌物增多；③管腔内有肿瘤或异物阻塞；④腔外肿大的淋巴结或肿瘤挤压、压迫。

(2) 干啰音听诊特点:①音调较高,持续时间长；②呼气末最明显,吸气期也可听到；③其强度和性质易变性大,短时间内可增多或减少。

(3) 干啰音分类:①鼾音(sonorous rhonchi),是一种低调而响亮的干性啰音。类似人在熟睡时打呼噜的鼾声,多发生于气管和主支气管,见于昏迷病人。②哨笛音(sibilant rhonchi),是一种高音调的干啰音。类似吹笛或射箭所发生的声音,常描述为鸟鸣音、哮鸣音等,多发生于小支气管或细小支气管。

(4) 临床意义:干啰音局限分布,持续存在于同一部位的局限性干啰音常见于支气管内膜结核、支气管肿瘤。广泛分布双侧肺部哨笛音见于慢性喘息型支气管炎、支气管哮喘发作、心源性哮喘等。

2. **湿啰音**

(1) 发生机制:由于呼吸时气流通过支气管或空洞中稀薄的液体,形成的水泡破裂后所产生的音响,又称水泡音(bubble sound)。

(2) 湿啰音听诊特点:①断续而短暂,一次常连续多个出现；②吸气明显,呼气也可听到；

③听诊部位较固定、性质较恒定；④中小水泡音可并存；⑤咳嗽后可减轻或消失。

(3) 湿啰音分类：因支气管管腔的直径或空洞大小不同、液体量多少不同，湿啰音可分为大、中、小水泡音和捻发音。①大水泡音，亦称粗湿啰音(coarse rales)，发生于气管、主支气管或空洞部位，多出现在吸气早期。见于肺内大空洞、肺水肿，垂危病人无力排痰等。②中水泡音，亦称中湿啰音(midium rales)，发生于中等大小支气管，多出现在吸气期。见于支气管炎、支气管肺炎等。③小水泡音，亦称细湿啰音(fine rales)，发生于细支气管，在吸气后期出现。见于细支气管肺炎、肺结核、肺淤血等。④捻发音(crepitus)，是一种极细而均匀的声音，在吸气末易闻及，类似耳旁用手捻搓一束头发所发生的音响。一般认为捻发音是由于液体分泌增多，使细支气管壁或肺泡壁相互黏着陷闭，在吸气时被气流冲开复张，而产生的细小破裂音响。

(4) 临床意义：局限性湿啰音，见于该处局部病变，如支气管扩张、肺结核或肺炎等；两肺底部湿啰音，多见于左心功能不全所致的肺淤血、两肺底部支气管肺炎等；两肺满布湿啰音，多见于急性肺水肿、两肺严重支气管肺炎等。

五、语音共振

语音共振又称听觉语音(vocal resonance)，其产生机制及检查方法与语音震颤基本相似，嘱被检查者重复发"1 2 3"的长音，喉部发音产生的振动经气管、支气管和肺泡传至胸壁，用听诊器听取语音，正常人可闻及含糊难辨的语音，检查时应注意两侧比较。语音共振增强或减弱，其临床意义同语音震颤。

六、胸膜摩擦音

正常人胸膜脏壁两层光滑，呼吸时无摩擦震动，听不到胸膜摩擦音。胸膜炎症时，胸膜脏层和壁层上有纤维素沉积而变得粗糙，呼吸时胸膜脏、壁两层互相摩擦而发出的震动音响，称胸膜摩擦音(pleural friction rub)。

(1) 听诊特点为：颇似用一手掩耳，用另一手指在其手背上摩擦所产生的声音。十分近耳，呼气吸气均可听到，但吸气末或呼气初较明显；听诊器加压、深呼吸时，摩擦音增强，屏气消失为其特征性表现。

(2) 摩擦音分布：可发生于胸部任何部位，以腋前线下部胸壁最易闻及，发生胸水时，脏、壁两层胸膜被分开，胸膜摩擦音消失。胸膜摩擦音见于干性胸膜炎、肺梗死、胸膜肿瘤及尿毒症等。

> **病例 3-7-1 查房提问：**
> 5. 该患者肺部听诊有何特征？为什么？

> **病例 3-7-2 查房提问：**
> 1. 该患者肺部听诊右下肺恒定的湿性啰音，为什么？
> 2. 该患者可能患什么病？

目标检测试题

1. "三凹征"见于

A. 气管异物   B. 支气管哮喘   C. 大量胸水
D. 阻塞性肺气肿   E. 重症肺炎

2. 提示病情危急，常在临终前出现的呼吸改变是
   A. 潮式呼吸   B. 间停呼吸   C. 抑制性呼吸
   D. 库什摩呼吸   E. 叹气样呼吸

3. 混合性呼吸困难多见于
   A. 喉头水肿   B. 重症肺炎   C. 喉头异物
   D. 支气管哮喘   E. 阻塞性肺气肿

4. 正常成年男性右锁骨中线第3肋间的叩诊音是
   A. 清音   B. 实音   C. 浊音
   D. 鼓音   E. 过清音

5. 肺部闻及呼气延长的哨笛音称为
   A. 鼾音   B. 大水泡音   C. 小水泡音
   D. 哮鸣音   E. 肺泡呼吸音

6. 支气管肺泡呼吸音的特点为
   A. 像哨笛样的声音
   B. 呼气与吸气时间大致相等
   C. 像水泡似的声音
   D. 呼气时间小于吸气时间
   E. 呼气时间大于吸气时间

7. 女性，19岁，骑车与人碰撞后呼吸困难前来急诊，考虑为左侧气胸。其触诊符合
   A. 右侧呼吸增强语音震颤消失
   B. 右侧呼吸及语音震颤均消失
   C. 左侧呼吸增强语音震颤消失
   D. 左侧呼吸及语音震颤均消失
   E. 双侧呼吸及语音震颤均增强

8. 张某，男，提重物时突感左胸刺痛，体格检查：左胸叩诊鼓音，气管移向右侧。考虑为
   A. 胸腔积液   B. 气胸   C. 肺气肿
   D. 肺炎   E. 胸膜增厚

9. 女性患者，34岁，发热、咳嗽、胸痛10天。体格检查：右胸叩诊浊音，呼吸音消失，语音震颤减弱。最可能的诊断是
   A. 大叶性肺炎   B. 胸腔积液   C. 支气管哮喘
   D. 气胸   E. 胸膜炎

10. 男性，20岁，突发呼吸困难伴窒息感。体格检查：呼吸30次/分，呼气延长，两肺哮鸣音。最可能的诊断是
    A. 自发性气胸   B. 心源性哮喘   C. 支气管哮喘
    D. 急性支气管炎   E. 慢性支气管炎

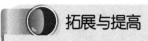 拓展与提高

表 3-7-1 常见肺与胸膜疾病体征

体征	视诊	触诊	叩诊	听诊
肺实变	患侧呼吸运动减弱	病变区语音震颤增强,气管居中	病变区浊音,实音	患侧肺泡呼吸音消失,出现病理性支气管呼吸音,语音共振增强,湿啰音
阻塞性肺不张	患侧胸廓下陷,呼吸运动减弱或消失	病变区语音震颤减弱或消失,气管移向患侧	病变区浊音	患侧肺泡呼吸音消失,语音共振减弱或消失
肺气肿	桶状胸,呼吸运动减弱	两侧语音震颤减弱,气管居中	两肺过清音	两肺肺泡呼吸音减弱,呼气延长,语音共振减弱或消失
胸腔积液	患侧胸廓饱满、呼吸运动减弱或消失	气管移向健侧、病变区语音震颤减弱或消失	病变区浊音、实音	患侧肺泡呼吸音消失,语音共振减弱或消失
气胸	患侧胸廓饱满、呼吸运动减弱或消失	气管移向健侧、病变区语音震颤减弱或消失	病变区鼓音	患侧肺泡呼吸音消失,语音共振减弱或消失
支气管哮喘	胸廓饱满,呈呼气性呼吸困难	两肺语音震颤减弱	发作时两肺呈过清音	两肺哮鸣音,吸气音尖锐,呼气音延长

(韩扣兰)

项目八

心脏和血管检查

学习目标

1. 学会视诊心前区外形、心尖搏动,触诊心前区搏动,能说出异常变化的临床意义。
2. 学会叩诊心脏浊音界并能说出心脏浊音界变化的临床意义。
3. 学会听诊心脏正常的或病理性的音响,并能说出其临床意义。
4. 学会识别肝颈静脉回流征、毛细血管搏动征,并能说出其临床意义。
5. 学会测量脉搏,并能识别常见的脉搏异常并能说出其临床意义。
6. 学会识别常见的动脉杂音,能说出其临床意义。
7. 学会测量血压,并能说出血压变动的临床意义。

学习任务

1. 项目任务 学会对心脏与血管检查的方法;具备判断心脏与血管健康状况异常临床意义的能力。
2. 工作任务流程图

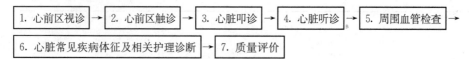

学习所需设备、用物

序号	分类	名称	数量
1	器械	听诊器	15 副
2	器械	软尺	15 把
3	器械	血压计	15 个
4	易耗品	玻片	50 片

走进病房(病例 3-8-1)

男性,55 岁,因反复心悸、气急、乏力 10 年,症状加重伴头晕 1 周入院。曾有高血压病史 15 年。体格检查:心前区无隆起,心尖搏动位于左第 6 肋间锁骨中线外 0.8 cm 处,呈抬举样,患者身高 165 cm,体重 75 kg。

> **走进病房(病例 3-8-2)**
> 女性,34 岁,因反复心悸、气急 17 年,症状加重,不能平卧 2 天入院。体格检查:T 37.7℃,P 100 次/分,R 24 次/分,Bp 106/72 mmHg,心尖搏动位于左第 5 肋间锁骨中线,较弥散,心尖部可触及舒张期震颤,叩诊心界呈梨形,Hr 115 次/分,心律不齐,心音强弱不等,心尖部可闻及舒张期隆隆样杂音,较局限,两肺底可闻及细湿啰音。

心脏检查时,被检查者可取仰卧位或坐位,充分暴露胸部,环境应安静、温暖,光线充足,按视、触、叩、听顺序检查。

任务一 心脏视诊

一、心前区外形

心前区外形是指心脏在体表的投影区域。正常人心前区无隆起和饱满,胸廓两侧对称。心前区隆起见于右心室增大的先天性心脏病患儿,大量心包积液时可见心前区饱满。

二、心尖搏动

心尖搏动(apical impulse)是指心脏收缩时,心尖撞击心前区胸壁,使相应部位肋间组织向外搏动。正常心尖搏动:位于胸骨左侧第 5 肋间锁骨中线内 0.5~1.0 cm 处,搏动范围直径为 2.0~2.5 cm。检查心尖搏动应注意心尖搏动位置的变化、强弱和范围变化以及有无负性心尖搏动等。

1. 位置的变化

(1) 生理情况下:心尖搏动位置可随体位、体型变化而异。仰卧位时心尖搏动稍上移;左侧卧位时心尖搏动可左移 2~3 cm;右侧卧位时,心尖搏动可右移 1.0~2.5 cm。矮胖体型或妊娠妇女心尖搏动向外上方移位可达第 4 肋间;瘦长体型者心尖搏动向内下移位可达第 6 肋间。

(2) 病理情况下:心尖搏动可因心脏疾病、胸部疾病或腹部疾病而变化。左心室增大时,心尖搏动向左下移位;右心室增大时,心尖搏动向左移位;左、右心室增大,心尖搏动向左下移位,并向两侧扩大;一侧胸腔积液或气胸,心尖搏动向健侧移位;一侧肺不张或胸膜粘连,心尖搏动向患侧移位;大量腹水或腹腔巨大肿瘤,心尖搏动向上外移位。

2. 心尖搏动强弱和范围变化 左心室增大、甲状腺功能亢进、发热、贫血,心尖搏动增强,搏动范围增大;急性心肌梗死、心肌炎、扩张型心肌病,心尖搏动减弱;心包积液、左侧胸腔大量积液或肺气肿,心尖搏动减弱或消失。

3. 负性心尖搏动 是指心脏收缩时,心尖搏动内陷,主要见于粘连性心包炎或心包与周围组织广泛粘连等。

三、心前区异常搏动

1. 胸骨左缘第 2 肋间搏动 见于肺动脉高压或肺动脉扩张时,也可见于正常青年人。

2. 胸骨右缘第 2 肋间及胸骨上窝搏动 见于升主动脉瘤及主动脉弓瘤。升主动脉及主动脉弓扩张、主动脉瓣关闭不全、贫血、甲状腺功能亢进症时,该处搏动可较明显。

3. 胸骨左缘第 3、4 肋间搏动 可见于右心室肥大或瘦弱者。

4. 剑突下搏动　可为右心室的搏动(心脏垂位或右心室肥大),也可为腹主动脉搏动(正常的腹主动脉搏动或腹主动脉瘤)所致。

病例 3-8-1 查房提问:
　　1. 该患者心尖搏动是否正常?其临床意义是什么?

任务二　心脏触诊

心脏触诊包括:心尖搏动及心前区搏动、震颤和心包摩擦感。检查者用右手全手掌置于心前区触诊,再以手掌尺侧缘(小鱼际)或2~4指指腹触诊,注意心尖搏动的位置、范围,有无震颤,是否弥散,有无抬举性搏动。

一、心尖搏动及心前区搏动

触诊可进一步验证视诊检查结果。触诊感知心尖搏动凸起时是心室收缩期开始的标志,有助于心动周期的判断;左心室肥大时,心尖搏动增强,搏动范围扩大,触诊时可感知指端被抬起片刻,称抬举性心尖搏动,为左心室肥大的可靠体征;右心室肥大时,胸骨左缘第3、4肋间或剑突下出现搏动。

二、震颤

震颤(又称猫喘)是指用手触诊时感觉到的一种细微振动,类似于触及猫在安静时颈部产生的呼吸震颤,故又称为"猫喘",是器质性心血管病的特征性体征之一。发生机制是血流通过狭窄的、异常的腔道产生的涡流而引起的震动。一般触及震颤,也可以闻及杂音。触及震颤时,应注意其部位、时期和临床意义(表3-8-1)。

表 3-8-1　心前区震颤临床意义

时期	部位	疾病
收缩期	胸骨右缘第2肋间	主动脉瓣狭窄
	胸骨左缘第2肋间	肺动脉瓣狭窄
	胸骨左缘第3、4肋间	室间隔缺损
舒张期	心尖部	二尖瓣狭窄
连续性	胸骨左缘第2肋间及附近	动脉导管未闭

三、心包摩擦感

心包膜发生炎性变化时,渗出的纤维蛋白使其表面变得粗糙。当心脏跳动时,脏层、壁层心包发生摩擦产生的震动经胸壁传导到体表而触到的摩擦感,称为心包摩擦感。听诊特点:以胸骨左缘第4肋间处最易触及,坐位前倾或呼气末明显。与胸膜摩擦感不同,心包摩擦感屏气后仍存在,此为重要鉴别点。见于急性心包炎。随心包渗出量增多,使脏层和壁层分离,则心包摩擦感可消失。

病例 3-8-1 查房提问:
　　2. 该患者心尖搏动特征性改变是什么?

任务三 心脏叩诊

通过心脏叩诊,可了解心脏和大血管的大小、形状及在胸廓内的位置。心脏不含气,叩诊呈绝对浊音(实音),但心左、右缘被肺遮盖的部分叩诊呈相对浊音。叩诊的心界有相对浊音界与绝对浊音界之分,相对浊音界反映的是心脏实际大小(图3-8-1)。

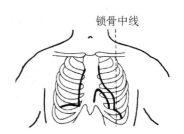

图3-8-1 心脏绝对浊音界和相对浊音界

一、心脏叩诊方法

心脏叩诊多采用间接叩诊法,患者一般取卧位,局部暴露,检查者位于被检查者右侧,左手指板与所叩肋间平行,先叩心左界,从心尖搏动最强点外2~3 cm处开始,沿肋间由外向内,叩诊音由清变浊时翻转板指,在板指中点相应的胸壁处用标记笔作一标记。如此自下而上,叩至第2肋间,分别标记,此为心左缘相对浊音界。然后叩心右界,一般由第4肋间开始自下而上,由外向内叩出浊音界,并作标记,此为心右缘相对浊音界。标出前正中线和左锁骨中线,用直尺测量左锁骨中线与前正中线间的垂直距离,以及左右相对浊音界各标记点距前正中线的垂直距离,并作记录(表3-8-2)。正常成人左锁骨中线至前正中线的距离为8.0~10 cm。心脏叩诊应注意力度适当、用力均匀。

表3-8-2 正常心脏相对浊音界

右(cm)	肋间	左(cm)
2~3	Ⅱ	2~3
2~3	Ⅲ	3.5~4.5
3~4	Ⅳ	5~6
	Ⅴ	7~9

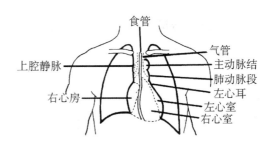

图3-8-2 心脏各个部分在胸壁投影

二、心脏相对浊音界的各部组成

心左界第2肋间处相当于肺动脉段,第3肋间为左心耳,第4、5肋间为左心室。心右界第2肋间相当于升主动脉和上腔静脉,第3肋间以下为右心房位于第1、2肋间水平的胸骨部分的浊音区,称心底浊音区。主动脉结与左心缘间的轻度凹陷部分称为心腰部(图3-8-2)。

三、心浊音界改变及临床意义

心浊音界改变可因心脏本身因素或心外因素而发生改变。

1. 心脏因素

(1) 左心室增大:心左界向左下扩大,心腰部由钝角变为近似直角,心浊音界呈靴形,称靴形心,见于主动脉瓣关闭不全、高血压性心脏病,也称主动脉型心(图3-8-3)。

(2) 右心室增大:显著增大时,心浊音界向左右两侧扩大,以向左扩大为主,见于肺心病。

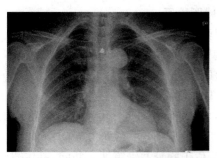

图3-8-3 主动脉关闭不全的心浊音界(靴形心)

(3) 双心室增大:心浊音界向两侧扩大,且左界向左下扩大,呈普大型,见于扩张型心肌病、全心功能衰竭等。

(4) 左心房合并肺动脉扩大:心腰部饱满,心浊音界呈梨形,故称梨形心,见于二尖瓣狭窄,故也称二尖瓣型心(图3-8-4)。

(5) 心包积液:心界向两侧扩大,坐位时心浊音界呈三角形烧瓶型,仰卧位时心底部浊音界明显增宽,呈球型。这种心浊音界随体位改变的现象,为心包积液的特征性改变(图3-8-5)。

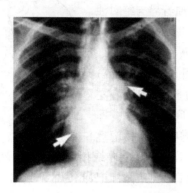 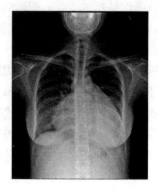

图3-8-4　二尖瓣狭窄的心浊音界(梨形心)　　　图3-8-5　心包积液(烧瓶心)

2. 心外因素　一侧大量胸腔积液和积气时,心界向健侧移位;肺气肿时,心浊音界缩小;腹腔大量积液或巨大肿瘤,心脏呈横位,心界向左扩大。

病例3-8-1查房提问:
3.该患者心脏叩诊可能出现的改变是什么?

任务四　心脏听诊

心脏听诊是心脏检查的重要方法,是发现病情及观察病情变化的重要手段。检查时要求环境安静、温暖,检查者位于被检查者右侧,被检查者取仰卧位或坐位,必要时改变体位或配合深吸气、深呼气、适当运动。检查者应集中注意力,仔细分辨听诊声音的改变。

一、心脏瓣膜听诊区

心脏各瓣膜开放或关闭时所产生的声音,沿血流方向传导至胸壁不同部位,于体表听诊最清楚处即为该瓣膜听诊区。心瓣膜听诊区包括:①二尖瓣听诊区:位于心尖部,即第5肋间左锁骨中线稍内侧;②肺动脉瓣听诊区:位于胸骨左缘第2肋间;③主动脉瓣听诊区:位于胸骨右缘第2肋间;④主动脉瓣第二听诊区:位于胸骨左缘第3、4肋间;⑤三尖瓣听诊区:位于胸骨体下端左缘(图3-8-6)。

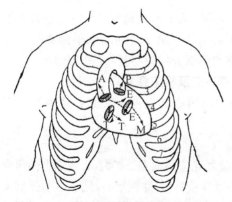

图3-8-6　心脏瓣膜解剖部位及瓣膜听诊区
M:二尖瓣听诊区;A:主动脉瓣听诊区;
E:主动脉瓣第二听诊区;P:肺动脉瓣听诊区;
T:三尖瓣听诊区

二、听诊顺序

可按逆时针方向,二尖瓣听诊区、肺动脉瓣听诊区、主动脉瓣听诊区、主动脉瓣第二听诊区、三尖瓣听诊区。也可按病变好发部位依次进行,即"8"字听诊法,二尖瓣听诊区、主动脉瓣听诊区、主动脉瓣第二听诊区、肺动脉瓣听诊区、三尖瓣听诊区。

三、听诊内容

听诊内容包括心率、心律、心音、额外心音、杂音、心包摩擦音等。

1. **心率** 是指每分钟心跳的次数。以心尖部听诊第一心音计数为准,正常成人心率为60~100次/分,儿童稍快(3岁以内儿童多在100次/分以上),老年人稍慢。成人心率超过100次/分,婴幼儿心率超过150次/分,称心动过速。心率低于60次/分,称心动过缓。

2. **心律** 是指心脏跳动的节律。正常成人心跳节律规整,青少年部分人可在吸气时心率增快,呼气时心率减慢,这种随呼吸而变化的心律称为窦性心律不齐,一般无临床意义。听诊常见心律失常有以下两种。

(1) 期前收缩:又称早搏,是指在规则心律基础上提前出现的心跳。听诊特点:①心音提前出现,其后有一较长间歇;②提前出现的那一次心跳的第一心音增强,第二心音减弱或消失。期前收缩如每隔一次正常心动后出现一期前收缩,称二联律,每隔两次正常心动后出现一次期前收缩,称三联律。

(2) 心房颤动:是指心房内异位节律点发出异位冲动产生的多个折返所致。听诊特点:①心律绝对不规则;②第一心音强弱不等;③心率大于脉率,亦称脉搏短拙。见于二尖瓣狭窄、冠心病、高血压病、甲状腺功能亢进等。

3. **心音** 按心动周期顺序分别有:第一心音(S_1)、第二心音(S_2)、第三心音(S_3)、第四心音(S_4)。一般仅能听到第一心音(S_1)、第二心音(S_2),部分健康青少年儿童可听到第三心音(S_3)。一般听到第三心音(S_3)、第四心音(S_4)提示心功能不全。

(1) 心音类型

1) 第一心音(S_1):标志着心室收缩期的开始,主要由房室瓣关闭引起的震动所产生,以心尖部最强。听诊特点:音调低钝,强度较响,心尖部最清楚,持续时间较长(约0.1秒),与心尖及大动脉搏动同时出现,距S_2间隔较近。

2) 第二心音(S_2):标志着心室舒张期的开始,主要由半月瓣和主动脉瓣关闭引起的震动所产生,以心底部最响。听诊特点:音调较高而脆,强度较S_1弱,心底部最清楚,持续时间较短(约0.08秒),与心尖及大动脉搏动之后出现,距下一周期S_1间隔较远。

3) 第三心音(S_3):出现在心室舒张早期,紧随第二心音之后,其产生与心室快速充盈有关,部分青少年可闻及。听诊特点:音调低钝,强度较弱,持续时间短(约0.04秒),在心尖部及内侧听诊最清楚。

4) 第四心音(S_4):为心房收缩产生震动音响,出现于心室收缩期前,约在S_1前0.1秒。一般不易听到,听到者多为病理性。

(2) S_1和S_2的鉴别:S_1和S_2是听诊心音的重要环节,只有正确区分,才能判定心室收缩期和舒张期,确定杂音出现的时期(表3-8-3)。

表 3-8-3　第一心音与第二心音听诊鉴别

特　征	第一心音	第二心音
音调	较低	较高
强度	较响	较低
性质	较钝	较脆
所占时间	较长,持续约0.1秒	较短,0.08秒
与心尖搏动关系	同时出现	之后出现
听诊最响部位	心尖部	心底部
S_1和S_2间隔	S_1和S_2间隔较短	S_2与下一个心动周期S_1间隔较长

4. 心音改变

（1）心音强度改变

1) 第一心音改变：影响S_1强弱的主要因素为心室肌收缩力、心室充盈情况、瓣膜弹性及位置。心音增强，见于高热、甲状腺功能亢进，由心室收缩力增强所致；也见于二尖瓣狭窄，由左心室充盈减少，舒张期末二尖瓣突然关闭震动增强所致。心音减弱，见于心肌炎、心肌病、心肌梗死和左心功能衰竭，由心肌收缩力减弱所致；也见于二尖瓣关闭不全，由左心室过度充盈，舒张期末二尖瓣关闭震动减弱所致。心音强弱不等，见于心房颤动、室性心动过速、频发室性期前收缩。

2) 第二心音改变：影响S_2强弱的主要因素为主动脉、肺动脉内压力及半月瓣的弹性与完整性。S_2主要由主动脉瓣成分（A_2）和肺动脉瓣成分（P_2）构成。主动脉瓣第二心音A_2变化：增强，见于主动脉内压增高，如高血压、主动脉粥样硬化；减弱，见于主动脉内压降低，如主动脉瓣狭窄或关闭不全等。肺动脉瓣第二心音P_2变化：增强，见于肺动脉内压增高，如二尖瓣狭窄或关闭不全、左心功能衰竭；减弱，见于肺动脉内压降低，如肺动脉瓣狭窄或关闭不全等。

3) 第一心音、第二心音同时改变：同时增强，见于心脏活动增强时，如甲状腺功能亢进症、情绪波动、贫血等。同时减弱，见于急性心肌梗死、心肌炎、心肌病、左侧胸腔大量积液、肺气肿或休克等。

（2）性质改变：心肌严重病变时，第一心音性质失去原有特征而与第二心音相似而成"单音律"，收缩期与舒张期几乎相等，听诊如钟摆的"滴答"声，称钟摆律。同时常伴心率明显增快，心率>120次/分时，酷似胎儿心音，又称胎心律，两者均见于急性心肌梗死或重症心肌炎。

（3）心音分裂：是指听诊时出现一个心音分裂成两个心音的现象，称为心音分裂。正常人的S_1、S_2两个心音各自的两个主要成分间的间隔很短，听诊很难分辨。当间隔时间延长明显时，可将一个心音分成两个心音。临床上以S_2分裂较常见，主要原因为心室舒张时，肺动脉瓣的关闭明显迟于主动脉瓣关闭，当两者关闭时间相差超过0.35秒时，即可出现第二心音分裂，在肺动脉瓣区听诊最清楚。见于：①生理性分裂，见于健康青少年儿童，于深吸气末可闻及；②病理性分裂，见于二尖瓣狭窄、肺动脉瓣狭窄、室间隔缺损等。

5. 额外心音　是指在S_1、S_2之外，额外出现的病理性附加音。可分为收缩期额外心音和舒张期额外心音。

舒张早期奔马律：是指发生在舒张早期S_2之后较响的额外心音，在心率较快时与原S_1、S_2组成的韵律，尤似马奔跑时的啼声，故称奔马律，或病理性S_3。奔马律是心肌严重受损、心功能不全的重要体征之一。听诊特点是发生在舒张期早期，在S_2之后，音调低，强度弱，与前一个心动周期的S_2及后一个心动周期的S_1间距相仿，心尖部及呼气末听诊最清楚。见于严重的心肌损害或心力衰竭。生理性S_3与病理性S_3鉴别见表3-8-4。

表 3-8-4　生理性 S_3 与病理性 S_3 鉴别

鉴别项	生理性 S_3	病理性 S_3
原发病	健康人	心肌严重受损
心率	小于 100 次/分	大于 100 次/分
心音间距	紧随 S_2	与 S_1、S_2 间距大致相同
心音性质	3 个心音性质不同	3 个心音性质相似

6. **心脏杂音**　是指心音和额外心音以外出现的一种持续时间较长的声音。

(1) 杂音产生的机制：①血流加速；②瓣膜口狭窄或关闭不全；③异常血流通道；④心腔内异物或异常结构；⑤大血管瘤样扩张。以上因素可使血液产生湍流，使心壁或大血管壁产生震动而产生杂音(图 3-8-7)。

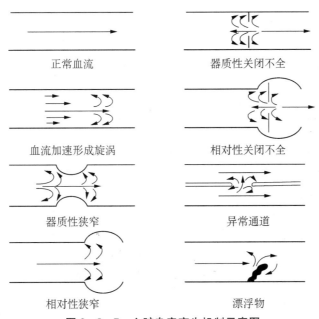

图 3-8-7　心脏杂音产生机制示意图

(2) 杂音听诊分析要点：①部位：杂音最响的部位与病变部位密切相关，一般杂音最响的瓣膜听诊区即为病变所在的瓣膜。②时期：分为收缩期杂音(SM)、舒张期杂音(DM)、连续性杂音 3 类。舒张期和连续性杂音多为器质性杂音，收缩期杂音可有功能性、器质性两种可能。③性质：杂音性质分为吹风样、隆隆样、叹气样、机器样、乐音样等；还可按音调分为柔和、粗糙两类。功能性杂音较柔和，器质性杂音较粗糙。④强度：血流通过狭窄异常通道两侧压力差越大、血液流速越快、杂音越强。收缩期杂音强度通常采用 Levine 6 级分级法(表 3-8-5)。一般 2 级以下收缩期杂音多为功能性，3 级以

表 3-8-5　杂音强度分级

级别	听诊特点
1	微弱、安静环境下须仔细听诊才能听到
2	较易听到,不太响亮
3	明显杂音,较响亮
4	杂音响亮
5	很响亮的杂音,但听诊器离开胸壁即听不到
6	杂音震耳,即使听诊器离开胸壁一定距离也能听到

上多为器质性。舒张期杂音可分为轻、中、重度。⑤传导:杂音常沿着产生杂音的血流方向传导,也可经周围组织传导,杂音越响,传导越广。可根据杂音的最响部位及其传导方向来判断杂音的来源,临床常见的心脏杂音听诊部位及其杂音传导见表3-8-6。⑥杂音与体位、运动、呼吸的关系:体位,改变体位可使某些杂音的强度发生变化,如二尖瓣狭窄的舒张期杂音在左侧卧位更明显;动脉瓣关闭不全的舒张期杂音在前倾坐位时更明显。呼吸,深吸气可使右心发生的杂音增强,深呼气可使左心发生的杂音增强。如深吸气时,可使二尖瓣关闭不全及主动脉瓣关闭不全的杂音增强。运动,运动时心率加快,心排血量增加,可使器质性杂音增强。

表3-8-6 主要心脏杂音听诊部位和传导

病变	时期	最响部位	传导
二尖瓣狭窄	DM	心尖部	不传导
二尖瓣关闭不全	SM	心尖部	左腋下、左肩胛下区
主动脉瓣关闭不全	DM	胸骨左缘第3、4肋间	胸骨下端、心尖部
主动脉狭窄	SM	胸骨右缘第2肋间	颈部、胸骨上窝
肺动脉瓣关闭不全	DM	胸骨左缘第2肋间	胸骨左缘第3肋间
肺动脉瓣狭窄	SM	胸骨左缘第2肋间	不传导
室间隔缺损	SM	胸骨左缘第3、4肋间	不传导

(3)心脏瓣膜病变杂音特征:①二尖瓣狭窄听诊特点:在心尖部,舒张期,闻及隆隆样杂音,局限于心尖部,常伴舒张期震颤及S_1增强、开瓣音。②二尖瓣关闭不全听诊特点:在心尖部,收缩期,闻及粗糙吹风样杂音,向左腋下传导,3级或以上,常伴收缩期震颤及S_1减弱。③主动脉瓣狭窄听诊特点:在胸骨右缘第2肋间,收缩期,闻及粗糙吹风样杂音,向颈部传导,3级或以上,常伴收缩期震颤。④主动脉瓣关闭不全听诊特点:在胸骨左缘第3、4肋间,舒张期,闻及泼水样(叹喘样)杂音,向心尖部传导。⑤动脉导管未闭听诊特点:在胸骨左缘第2、3肋间,闻及收缩期和舒张期连续性杂音,响亮、粗糙,似机器转动的噪声。

> **病例3-8-1查房提问:**
> 4.该患者心脏听诊可能出现的改变是什么?

> **病例3-8-2查房提问:**
> 1.该患者有哪些阳性体征?应考虑诊断什么病?

任务五 血管视诊

1. **肝颈静脉回流征** 是指在右心功能衰竭时,用手压迫淤血肿大的肝脏可使颈静脉充盈更明显,称为肝颈静脉回流征阳性,为右心功能衰竭的重要体征之一,也见于渗出性或缩窄性心包炎。

2. **毛细血管搏动征** 是指轻压被检查者甲床末端或以玻片轻压口唇黏膜,可见受压部分边缘红、白交替节律性搏动现象,此现象称毛细血管搏动征阳性,见于脉压增宽性疾病,如主动脉瓣关闭不全、甲状腺功能亢进和严重贫血等。

任务六 血管触诊

脉搏是指动脉搏动,随着心脏节律性的收缩和舒张,动脉管壁相应地出现扩张和回缩,在表浅动脉上可触到搏动。

1. 脉率改变　增快见于发热、甲状腺功能亢进、心力衰竭、贫血、休克、心肌炎等;减慢见于颅内压增高、阻塞性黄疸、伤寒、病态窦房结综合征、甲状腺功能减退等。

2. 节律改变　正常人脉搏节律规整。窦性心律不齐:吸气时脉搏增快,呼气时减慢,见于正常青少年。各种心律失常可伴有脉律不整。心房颤动时,脉律绝对不规整。

3. 强弱改变　脉搏强弱与心搏出量、脉压和外周血管阻力相关。洪脉:发生于心搏出量增加、脉压增宽、外周血管阻力减低时;脉搏强而振幅大,见于高热、甲状腺功能亢进、主动脉瓣关闭不全等。细脉:脉搏减弱而振幅小,见于心力衰竭、主动脉瓣狭窄、休克等,通常心搏出量减少、脉压缩窄。

4. 异常脉搏

(1) 水冲脉:检查时将被检查者手臂抬高过头,并紧握其腕部掌面示指、中指、环指指腹触于桡动脉上,可明显感到急促有力的冲击,脉搏骤起骤落,急促有力,犹如水冲的脉搏。见于主动脉瓣关闭不全、甲状腺功能亢进、严重贫血、高血压动脉硬化等。

(2) 交替脉:检查时触诊脉搏为节律规则而强弱交替,是提示左心功能衰竭重要体征之一,因左心功能衰竭时,心室收缩强弱交替所致。见于急性心肌梗死、高血压性心脏病、主动脉关闭不全等。

(3) 奇脉(吸停脉):是指吸气时脉搏明显减弱或消失,是心包填塞的重要体征之一。见于心包积液和缩窄性心包炎。

(4) 无脉:是指脉搏消失,见于严重休克和多发性大动脉炎。

任务七 血管听诊

1. 动脉杂音　临床上常见的动脉杂音有:①甲状腺功能亢进时,可听到连续性血管杂音;②动脉局部狭窄,如肾动脉狭窄时,可在上腹部或腰背部听到收缩期杂音;③外周动静脉瘘,可在病变处听到连续性杂音。

2. 枪击音　将听诊器置于肱动脉或股动脉处,可听到的一种短促如射枪的声音,见于主动脉瓣关闭不全等。

3. Duroziez 双重杂音　听诊器置于股动脉处,稍加压力可闻及收缩期和舒张期双期来回性杂音,见于主动脉瓣关闭不全。

4. 周围血管征　是指患者毛细血管搏动征、水冲脉、枪击音、Duroziez 双重杂音阳性,主要见于主动脉瓣关闭不全、甲状腺功能亢进和严重贫血。

任务八 血压测量

1999年10月,中国高血压联盟参照了WHO/ISH指南(1999年)公布的中国高血压防治指南的标准规定,见表3-8-7。

1. **高血压** 成人在安静、清醒、非药物状态的条件下测量,至少测量3次非同日的血压,当收缩压≥140 mmHg和(或)舒张压≥90 mmHg,即可认为有高血压。见于原发性高血压,也见于继发性高血压,如肾脏疾病、肾上腺皮质或髓质肿瘤等。

表3-8-7 成人血压水平的定义和分类

类别	收缩压(mmHg)	舒张压(mmHg)
理想血压	<120	<80
正常血压	<130	<85
正常高值	130～139	85～89
1级高血压(轻度)	140～159	90～99
亚组:临界高血压	140～149	90～94
2级高血压(中度)	160～179	100～109
3级高血压(重度)	≥180	≥110
单纯收缩期高血压	≥140	<90
亚组:临界收缩期高血压	140～149	<90

2. **低血压** 是指血压低于90/60 mmHg,见于休克、心肌梗死、心力衰竭、心包填塞、肾上腺皮质功能减退等,也见于极度衰弱者及少数正常人。

3. **脉压改变** 脉压差是指收缩压与舒张压之差值,正常人脉压差为30～40 mmHg。脉压差>40 mmHg为脉压增宽,见于主动脉瓣关闭不全、甲状腺功能亢进、严重贫血等;脉压差<30 mmHg为脉压变窄,见于主动脉瓣狭窄、心力衰竭、低血压、心包积液、缩窄性心包炎等。

目标检测试题

1. 正常成人心尖搏动位于
   A. 第5肋间、左锁骨中线内侧0.5～1.0 cm
   B. 第4肋间、左锁骨中线内侧0.5～1.0 cm
   C. 第5肋间、左锁骨中线内侧2.0～2.5 cm
   D. 第5肋间、左锁骨中线外侧0.5～1.0 cm
   E. 第6肋间、左锁骨中线内侧0.5～1.0 cm
2. 二尖瓣关闭不全的最主要体征是
   A. 第一心音减弱
   B. 心尖区全收缩期吹风样杂音
   C. 可闻及第三心音
   D. 肺动脉瓣区第二心音分裂
   E. 肺动脉瓣区第二心音亢进

3. 二尖瓣狭窄最具特征性的体征是

　　A. 心尖部可扪及震颤　　　　　　B. 二尖瓣面容

　　C. 心尖区 S_1 亢进　　　　　　　D. 心尖区可闻及局限的隆隆样舒张期杂音

　　E. P_2 亢进并分裂

4. 心脏听诊,先从哪里开始

　　A. 心尖区　　　　B. 肺动脉瓣听诊区　　　　C. 主动脉瓣听诊区

　　D. 主动脉瓣第二听诊区　　E. 三尖瓣听诊区

5. 体检某病人,心率 94 次/分,吸气时心率增快,呼气时心率减慢,心尖部有舒张期杂音,心底部第二心音亢进。反映有病理变化的特征是

　　A. 心率　　　B. 心律　　　C. 呼吸　　　D. 杂音　　　E. 第二心音

6. 下列哪项不属于周围血管征：

　　A. 水冲脉　　　　B. 枪击音　　　　C. Duroziez 双重导音

　　D. 颈动脉收缩期杂音　　E. 毛细血管搏动征

 拓展与提高

循环系统常见疾病的主要症状和体征

（一）二尖瓣狭窄　是我国很常见的心脏瓣膜病,主要由风湿病引起。当二尖瓣口面积明显缩小(正常为 $4.0\sim6.0\ cm^2$),在左心室舒张时,左心房血流进入左心室受阻,左心房内压增高,左心房肥大扩张,肺静脉和肺毛细血管淤血、扩张,继而肺动脉高压,肺循环阻力增加,右心室因负荷过重而发生肥厚和扩张,最终致右心功能衰竭。

[症状] 呼吸困难为最早期的症状,最初为劳力性呼吸困难,随病情加重,出现休息时呼吸困难、夜间阵发性呼吸困难和端坐呼吸,甚至急性肺水肿,可伴有咳嗽和咯血。

[体征]

视诊：典型者呈"二尖瓣面容"。

触诊：心尖部可触及舒张期震颤。

叩诊：中度以上狭窄,心浊音界可呈"梨形心"。

听诊：在心尖部听到舒张期、隆隆样、不传导、左侧卧位更明显的杂音为其特征性体征。

（二）二尖瓣关闭不全　有急性和慢性两种类型。急性者常由感染或缺血坏死引起的腱索断裂或乳头坏死所致。慢性者常见病因为风湿性、二尖瓣脱垂等。

主要病理生理改变为左心室收缩时,部分血液反流入左心房,导致心排血量降低及左心房肥厚、扩张,在舒张期左心室容量负荷增加,左心室肥厚、扩张,最终至左心功能衰竭。左心室舒张末期压力和左心房压力明显上升,肺淤血出现,最终肺动脉高压和右心室衰竭发生。

[症状] 慢性二尖瓣关闭不全早期症状不明显,一旦出现,多不可逆,主要以心排血量减少所致的乏力或因肺淤血而产生的劳力性呼吸困难为主要症状。

[体征]

视诊：左室增大时,心尖搏动向左下移位。

触诊：心尖搏动呈抬举样。

叩诊：心浊音界向左下扩大,晚期可向两侧扩大。

听诊：在心尖部听到收缩期、吹风样、向左腋下、左肩胛下区传导,性质粗糙,强度在 3/6 级以上的杂音,为其特征性体征。可有 P_2 亢进。

（三）主动脉瓣狭窄　见于风湿性心脏病、退行性老年钙化性主动脉瓣狭窄或先天性畸形。左心室收缩时，由于主动脉瓣膜口狭窄，导致左心室排血阻力加大，后负荷增加引起左心室肥厚。由于排血量降低，冠状动脉和周围动脉血流量减少，可出现心、脑供血不足的症状。

[症状]轻者症状不明显。中、重度狭窄者，常见呼吸困难、晕厥和心绞痛，为典型主动脉狭窄的三联征。

[体征]

视诊：心尖搏动增强，位置正常或移向左下。

触诊：心尖搏动呈抬举样，主动脉瓣区可触及收缩期震颤。

叩诊：心浊音界向左下扩大。

听诊：在胸骨右缘第2肋间可听到粗糙、响亮（3/6级以上）、喷射样收缩期杂音，可向颈部、胸骨上窝传导，为其特征性体征。

（四）主动脉瓣关闭不全　最常见于风湿性心脏病，其次为感染性心内膜炎、梅毒性心脏病和动脉硬化。主要病理生理改变为左心室舒张时，血液从主动脉反流入左心室，致左心室因容量负荷过重而扩张，可出现外周动脉供血不足及舒张压降低、脉压增大的表现。

[症状]症状出现较晚，可有乏力、心悸、头晕或心绞痛。

[体征]

视诊：心尖搏动向左下移位。

触诊：心尖搏动呈抬举样。

叩诊：心浊音界向左下扩大，心腰部凹陷，呈"靴形心"。

听诊：在主动脉瓣第二听诊区听到舒张期、叹气样，并向心尖部和胸骨下端传导的杂音为其特征性体征。

可有周围血管征：水冲脉、颈动脉搏动明显、点头运动、毛细血管搏动、枪击音和Duroziez双重杂音。

（五）心包积液　由感染性（结核性、化脓性感染）和非感染（风湿性、尿毒症性等）因素引起心包腔内液体积聚。主要病理生理改变为心包腔内压力增高使心脏舒张受限，回心血量减少，心排血量下降、全身静脉压及肺循环压力增高。

[症状]心前区闷痛、心悸、呼吸困难，邻近器官压迫症状如干咳、吞咽困难，感染者还可有发热、出汗、乏力等。

[体征]

视诊：心尖搏动减弱或消失。

触诊：心尖搏动在心浊音界之内。

叩诊：心浊音界向两侧扩大，并随体位改变而变化。

听诊：炎症渗出早期主要体征为心包摩擦音，渗出液增多时心音弱而遥远。

其他体征：颈静脉怒张、奇脉、脉压变小、静脉压增高、肝大、腹水、下肢水肿等。

（六）心力衰竭　指在静脉回流无器质性障碍的情况下，心肌损害引起心排血量减少，不能满足组织代谢需要的一种综合征。以肺循环和（或）体循环淤血及组织血液灌注不足为主要特征。

1. 慢性心力衰竭

（1）左心功能衰竭：主要病理改变为肺循环淤血，重者发生肺水肿。常见于高血压性心脏病、冠心病、主动脉瓣及二尖瓣关闭不全、心肌病等。

[症状]

呼吸困难：为左心功能衰竭的主要症状，早期为劳力性呼吸困难，以后发展为端坐呼吸、夜间阵发性呼吸困难，重者可出现急性肺水肿。

咳嗽、咳痰：是左心功能衰竭的早期症状，夜间多发，卧位加重，坐位或立位减轻。痰多为浆液性，呈白色泡沫状，痰中可带血丝。肺水肿时呈特征性的粉红色泡沫样痰。

[体征]发绀和端坐呼吸。左心室扩大。心尖部第一心音减弱,可闻及舒张期奔马律。双肺底可闻及湿啰音,肺水肿时布满大、中、小水泡音,可出现交替脉。

(2) 右心功能衰竭:主要病理生理改变是体循环淤血。常见于肺源性心脏病或继发于左心功能衰竭。

[症状]食欲减退、恶心、呕吐、腹胀、腹痛、尿量减少及水肿等。

[体征]发绀,颈静脉怒张,肝大伴压痛,肝颈静脉回流征阳性。水肿,开始出现于身体下垂部位,重者可有全身水肿、腹水、胸水。右心室扩大,心浊音界向两侧扩大。

(3) 全心功能衰竭:左右心功能衰竭的表现同时存在,两者程度可不同,常见于各种心脏疾病晚期。

2. 急性心力衰竭 以急性左心功能衰竭较常见。见于突然发生的严重心脏病变,如心肌梗死、高血压危象。以急性肺水肿为主要表现。

[症状]病人突发严重呼吸困难,频频咳嗽,咯粉红色泡沫痰。

[体征]端坐体位,伴烦躁不安、大汗淋漓、面色灰白、口唇发绀。听诊两肺底满布湿啰音和哮鸣音,心率增快,心尖部舒张期奔马律,但常被肺部啰音掩盖。血压随病情进展下降,重者可出现心源性休克。

(高 枫)

项目九

腹 部 检 查

学习目标

1. 学会腹部外形、腹部呼吸运动、腹壁静脉曲张的视诊检查的方法;能叙述正常人腹部外形、正常人腹式呼吸运动以及腹式呼吸受限、消失以及腹壁静脉曲张的临床意义。

2. 学会腹部听诊方法;能叙述腹部听诊的内容、正常人腹部听诊表现、肠鸣音改变、振水音、血管杂音的临床意义。

3. 知晓腹部触诊的内容;学会板状腹、揉面感、腹部压痛、McBurney 点压痛、反跳痛、腹膜刺激征、肝脏、脾脏、胆囊、膀胱的检查方法;能叙述正常人腹部触诊的表现、腹膜刺激征及肝脏、脾脏、胆囊、膀胱触诊的临床意义。

4. 知晓腹部叩诊的内容;能叙述正常腹部叩诊音;学会肝上界(肝相对浊音界)、移动性浊音、膀胱、肝区叩击痛、脊肋角叩击痛的叩诊方法;能叙述正常腹部叩诊音、肝浊音界改变、移动性浊音阳性、肝区叩击痛阳性、脊肋角叩击痛阳性的临床意义。

学习任务

1. 项目任务 学会对腹部检查的方法;具备判断腹部健康状况异常临床意义的能力。
2. 工作任务流程图

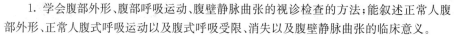

学习所需设备、用物

序号	分类	名称	数量
1	器材	听诊器	10 副

走进病房(病例 3-9-1):

男性,48 岁,乏力、腹胀、食欲减退、消瘦半年,症状加重 10 天入院。体检检查:T 37.9℃,P 90 次/分,R 22 次/分,Bp 128/78 mmHg,神清,肝病面容,巩膜轻度黄染,前胸、颈部蜘蛛痣各 1 枚,腹部膨隆,呈蛙状腹,腹壁静脉曲张,腹软,无压痛,肝肋下未触及,脾肋下 1 cm,质韧,腹部移动性浊音阳性。20 年前曾患病毒性乙型肝炎。

走进病房(病例3-9-2):
男性,27岁,自去年冬季以来每日发生空腹痛,进食后疼痛缓解,伴有恶心、打嗝、反酸,症状加重1周,因突然发生持续性剧烈腹痛2小时入院。

腹部是指胸部和骨盆之间的身体部分,横膈是其顶,骨盆是其底,前后周边是腹壁,中间是腹腔。腹腔器官主要有消化、泌尿、生殖、内分泌、血液、血管系统。

任务一 腹部的体表标志与分区

一、体表标志(图3-9-1)

1. 肋弓下缘 由8～10肋软骨连接构成,其下缘为体表腹部的上界,常用于腹部分区,肝、脾的测量及胆囊的定位。

2. 剑突 是胸骨下端的软骨,是腹部体表的上界,可作为肝脏测量的标志。

3. 脐 位于腹部中心,平对3～4腰椎间隙,可作为腹部四区分法及阑尾压痛点的定位标志。

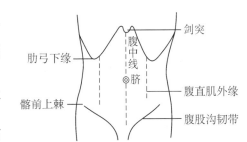

图3-9-1 腹部前面体表标志示意图

4. 髂前上棘 为髂嵴前方的突出点,为腹部九区法、阑尾压痛点、骨髓穿刺的定位标志。

5. 腹直肌外缘 相当于锁骨中线的延续,常为手术切口和胆囊压痛点定位。

6. 腹中线 为前正中线的延续,为腹部四分区法的垂直线。

7. 腹股沟韧带 是连接于髂前上棘与耻骨结节之间增厚的腹外斜肌肌腱,腹部体表的下界。

8. 肋脊角 背部两侧第12肋骨与脊柱的交角,为检查肾区叩击痛的位置。

9. 耻骨联合 为两耻骨的纤维软骨连接点,是腹部体表的下界。

二、腹部分区

1. 四分区法 以脐为中心,做一水平线和一垂直线,将腹部分为4个区。各分区及主要脏器分布情况如下。

(1) 右上腹:肝、胆、胰头、幽门、十二指肠、部分升结肠、结肠肝曲、部分横结肠、右肾及右肾上腺、腹主动脉、大网膜。

(2) 右下腹:盲肠、阑尾、部分升结肠、部分小肠、右输尿管、膨胀的膀胱、女性右侧卵巢及输卵管、男性右侧精索等。

(3) 左上腹:脾、肝左叶、胰体、胰尾、左肾及左肾上腺、胃、小肠、结肠脾曲、部分横结肠和降结肠、部分小肠、腹主动脉、大网膜。

(4) 左下腹:乙状结肠、部分降结肠、部分小肠、左输尿管、膨胀的膀胱、女性左侧卵巢及输卵管、男性左侧精索、女性增大的子宫。

2. 九分区法 由两条水平线和两条垂直线将腹部划为"井"字形的9个区。两条水平线分别为两肋弓下缘连线及两侧髂前上棘连线,两条垂直线分别为通过左、右髂前上棘至腹中线连线中点的垂直线。各分区(图3-9-2)及主要脏器分布情况(图3-9-3)如下。

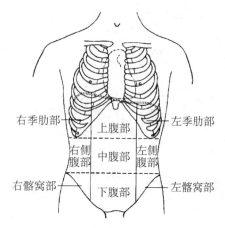

图 3-9-2 腹部体表九区法分区示意图

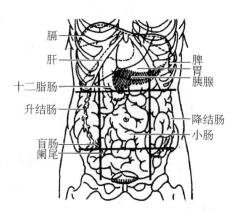

图 3-9-3 腹部体表九区法分区示意图

(1) 右上腹部(右季肋部):肝右叶、胆囊、结肠肝曲、右肾及右肾上腺。
(2) 右侧腹部(右腰部):升结肠、部分空肠、右肾下极。
(3) 右下腹部:盲肠、阑尾、回肠下段、女性右侧卵巢及输卵管、男性右侧精索。
(4) 上腹部:胃体、幽门、肝左叶、十二指肠、胰头、胰体、横结肠、腹主动脉、大网膜。
(5) 中腹部(脐部):十二指肠、空肠、回肠、下垂的胃或横结肠、肠系膜及淋巴结、输尿管、腹主动脉、大网膜。
(6) 下腹部:回肠、乙状结肠、输尿管、膨胀的膀胱、女性增大的子宫。
(7) 左上腹部(左季肋部):脾、胃、胰尾、结肠脾曲、左肾及左肾上腺。
(8) 左侧腹部(左腰部):降结肠、左肾下极、空肠、回肠。
(9) 左下腹部:乙状结肠、淋巴结、女性左侧卵巢及输卵管、男性左侧精索。

任务二 视 诊

腹部视诊时,注意室内温暖,充分暴露腹部,最好自然日光(或日光灯)。检查者位于被检查者的右侧,全面细致地观察,有时为观察腹部细小隆起或蠕动波,检查者可从侧面观察。腹部视诊内容包括:腹部外形、呼吸运动、腹壁静脉曲张、胃肠型及蠕动波等。

一、腹部外形

注意腹部外形是否对称,有无隆起或凹陷。健康成人仰卧位时,前腹壁处于肋缘和耻骨水平面或略低,称腹部平坦;肥胖者及小儿腹部外形高于肋缘和耻骨的水平面,称腹部饱满;腹部低平是指前腹壁低于肋缘和耻骨水平面或稍凹陷,见于老年人或消瘦者。倘若腹部明显膨隆,应注意病理性改变。

1. 腹部膨隆　仰卧位体位时,前腹壁明显高于肋缘至耻骨所在水平面,称腹部膨隆。生理性腹部膨隆见于妊娠、肥胖等;病理性腹部膨隆又可分为全腹膨隆与局部膨隆两种。

(1) 全腹膨隆:常见于腹水、腹内积气、腹内巨大包块等。①腹水:腹腔大量积液时,仰卧位两侧腹隆起明显,腹部扁平而宽,腹左右径大于胸廓横径,形似蛙状,称为蛙状腹,常见于肝硬化、心力衰竭、缩窄性心包炎等。②结核性腹膜炎时,腹部膨隆,脐部较突出,腹外形呈尖凸状,称为尖腹。③腹内积气,全腹膨隆呈球形,腹外形不随体位变化而改变,见于肠梗阻或肠麻痹导致的胃肠积气或胃肠穿孔所致气腹。④腹腔内巨大包块,如巨大卵巢囊肿、足月妊娠、畸胎瘤等,腹部膨隆呈球形。⑤严重肥胖,腹部膨隆为皮下脂肪过多、腹壁增厚所致,特点为脐部凹陷明显。

全腹膨隆时,为观察其程度和变化,常需测量腹围。方法为:让患者排尿后仰卧,用软尺经脐绕腹一周,测得的周长即为腹围(脐周腹围),还可测其腹部最大周长(最大腹围),同时记录,动态测量,观察腹腔内容物(如腹水)的变化。

(2) 局部膨隆:常见于局部器官肿大、肿瘤、炎症包块、胃肠胀气、腹壁疝等引起。如右上腹膨隆多见于肝大、胆囊肿大等;左上腹膨隆多见于脾大;上腹中部膨隆见于幽门梗阻、胃扩张、肝癌等;下腹膨隆见于妊娠子宫、子宫肌瘤、膀胱尿潴留等;脐部膨隆见于脐疝、腹部炎症性包块;右下腹膨隆见于回盲部肿瘤、结核等;左下腹膨隆见于乙状结肠癌、降结肠癌等。

2. 腹部凹陷　仰卧位体位时,前腹壁明显低于肋缘至耻骨所在水平面或稍凹陷,称腹部凹陷。

(1) 全腹凹陷:见于脱水和消瘦者。严重时前腹壁凹陷几乎贴近脊柱,肋弓、髂嵴和耻骨联合显露,腹外形如舟状,称舟状腹,见于恶性肿瘤、结核病等慢性消耗性疾病。

(2) 局部凹陷:见于腹壁外伤手术瘢痕收缩或术后切口疝等。

二、呼吸运动

腹壁随呼吸而上下起伏,称为腹式呼吸运动。男性及儿童以腹式呼吸为主,女性以胸式呼吸为主;腹式呼吸减弱见于大量腹水、腹腔内巨大肿块、妊娠、膈肌腹肌麻痹等;腹式呼吸消失见于急性胆囊穿孔、胃肠穿孔、急性腹膜炎等;腹式呼吸增强见于肺与胸膜疾病导致胸式呼吸受限制,使腹式呼吸代偿性增强。

三、腹壁静脉

正常人腹壁静脉一般不明显,部分消瘦或皮肤白皙者,腹壁静脉常隐约可见。若腹壁静脉明显显露、变粗迂曲,称腹壁静脉曲张,见于上、下腔静脉阻塞或门静脉高压引起侧支循环建立所致。正常时脐水平线以上的腹壁静脉血流自下而上,脐水平线以下的腹壁静脉血流自上而下。

1. 检查方法　选择一段无分支的腹壁曲张静脉,检查者将一手示指和中指并拢压在该静脉上,然后其中一手指紧压静脉向外滑动,至一定距离,两指间静脉血已排空,此时抬起一手指,另一手指仍紧压静脉不动,若静脉迅速被充盈,提示血流方向是流向紧压不动的手指;再以同法交替检查作比较判断血流方向(图3-9-4)。

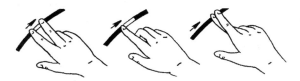

图3-9-4　检查静脉血流方向手法示意图

2. 血管阻塞部位判断　①门静脉高压时,血流方向以脐为中心,脐水平以上血流方向自下而上,脐水平以下血流方向自上而下与正常人血流方向相同(图3-9-5),压力明显增高,可见曲张静脉迂曲,其血流方向以脐为中心向四周放射状分布,呈水母头状(或海蛇头样);②下腔静脉阻塞时,曲张静脉大多分布于腹壁两侧,腹壁静脉血流方向自下向上(图3-9-6);③上腔静脉阻塞时,腹壁静脉血流方向为自上向下。

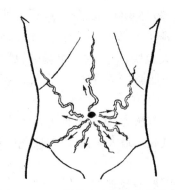 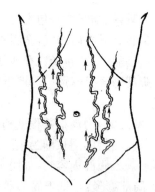

图 3-9-5 门静脉高压腹壁浅静脉血流分布和方向　　图 3-9-6 下腔静脉阻塞腹壁浅静脉血流分布和方向

四、胃肠型及蠕动波

正常人腹部一般看不到胃和肠的轮廓及蠕动波,体型消瘦者在胃肠蠕动增强时偶尔在腹壁可见蠕动波。胃肠梗阻时,梗阻上端胃肠道,因胀气膨隆或平滑肌收缩痉挛,在腹壁可见到相应的轮廓,称胃型或肠型。为克服梗阻阻力,胃肠蠕动加强,在腹壁可见到相应的蠕动波。胃蠕动波及胃型多在左上腹;小肠蠕动波及肠型多见于脐周;肠麻痹时,蠕动波消失。

病例 3-9-1 查房提问:

1. 该患者腹部视诊有哪些异常体征?为什么?

任务三　听　诊

腹部主要听诊内容有:肠鸣音、振水音、血管杂音。

一、肠鸣音

肠鸣音是指在肠蠕动时,肠腔内气体和液体随之流动而产生一种断断续续的咕噜声,称肠鸣音。正常情况下,肠鸣音 4～5 次/分,全腹均可听到,常选择脐周作为听诊部位,听诊持续时间至少 1 分钟。应注意肠鸣音频率、性质。常见的异常肠鸣音如下。

1. **肠鸣音活跃**　是指肠鸣音频率大于 10 次/分以上,但其音调不是特别响亮,称肠鸣音活跃。见于饥饿、急性胃肠炎、消化道大出血、服用泻药后等。

2. **肠鸣音亢进**　是指肠鸣音次数增多,且响亮、高亢,甚至呈叮当声或金属声,称肠鸣音亢进。见于机械性肠梗阻。

3. **肠鸣音减弱**　是指肠鸣音明显减少,甚至数分钟才能听到 1 次,称肠鸣音减弱。见于便秘、胃肠动力低下、腹膜炎、低钾血症等。

4. **肠鸣音消失**　是指持续听诊腹部 3～5 分钟未听到肠鸣音,称肠鸣音消失。见于急性腹膜炎、麻痹性肠梗阻、腹部大手术后。

二、振水音

振水音是指听到胃内气体与液体相互撞击而发出的"哐啷、哐啷"的声音,称为振水音。

1. **检查方法**　嘱被检查者仰卧位,检查者将耳贴近被检查者上腹部或将听诊器体件放于上腹部,检查者用右手4指稍弯曲,连续快速冲击被检查者上腹部,也可以双手左右摇晃被检查者上腹部,并仔细听诊分辨是否有振水音。

2. 临床意义　正常人饱餐后或饮大量液体后可有振水音出现,但在清晨空腹、餐后6～8小时以上仍可闻及振水音,提示胃内有液体潴留,见于胃扩张或幽门梗阻等。

三、血管杂音

正常人腹部听诊无血管杂音。

1. 动脉性杂音　①腹主动脉瘤常于中腹部闻及收缩期杂音,并可触及搏动性包块;②腹主动脉狭窄常于中腹部闻及收缩期杂音,并可伴下肢血压低于上肢血压;③肾动脉狭窄常于左、右上腹部闻及收缩期杂音,常伴有肾性高血压。

2. 静脉性杂音　为一种连续的嗡鸣音、较柔和,伴脐周有腹壁静脉明显曲张,多提示门静脉高压侧支循环的形成。

> **病例3-9-1查房提问:**
> 2.该患者腹部听诊有哪些异常体征?为什么?

任务四　触　诊

触诊是腹部检查重要的方法之一。触诊检查主要内容包括:腹壁紧张度、压痛、反跳痛、腹腔内器官、腹部包块等。

触诊检查时,要求被检查者低枕仰卧位,两臂自然放于身体两侧,双下肢屈曲稍分开,使腹部肌肉放松,作张口缓慢腹式呼吸,使膈下脏器上下移动以便检查。检查者立于被检查者右侧,触诊手要温暖,动作要轻柔,由浅到深,由轻到重,一般自左下腹开始,以逆时针方向触诊,先触诊健侧,再触诊患侧。边触诊边与之交谈,并随时观察被检查者的反应与表情。

一、腹壁紧张度

正常人腹壁有一定的张力,但触之柔软,较易压陷,称腹壁柔软。腹壁紧张度可有以下病理性改变。

1. 腹壁紧张度增加　是指触诊腹壁腹肌收缩,甚至痉挛,变韧、变硬有抵抗,称腹肌紧张(或肌卫感)。见于腹膜炎。

(1) 全腹紧张度增加:通常为腹腔内炎症、刺激性病变累及全腹,见于:①胃肠穿孔、脏器破裂所致的急性弥漫性腹膜炎,其特点为腹壁明显紧张,触之强直,硬如木板,称板状腹;②结核性、癌性腹膜炎,其特点为腹壁柔韧有抵抗,不易压陷,触之如揉面团样,称揉面感或柔韧感。

(2) 局部腹壁紧张度增加:通常为腹腔内炎症、刺激性病变仅累及腹腔局部所致。如右上腹肌紧张度增高,见于急性胆囊炎;右下腹肌紧张增高,见于急性阑尾炎等。

腹壁紧张程度与腹腔内炎症或刺激性病变的刺激强度成正比,腹壁紧张所涉及范围与腹腔内炎症或刺激性病变所波及的范围成正比。

2. 腹壁紧张度减弱　是指触诊腹部时,腹壁松弛无力,缺乏张力,失去弹性,称腹壁紧张度减弱。见于经产妇、年老体弱者、慢性消耗性疾病、大量放腹水后等。

二、压痛和反跳痛

正常腹部触诊时不引起疼痛,深压时才有不适感。

1. **压痛** 是指检查者用1~2手指由浅入深按压腹部,发生疼痛者称腹部有压痛。一般压痛部位常提示病变所在部位(图3-9-7)。腹部压痛可为腹壁病变及腹腔内病变两种。若为腹壁病变,则抓捏腹壁或嘱被检查者将腿伸直仰卧抬头抬肩时按压腹部疼痛加剧;若病变来自腹腔内,此时腹部压痛可明显减轻或消失。腹部痛点与特定疾病的关系,如位于右侧腹直肌外缘与肋弓下缘交界处的胆囊点压痛常提示胆囊病变,位于脐与右髂前上棘中外1/3交界处的McBurney点压痛,常提示阑尾病变。

2. **反跳痛** 是指触诊检查压痛阳性,检查者的手指此时保持压力不变,并稍停片刻,使疼痛的感觉趋于稳定,然后将施压的手指快速撤离,若被检查者感觉疼痛骤然加剧,并伴痛苦表情或呻吟,称为反跳痛,见于腹腔内脏器病变累及壁腹膜。腹膜炎患者常有腹肌紧张、压痛及反跳痛,称为腹膜刺激征。

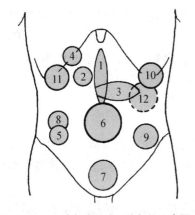

图3-9-7 腹部常见病压痛部位示意图

1. 胃炎、胃溃疡;2. 十二指肠病变;
3. 胰腺炎;4. 胆囊炎;5. 阑尾炎;6. 小肠疾病;7. 膀胱炎;8. 回盲部炎症;9. 乙状结肠疾病;10. 脾、结肠脾曲病变;
12. 胰腺炎的腰部压痛点

三、脏器触诊

脏器触诊包括:肝脏、脾脏、胆囊、膀胱等。

1. **肝脏触诊** 嘱被检查者仰卧位,膝关节屈曲,腹壁肌肉放松,配合腹式呼吸使肝脏随膈肌上下移动,有利于肝脏触诊。

(1) 触诊方法:①单手触诊法:检查者将右手平掌指关节伸直,4指并拢,紧贴于腹壁,放在右锁骨中线估计肝下缘的下方(或平脐处开始),以示指、中指端及示指指腹触诊肝脏,采用深部滑行触诊法进行触诊。最好配合腹式呼吸,深吸气时,腹壁隆起,手指向上迎触下移的肝脏;深呼气时,腹壁松弛下陷,指端随之压向深部。如此反复,自下而上逐渐触向肋缘,直至触及肝脏边缘或肋缘为止。同样手法在前正中线上,触诊肝左叶。触及肝脏者,需分别测量和记录在右锁骨中线及前正中线上,肝脏下缘至肋缘或剑突部的距离(cm);②双手触诊法:检查者右手操作同单手触诊法,左手同时置于被检查者的右后季肋部。左手向上托起,配合触诊,使肝脏下缘紧贴前腹壁更利于被触及(图3-9-8)。

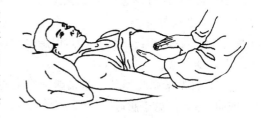

图3-9-8 肝脏触诊方法示意图

(2) 触及肝脏应注意事项

1) 大小:正常成人在右锁骨中线触不到肝脏下缘,部分无力型者于深吸气时可触及,但不大于1 cm,剑突下多在3 cm以内。超过上述标准,如肝上界正常或上移,提示肝脏体积增大。弥漫性肝大,见于病毒性肝炎、肝淤血、脂肪肝等;局限性肝大,见于肝癌、肝脓肿、肝囊肿等。

2) 质地:肝脏质地分为质软、质韧、质硬3级。质软如触口唇,见于正常肝脏;质韧如触鼻尖,见于慢性肝炎、肝淤血、脂肪肝;质硬如触前额,见于肝癌、肝硬化。

3) 表面及边缘:正常肝脏表面光滑,边缘整齐、厚薄一致。肝脏表面呈结节状不均匀,边缘锐薄不整齐,见于肝硬化、肝癌;肝脏表面光滑,边缘圆钝,见于肝淤血、脂肪肝。

4) 压痛:正常肝脏无压痛。肝炎、肝淤血、肝脓肿时,可因肝包膜有炎症反应或受牵拉而有肝脏压痛。

(3) 临床常见肝脏疾病触诊特征:①急性肝炎,轻度肝大,表面光滑,边缘钝,质稍韧;②肝淤血,肝大明显,表面光滑,边缘圆钝,质韧,有压痛。见于右心功能衰竭;③肝硬化,早期肝脏肿大,晚期体积缩小,质较硬,表面不光滑,边缘锐而不整齐,无压痛。④肝癌,肝大,质硬如石,表面结节大小不等或呈巨块,边缘不整,压痛明显。⑤肝脓肿,触诊可呈囊性感,压痛明显。

2. 脾脏触诊　正常人脾脏不能触及。被检查者仰卧,双腿稍屈曲,检查者位于被检查者右侧。

(1) 触诊方法:可分为单手触诊法或双手触诊法两种。①单手触诊法:检查者将右手平掌指关节伸直,4 指并拢,紧贴于腹壁,放在左上腹以示指、中指端及示指指腹触诊脾脏,采用深部滑行触诊法进行触诊,常用于脾脏明显肿大且位置较表浅时。②双手触诊法:检查者左手掌置于左胸下部第 9~11 肋处,将脾脏由后向前托起,右手掌平放于脐部,与肋弓大致呈垂直方向,同单手触诊法,配合呼吸,直至触到脾缘或左肋缘为止,常用于轻度脾大,位置较深时(图 3-9-9)。轻度脾大仰卧位不易触及时,可嘱被检查者取右侧卧位,右下肢伸直,左下肢屈曲,此时采用双手触诊法可能触及肿大脾脏。

(2) 触及脾脏应注意其大小、质地、表面情况、有无压痛及摩擦感等。

(3) 脾脏肿大的测量方法(图 3-9-10):左锁骨中线与左肋缘交点至脾下缘的垂直距离为"第 1 线";左锁骨中线与左肋缘交点至脾脏最远点的距离为"第 2 线";脾脏右缘至前正中线的垂直距离为"第 3 线",若脾脏高度肿大向右超过前正中线,以"+"表示;若未超过前正中线,则以"-"表示。分别以厘米记录。

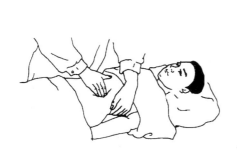
图 3-9-9　脾脏双手触诊示意图

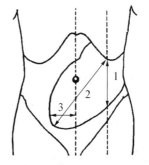
图 3-9-10　脾大测量方法示意图

(4) 脾脏肿大分度:①轻度脾大:深吸气时,脾脏下缘不超过左锁骨中线与肋缘交点的垂直距离 2 cm 者;②中度脾大:深吸气时,脾脏下缘超过左锁骨中线与肋缘交点的垂直距离 2 cm,但在脐水平线以上者;③高度脾大:深吸气时,脾脏边缘超过脐水平线或向右超过前正中线者,称巨脾。

(5) 脾脏肿大临床意义:①感染,如急性感染性疾病伤寒、病毒性肝炎、败血症等,脾脏轻度肿大,质地较柔软,而慢性感染性疾病如疟疾、黑热病、血吸虫病等,脾脏肿大明显,质较韧;②脾脏淤血,如门静脉高压症,脾脏可中度肿大,质地较韧;③血液系统疾病,如慢性粒细胞白血病、淋巴瘤、慢性溶血性黄疸等,脾脏肿大明显,质地较硬。

3. 胆囊触诊

(1) 胆囊触诊方法:可采用单手深部滑行触诊法或钩指触诊法。正常人胆囊位于肝脏的胆囊窝内,不能被触及。胆囊肿大时,可超出肝脏下缘及肋缘,在腹直肌外缘与右肋缘下可触及。触及肿大的胆囊呈梨形或卵圆形,张力较高,可随呼吸而上下移动。若伴明显压痛者,常见于急性胆囊炎;而不伴压痛者,见于壶腹周围癌;若伴实性感、轻度压痛,见于胆囊结石或胆囊癌。

(2) 胆囊触痛征:检查者将左手掌平放于被检查者的右肋缘,左拇指放在腹直肌外缘与肋弓交界处,取被检查者深呼气末,左拇指按压腹壁,再嘱其缓慢深吸气,若在吸气过程中,突然屏气并主诉疼痛加剧,称为 Murphy 征阳性,见于急性胆囊炎(图 3-9-11)。

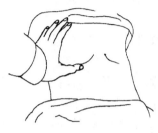

图 3-9-11　Murphy 征检查手法

4. 膀胱触诊　膀胱触诊多采用单手深部滑行触诊法触诊。嘱被检查者排空膀胱、仰卧位、双下肢屈曲,检查者站在被检查者右侧,以左手自脐水平开始向耻骨联合方向进行触诊。正常膀胱空虚时隐于盆腔内不能触及。尿潴留时,触之呈圆形,有囊性感,不能用手推移,按压时有憋胀感及尿意,排尿或导尿术后消失,借此可与妊娠子宫、卵巢囊肿等鉴别。尿液潴留见于前列腺肥大、截瘫、昏迷病人、腰椎或骶椎麻醉术后。

> **病例 3-9-1 查房提问:**
> 3. 该患者腹部触诊有哪些异常体征?为什么?

任务五　叩　诊

腹部叩诊包括:腹部正常叩诊音、肝脏叩诊、脾脏叩诊、移动性浊音、肋脊角叩击痛、膀胱叩诊等。用于检查腹腔内器官的大小、位置、叩击痛,以及腹腔肿物、积气、积液及胃肠道充气情况等。腹部叩诊主要采用间接叩诊法。

一、腹部叩诊音

腹部正常情况下,除肝脏、脾脏区域叩诊为浊音外,其余部位均为鼓音区。肝脏、脾脏等器官明显肿大、腹腔内巨大肿瘤、大量腹水时,鼓音区范围缩小;胃肠道高度胀气、胃肠穿孔或人工气腹时,鼓音明显、范围增大。

二、肝脏叩诊

用于检查肝脏的位置、浊音界大小及有无叩击痛。

1. **肝界叩诊方法**　嘱被检查者平卧,平静呼吸,检查者站在被检查者右侧,叩诊肝上界时,沿右锁骨中线由肺部清音区向下逐一肋间叩诊,当叩诊音由清音转为浊音时,即为肝上界,又称肝相对浊音界(肝脏表面遮盖部分肺组织);继续向下叩诊 1~2 肋间,则浊音转为实音,称肝绝对浊音界(即肝脏表面无肺遮盖);继续向下叩诊,当叩诊音由实音变浊音(肝脏与部分胃、结肠空腔器官重叠）、再由浊音变鼓音（只有胃、结肠空腔器官）时，即为肝下界。但肝下界多采用触诊确定，因肝下缘较薄，且与胃、结肠等空腔脏器重叠（使叩诊肝下界通常较实际肝下界偏高），叩诊肝下界不如触诊准确。肝上界与肝下界之间的距离称肝脏上下径，一般为 9~11 cm。

2. 肝浊音界变化的临床意义　①生理改变：肝的上下界位置受体型等因素影响，匀称体型者的正常肝上界位于右锁骨中线上第5肋间，下界位于右肋下缘；矮胖体型者、大量腹水及妊娠妇女肝上、下界均可上移一个肋间；瘦长体型者则可下移一个肋间。②病理改变：肝浊音界扩大见于肝癌、肝脓肿、肝炎、肝淤血及多囊肝等；肝浊音界缩小见于肝硬化、急性肝坏死、胃肠胀气等；肝浊音界上移可见于右肺纤维化、右下肺不张等；肝浊音界下移可见于肺气肿、右侧气胸等；肝浊音界消失而代之以鼓音，是胃肠道穿孔气腹的重要征象。

3. 肝区叩击痛　检查者左手掌平放于肝区所在部位，右手握空心拳，以中等度力量叩击左手手背。正常人肝区无叩击痛，阳性者见于肝炎、肝脓肿、肝淤血等。

三、移动性浊音

随体位的变动而出现腹部浊音区变化的现象，称移动性浊音，见于腹腔内有大量游离液体（1 000 ml 以上）。检查方法：嘱被检查者取仰卧位，此时，两侧腹部聚积较多的液体，叩诊呈浊音，中腹部有肠袢浮于液体表面，叩诊呈鼓音；再取左侧卧位，左侧腹部聚积液体较多，转为浊音，而右侧腹部有肠袢浮于液体表面，转为鼓音（图 3-9-12）；同理再取右侧卧位叩诊，则右侧腹部为浊音，左侧腹部转为鼓音。见于各种原因引起的大量腹腔液，如肝硬化腹水、结核性腹膜炎等。正常人无移动性浊音。

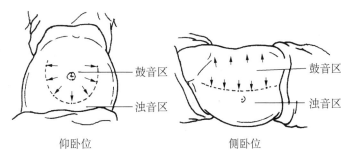

图 3-9-12　移动性浊音示意图

四、肋脊角叩击痛

检查方法：嘱被检查者取坐位或侧卧位，检查者用左手掌平放在被检查者的肋脊角处，右手握空心拳，以中等度力量向左手手背进行叩击。正常人肋脊角叩击无疼痛（叩击痛阴性）。叩击痛阳性，见于肾脏病变，如肾盂肾炎、肾炎、肾结石、肾结核、肾周围炎等。

五、膀胱叩诊

膀胱排空时，隐于耻骨联合下，下腹部叩诊应呈鼓音。当膀胱充盈时，在耻骨联合上方可叩得圆形浊音区。排尿或导尿术后，则浊音区转为鼓音，临床意义同膀胱触诊。

病例 3-9-1 查房提问：
4. 该患者腹部叩诊有哪些异常体征？为什么？
5. 该患者最可能诊断为什么病？

病例 3-9-2 查房提问：
1. 该患者腹部检查有哪些异常体征？
2. 该患者最可能诊断为什么病？

目标检测试题

1. 仰卧位时，前腹壁大致位于肋缘至耻骨联合同一平面称
   A. 腹部低平　　　　B. 腹部平坦　　　　C. 腹部饱满
   D. 腹部膨隆　　　　E. 腹部凹陷

2. 仰卧位时腹部呈蛙腹状见于
   A. 巨大腹部肿块　　B. 妊娠晚期　　　　C. 大量腹腔积液
   D. 胃肠胀气　　　　E. 卵巢囊肿

3. 腹壁曲张静脉的血流方向以脐为中心向四周放射，见于
   A. 门静脉高压　　　B. 下腔静脉阻塞　　C. 上腔静脉阻塞
   D. 门静脉和下腔静脉阻塞　　E. 上、下腔静脉阻塞

4. 触诊腹部揉面感常见于
   A. 化脓性腹膜炎　　B. 急性弥漫性腹膜炎　　C. 急性胆囊炎
   D. 结核性腹膜炎　　E. 急性阑尾炎

5. 腹部触诊出现反跳痛表示炎症已
   A. 累及壁腹膜　　　B. 波及大网膜　　　C. 累及脏腹膜
   D. 波及邻近脏器　　E. 并发穿孔

6. 在右锁骨中线上叩诊肝上下径为
   A. 11～13 cm　　　　B. 10～12 cm　　　　C. 9～11 cm
   D. 8～11 cm　　　　E. 7～9 cm

7. 可叩出移动性浊音，表明腹腔内游离液体至少在
   A. 600 ml　　　　　B. 800 ml　　　　　C. 1 000 ml
   D. 1 200 ml　　　　E. 1 500 ml

8. 女性，32 岁。昨日后半夜至今晨上腹部饱胀不适、疼痛伴恶心。体格检查：上腹部见胃型和蠕动波。最可能的病情是
   A. 幽门梗阻　　　　B. 麻痹性肠梗阻　　C. 急性腹膜炎
   D. 大量腹腔积液　　E. 气腹

9. 女性，38 岁。因急性上腹痛 6 小时入院。体格检查：脐与右髂前上棘连线的中、外 1/3 交界处有压痛。首先考虑
   A. 胆石症　　　　　B. 急性阑尾炎　　　C. 右侧卵巢囊肿
   D. 十二指肠溃疡穿孔　　E. 右侧输尿管结石

10. 男性，52 岁。因食欲缺乏、腹胀、双下肢水肿 2 周入院。体格检查：双下肢水肿，腹部膨隆，移动性浊音阳性，肝右肋下 1 cm，质地Ⅱ度，表面有结节。下列哪种情况可能性大
    A. 肝硬化腹水　　　B. 急性腹膜炎　　　C. 肾性水肿
    D. 心源性水肿　　　E. 营养不良

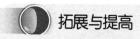 拓展与提高

消化系统常见疾病的主要体征

一、消化性溃疡体征

1. 视诊　体型消瘦，腹上角小于90°，大出血时皮肤、黏膜苍白。
2. 触诊　在溃疡活动期，上腹部常有局限性压痛点，胃溃疡偏左，十二指肠溃疡偏右，后壁溃疡穿孔者背部可有明显压痛。
3. 叩诊　多无特殊变化。
4. 听诊　多无特殊变化。

二、急性腹膜炎

1. 视诊　呈急性危重病容，表情痛苦，全身冷汗，面色灰白，皮肤黏膜干燥，眼球内陷等，双下肢屈曲，强迫仰卧体位，呼吸浅快，腹式呼吸受限（减弱或消失），出现肠麻痹者可见全腹膨隆。
2. 触诊　可有典型的腹膜刺激征：压痛、反跳痛、腹肌紧张，局限性腹膜炎时腹膜刺激征限于局部，弥漫性腹膜炎则遍及全腹。
3. 叩诊　腹腔内有较多液体渗出时，可出现移动性浊音阳性；胃肠道穿孔时，因有气体游离于腹腔内，叩诊肝浊音界缩小或消失。
4. 听诊　听诊肠鸣音减弱或消失。

三、肝硬化

1. 视诊　面色灰暗，皮肤及巩膜黄染，蜘蛛痣和肝掌，腹壁静脉曲张，腹水量多者腹式呼吸减弱，全腹膨隆呈蛙腹状。
2. 触诊　肝早期肿大，后期缩小，表面不光滑，质地变硬，脾大，下肢可陷性水肿。
3. 叩诊　移动性浊音阳性。
4. 听诊　门静脉高压侧支循环的建立与开放，在脐周腹壁静脉曲张处可闻及静脉嗡鸣音。

四、肠梗阻

1. 视诊　脱水貌，呼吸急促，表情痛苦，全腹膨隆，机械性肠梗阻可见肠型及蠕动波。
2. 触诊　腹壁肌紧张度增高伴压痛，脉搏细速，绞窄性肠梗阻可有反跳痛。
3. 叩诊　腹部鼓音区扩大。
4. 听诊　机械性肠梗阻肠鸣音亢进，呈金属音，麻痹性肠梗阻肠鸣音减弱或消失。

（马　琼）

项目十 脊柱与四肢检查

学习目标

1. 学会脊柱弯曲度、脊柱活动度、脊柱压痛与叩击痛检查的方法;能叙述脊柱叩击痛的临床意义。
2. 学会匙状甲、杵状指的检查;能叙述匙状甲、杵状指的临床意义。

学习任务

1. 项目任务　学会对脊柱与四肢检查的方法;具备对脊柱与四肢健康状况异常临床意义判断的能力。
2. 工作任务流程图

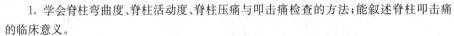

学习所需设备、用物

序号	分类	名称	数量
1	器材	叩诊锤	10 把

走进病房(病例 3-10-1)

患者,女性,32 岁,膝关节酸痛 1 月余,伴功能障碍 1 周入院。患者自 1 月前起感右膝关节酸痛,渐加重。自半月前起左膝关节也有酸痛,右膝关节有肿胀、皮肤发红、疼痛明显。1 周前肿胀明显加重,行走困难入院。平时常有扁桃体炎、咽炎、腕和膝关节疼痛。体格检查:T 37.6℃,左膝及右膝关节局部红肿、压痛明显,浮髌试验阳性。实验室检查:尿蛋白(+),血白细胞 3.7×10^9/L,血沉 45 mm/h,ASO 600 u,LE 细胞(-)、抗 sm 抗体(-)。

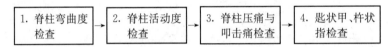

任务一　脊柱检查

脊柱由颈椎、胸椎、腰椎、骶椎构成,是支撑体重、维持人体正常姿势的重要支柱。脊柱病变时,主要表现为疼痛,姿势或形态异常及活动度受限等。检查内容包括:脊柱弯曲度、活动度、压痛和叩击痛等。

一、脊柱弯曲度

1. **检查方法** 嘱被检查者取坐位或直立位,双臂自然下垂,检查者用拇指逐一按压脊椎棘突,自上而下,用力适当,致皮肤发红,呈一条红色充血线,以此痕迹判断脊柱是否有侧弯。正常人站立位时,脊柱无侧弯。此外,脊柱侧面观有4个生理性弯曲,即颈段稍向前凸,胸段稍向后凸,腰段向前凸起,骶段明显后凸,脊柱侧面观呈"S"形。

2. **病理性弯曲** 常见的有脊柱后凸、脊柱前凸、脊柱侧凸。

(1) 脊柱后凸:脊柱过度向后弯,称脊柱后凸。多发生于胸椎,见于佝偻病、胸椎结核、强直性脊柱炎、脊椎退行性变、脊柱骨折等,而形成"驼背"。

(2) 脊柱前凸:脊柱过度向前弯,称脊柱前凸。多发生于腰椎,见于晚期妊娠、大量腹水、腹腔内巨大肿瘤等。

(3) 脊柱侧凸:脊柱偏离正中线向左或向右偏移,称脊柱侧凸。见于椎间盘突出、胸膜粘连、肩或胸廓畸形及儿童姿势不良性侧凸等。

二、脊柱活动度

检查时嘱被检查者做前屈、后伸、侧弯及旋转等动作,可观察到脊柱活动度及有无异常改变,检查时与正常人进行对比。正常人脊柱有一定活动度,颈段、腰段活动度最大,胸段活动度较小,骶段几乎不活动。脊柱各段活动度障碍见于软组织损伤、骨折、关节脱位、椎间盘突出及椎体损伤、破坏(由外伤、结核、肿瘤引起)等。

三、脊柱压痛和叩击痛

1. **压痛** 检查方法:被检查者取端坐位,身体稍前倾。检查者以右手拇指从第1颈椎棘突开始,自上而下,逐个按压脊柱棘突及椎旁肌肉。正常人无压痛。如有压痛,提示压痛部位即为病变所在,见于椎体或椎旁软组织病变。

2. **叩击痛** 检查方法:①直接叩诊法,检查者用叩诊锤或中指直接叩击各椎体棘突,观察有无疼痛;②间接叩诊法,被检查者取坐位,检查者用左手掌置于被检查者头顶,右手握空心拳,叩击左手背。如脊柱有病变,相应部位会出现疼痛,称脊柱传导痛。

3. **临床意义** 正常脊柱无压痛及叩击痛,压痛及叩击痛阳性见于脊椎结核、骨折、椎间盘脱突出等。

任务二 四肢检查

检查内容包括:形态异常、运动功能障碍。正常人四肢与关节左右对称、形态正常、活动不受限。

一、形态异常

1. **匙状指(反甲)** 是指指甲中部凹陷、边缘翘起、指甲变薄、表面有条纹呈匙状,称匙状指(图3-10-1)。见于缺铁性贫血、高原疾病等。

2. **杵状指(趾)** 表现为末端指(趾)节明显增厚增宽呈杵状膨大,称杵状指(趾)(图3-10-2)。见于支气管扩张、肺脓肿、慢性阻塞性肺

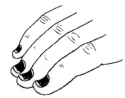

图3-10-1 匙状指

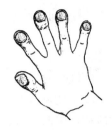

图3-10-2 杵状指

气肿、肺癌、发绀型先天性心脏病、感染性心内膜炎等。原因可能与肢端慢性缺氧、代谢障碍和中毒损害有关。

3. 指关节变形　①梭形关节：是指指间关节组织增生、肿胀，关节呈梭形畸形，称梭形关节，重者活动受限、手指及腕部向尺侧偏移，见于类风湿关节炎。②爪形手：是指因掌指骨间肌及大小鱼肌萎缩，使手指呈鸟爪样，称爪形手，见于尺神经损伤、进行性肌萎缩。

4. 膝关节变形　检查膝关节时应充分暴露局部，两侧膝关节对比观察，若膝关节有红、肿、热、痛及运动障碍，见于急性膝关节炎症。若膝关节腔有积液时，触诊可有浮髌现象。

5. 膝内、外翻畸形　正常人两脚并拢时，双膝和双踝可靠拢。膝内翻是指在两下肢自然伸直或站立时，双足内踝能相碰而两膝不能靠拢，双膝向内形成角度，呈"O"形腿（图3-10-3）。膝外翻是指在两下肢自然伸直或站立时，两膝能相碰，双足内踝分离而不能靠拢（双踝分离），呈"X"形腿（图3-10-4）。见于小儿佝偻病。

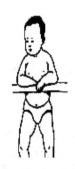
图3-10-3　膝内翻

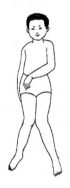
图3-10-4　膝外翻

6. 足内、外翻畸形　是指足呈固定于内翻、内收位或外翻、外展位。足内翻见于先天性马蹄内翻足、小儿麻痹后遗症等，足外翻见于胫前胫后肌麻痹。

二、运动功能障碍

嘱被检查者做主动运动或被动运动，观察各关节的活动幅度。各关节正常活动范围如下。

（1）肩关节：外旋30°，内旋90°，肩胛骨不动外展可达90°，前屈可达135°，后伸可达45°，内收肘部可达正中线。

（2）肘关节：只可作屈伸运动。正常肘关节屈曲130°～150°，过伸5°～10°。

（3）腕关节：以腕关节、手、前臂在一直线上视为0°，将被检查者前臂处于旋前位，以一手握持，另一手轻轻将腕关节向下屈曲，正常人可达50°～60°；再让被检查者腕关节背伸，正常为30°～60°。被检查者前臂旋前，检查者以一手握住前臂，让被检者手像其身体方向活动（即内收），然后向离开身体方向活动（即外展），正常人内收25°～30°，外展30°～40°。

（4）指关节：嘱被检查者屈曲远指关节和近指关节，做爪状、握拳、以拇指去碰触小指，而小指保持不动。正常者各指关节可伸直，屈指可握拳。

（5）髋关节：被检查者取仰卧位，两下肢伸直平放，检查者将一侧下肢自中立位越过另一侧下肢向对侧活动，正常者可内收20°～30°。将一侧下肢自中立位向外移，远离躯体正中线，正常可外展30°～45°。检查者用一手按压髂嵴，另一手将屈曲的膝关节推向前胸，正常可屈曲

130°～140°。被检查者取俯卧位,检查者用一手按压臀部,另一手握住小腿下端,屈膝 90°向后上提,正常后伸可达 15°～30°。

(6) 膝关节:正常膝关节屈曲可达 120°～150°,膝关节能完全伸直,甚至可过伸位 5°～10°。

(7) 踝关节:正常踝关节背伸 20°～30°,跖屈 40°～50°,内翻、外翻各 35°。

若被检查者上述关节活动达不到各自的活动幅度时,称关节运动障碍。见于关节炎、外伤、肿瘤、退行性变性等,导致疼痛、肌肉痉挛、周围组织粘连等,使其主动运动、被动运动范围受限。

病例 3-10-1 查房提问:
1. 该患者哪些阳性体征表现最突出?可能是什么病?
2. 该患者还应进一步检查哪些内容?为什么?
3. 试问该患者的护理诊断是什么?

目标检测试题

1. 匙状甲常见于
   A. 慢性肺脓肿　　　　B. 支气管肺癌　　　　C. 支气管扩张
   D. 肝硬化　　　　　　E. 缺铁性贫血
2. 梭形关节见于
   A. 进行性肌萎缩　　　B. 尺神经损伤　　　　C. 风湿性关节炎
   D. 类风湿性关节炎　　E. 脊髓空洞症
3. 爪形手见于
   A. 尺神经损伤　　　　B. 类风湿性关节炎　　C. 桡神经损伤
   D. 风湿性关节炎　　　E. 风湿热
4. 脊柱前凸好发于
   A. 颈椎　　　B. 胸椎　　　C. 腰椎　　　D. 骶椎　　　E. 尾椎

(叶建峰)

项目十一

神经系统检查

学习目标
1. 学会生理反射的检查方法;能叙述生理反射的组成及生理反射消失的临床意义。
2. 学会病理反射的检查方法;能叙述病理反射的组成及病理反射的临床意义。
3. 学会脑膜刺激征的检查方法;能叙述脑膜刺激征的组成及脑膜刺激征的临床意义。

学习任务
1. 项目任务　学会对神经系统检查的方法;具备对神经系统健康状况异常临床意义判断的能力。
2. 工作任务流程图

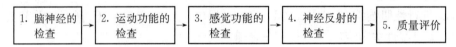

学习所需设备、用物

序号	分类	名称	数量
1	实训室	病房	1间
2	实训室	诊断床	10张
3	器材	叩诊锤	10把
4	器材	棉签	50根
5	器材	手电筒	10支

走进病房(病例3-11-1)
患者,男性,55岁。当天下午工地劳动时,突然出现剧烈头痛,跌倒在地,口齿不清,送当地医院。患者曾有高血压病史18年。体格检查:神志不清,颈部抵抗,左侧上下肢肌力0级。

神经系统检查主要包括脑神经、运动神经、感觉神经、神经反射以及自主神经的检查。神经系统检查部分内容需要被检查者充分配合,检查时应注意耐心、细致、全面。

任务一　脑神经

脑神经共12对,其中Ⅰ、Ⅱ、Ⅷ为感觉神经,Ⅲ、Ⅳ、Ⅵ、Ⅺ、Ⅻ为运动神经,Ⅴ、Ⅶ、Ⅸ、Ⅹ为感觉和运动的混合性神经。脑神经检查对颅脑病变的定位诊断极为重要,检查时应按顺序进行以免漏检。

一、嗅神经(Ⅰ)

首先应确定被检查者鼻孔是否通畅,是否有鼻黏膜病变。检查方法:嘱被检查者闭目并用手指闭塞一侧鼻孔,将熟知的无刺激性气体(如酒、醋或香水等)逐个置于对侧鼻孔下,并辨别说出其气味,同理测另一侧。若一侧嗅觉功能减退或丧失,如能排除鼻黏膜病变情况下,则提示同侧嗅神经损害,见于创伤、前颅凹占位性病变等。

二、视神经(Ⅱ)

视神经检查内容包括视力、视野和眼底检查(详见眼科护理学)。

三、动眼神经(Ⅲ)、滑车神经(Ⅳ)、展神经(Ⅵ)

主要检查内容:有无眼睑下垂、瞳孔对光反射、调节反射、眼球运动障碍、斜视、复视等。

动眼神经、滑车神经、展神经共同管理眼球运动,又称眼球运动神经。①动眼神经支配提睑肌、上直肌、下直肌、内直肌及下斜肌的运动,动眼神经麻痹时,可出现上睑下垂和外斜视及调节反射消失。②滑车神经支配眼球的上斜肌,滑车神经麻痹时,眼球向下及向外运动减弱。③展神经支配眼外直肌,展神经受损时出现内斜视。

四、三叉神经(Ⅴ)

三叉神经具有感觉与运动两种功能,属混合性脑神经。

1. 面部感觉　检查方法:用棉签检查触觉,用针刺检查痛觉,注意比较双侧感觉有无差异、减退、消失或过敏。三叉神经的感觉支分布在面部皮肤、眼、鼻与口腔黏膜。

2. 咀嚼运动　检查方法:嘱被检查者做咀嚼运动,双手触按咀嚼肌,对比两侧肌力强弱;再嘱被检查者张口,观察下颌有无偏斜,若偏斜向一侧,提示该侧翼状肌麻痹。三叉神经的运动支支配咀嚼肌、颞肌、翼状肌。

五、面神经(Ⅶ)

面神经主要支配面部表情肌运动和舌前2/3的味觉功能,属混合性脑神经。

1. 检查运动功能　检查方法:嘱被检查者做皱额、闭眼、鼓腮动作、吹哨、露齿等,比较两侧是否对称。周围性面瘫表现为:病灶同侧表情肌全部瘫痪,额纹变浅或消失,眼裂增宽,不能闭眼、皱眉、露齿、鼓腮、吹哨,鼻唇沟变浅,口角向健侧偏斜,见于病毒感染、听神经瘤等。中枢性面瘫表现为:病灶对侧下半部表情肌瘫痪,皱额、闭眼不受影响。见于脑血管意外、脑瘤或炎症。

2. 检查味觉功能　检查方法:嘱被检查者伸舌,检查者以棉签蘸取少量有味道的溶液(如醋、糖、盐)轻擦于被检查者舌前部的一侧,嘱其用手指认事先写在纸上的"酸、甜、咸"3个字之一。期间不能讲话、缩舌、吞咽,每测试过一种溶液需用温水漱口,并分别检查两侧加以对照。

六、位听神经(Ⅷ)

位听神经包括蜗神经和前庭神经,属单纯性感觉神经。

1. 蜗神经　主要通过检查听力测定(见模块三、项目四、头面部检查)。

2. 前庭神经　询问被检查者有无眩晕、平衡失调,检查有无自发性眼球震颤等。

七、舌咽神经(Ⅸ)、迷走神经(Ⅹ)

舌咽神经和迷走神经共同支配腭、咽和喉的感觉和运动,均属混合性脑神经。

检查方法:嘱被检查者张口发"a"音,观察两侧软腭上抬是否有力、对称,悬雍垂是否居中。若有饮水呛咳、吞咽困难、声音嘶哑、鼻音等表现,见于脑干病变、鼻咽癌转移等。

舌咽神经还传导舌后 1/3 的味觉。舌咽神经和迷走神经两者在解剖与功能上关系密切,常同时受损。

八、副神经(Ⅺ)

副神经支配胸锁乳突肌及斜方肌,属单纯性运动神经。

检查方法:嘱被检查者暴露颈、肩部,注意观察胸锁乳突肌及斜方肌是否有肌肉萎缩,令其做耸肩及转头动作,比较两侧肌力。副神经受损时,可出现一侧肌力下降,表现为向对侧转头及病侧耸肩无力,可伴有该处肌肉萎缩。

九、舌下神经(Ⅻ)

舌下神经支配同侧舌肌,属单纯性运动神经。

检查方法:嘱被检查者伸舌,观察有无舌偏斜、舌肌萎缩、肌束颤动。舌下神经一侧下运动神经元受损时,伸舌偏向病侧,病侧舌肌可见萎缩及肌震颤。舌下神经一侧上运动神经元受损时,伸舌偏向病变对侧,病侧无舌肌萎缩与肌震颤,多见于脑血管意外。双侧舌下神经麻痹,不能伸舌。

任务二　运 动 功 能

一、肌力

肌力是指被检查者主动运动时肌肉的收缩力。检查方法:嘱被检查者做肢体伸屈运动,检查者从相反方向给与阻力,检查其克服阻力的力量。应特别注意两侧肢体的对比,两侧力量显著不等时有重要临床意义。肌力的记录采用 0～5 级的六级分级法(表 3-11-1)。

表 3-11-1　肌力的记录采用六级分级法

肌力等级	临床表现	肌力等级	临床表现
0 级	完全瘫痪,无肌肉收缩	3 级	肢体能抬离床面,但不能克服阻力
1 级	只有肌肉收缩,但无动作	4 级	能克服阻力,但较正常稍差
2 级	肢体能在床面水平移动,但不能抬离床面	5 级	正常肌力

二、肌张力

肌张力是指静息状态下肌肉的紧张度。检查方法:触诊被检查者肌肉了解其紧张度或肢体在做被动运动时,根据伸屈其肢体感知肌肉对被动运动的阻力来判断。肌张力异常有以下两种。

1. 肌张力增强　表现为:触摸肌肉有坚实感,被动运动时阻力增加。常见的有:①折刀现象:指在被动伸屈其肢体时,起始阻力大,终末阻力突然减弱,见于锥体束受损;②铅管样强直:指伸肌和屈肌的张力均增高,见于锥体外系受损。

2. 肌张力减弱　触诊肌肉松软,被动运动时,阻力减弱或消失,关节过伸,见于周围神经病变等。

三、随意运动

随意运动是指有意识支配下的动作,随意运动由锥体系管理。随意运动功能的丧失,称瘫痪。依程度不同可分为完全性和不完全性瘫痪。依瘫痪形式分类见表3-11-2。

表3-11-2　瘫痪形式分类表

瘫痪形式	瘫痪表现	病变部位
单瘫	单一肢体瘫痪	脊髓灰质炎
偏瘫	一侧肢体瘫痪伴有同侧脑神经损害	内囊损害
交叉瘫	一侧肢体瘫痪及对侧脑神经损害	脑干
截瘫	双下肢或四肢瘫痪	脊髓横贯性损伤

四、不随意运动

不随意运动是指被检查者在意识清晰的情况下,随意肌不自主地收缩所产生的无目的异常动作,多因锥体外系和小脑病变引起。常见的不随意运动如下。

1. 震颤　是指两组拮抗肌有节律地交替收缩而引起的不自主动作。①静止性震颤:表现为静止时震颤明显,运动时震颤减轻,见于帕金森病。②意向性震颤:表现为休息时震颤消失,做动作时发生,越近目标震颤越明显,见于小脑病变。

2. 肌纤维震颤和肌束震颤　是指肌纤维、肌束发生局限于细小、快速、蠕动样收缩,并不引起关节的活动,见于下运动神经元变性期,肌肉极度萎缩时可消失。

3. 手足搐搦　是指四肢肌肉不随意收缩、痉挛,表现为两腕握固、腰膝挛缩,或十指开合、肌挛,是神经-肌肉疾病的病理现象,见于小儿高热、低钙血症等。

4. 舞蹈样运动　发生于面部、肢体肌肉的不规律、不对称、无目的、幅度不等的不自主运动,如突发的肢体伸展、摆头、转颈、耸肩、扬手腕、跷脚趾、挤眉、眨眼、伸舌、咧嘴做出古怪的笑容等,见于锥体外路病变。

5. 摸空症　是一种无意识摸索动作,以上肢肘、腕、手关节为多见,提示高热伴意识障碍、肝性脑病等。

五、共济运动

正常人任何一个简单的随意运动都必须有主动肌、对抗肌、协同肌和固定肌4组肌肉的参与才能精确配合完成,其间的协调需要小脑、前庭神经、深感觉、锥体外系的参与,当上述结构发生病变,协调动作出现障碍时,称共济失调,以小脑病变最为常见。临床常用的检查方法如下。

1. 指鼻试验　嘱被检查者手臂伸直外展,以示指触鼻尖,先慢后快,先睁眼后闭眼,反复进行。正常人动作准确,共济失调者多指鼻有误。

2. 跟-膝-胫试验　被检查者取仰卧位,抬起一侧下肢将足置于另一侧膝部下端,再沿胫骨直线下移,先睁眼后闭眼,反复进行,共济失调者动作不稳或失误。

3. 轮替运动　嘱被检查者伸直手掌做快速旋前旋后动作,共济失调者动作缓慢、不协调。

4. 闭目难立征(Romberg征)　嘱被检查者闭目双足并拢站立,双手向前平伸,出现摇晃或倾斜即为阳性。仅闭目不稳者提示感觉性共济失调,闭目睁目皆不稳者提示小脑病变。

任务三　感觉功能

检查感觉功能时,被检查者必须意识清晰,检查前向患者说明检查方法、检查目的,取得患者的配合,注意左右两侧对比。

一、浅感觉

浅感觉主要有皮肤、黏膜的痛觉和触觉。

1. 痛觉　被检查者闭目,检查者用大头针尖部以均匀的力量轻刺被检查者的皮肤,让其回答是否有感觉,可用"点头"或"摇头"表示,并注意左右两侧对比,以判断痛觉是否有障碍及障碍的类型、范围。痛觉障碍常见于脊髓丘脑侧束病损。

2. 触觉　用棉絮轻触被检查者皮肤或黏膜,让其回答是否有感觉,可用"点头"或"摇头"表示,并注意左右两侧对比,以判断痛觉是否有障碍。触觉障碍见于脊髓后索病损。

二、深感觉

深感觉包括关节觉、震动觉。

1. 关节觉　包括关节对被动运动的感觉和位置觉。检查时嘱被检查者闭目,检查者用拇指、示指轻持患者手指或足趾,被动做伸或屈的动作,观察其对肢体所处位置及对被动屈伸时的感觉。关节觉障碍见于脊髓后索病损。

2. 震动觉　被检查者感受置于其肢体骨隆起部位(如内踝、外踝、桡尺骨茎突、胫骨等处)震动的音叉震动感,并注意左右两侧对比。震动觉障碍见于脊髓后索病损。

三、复合感觉

复合感觉包括皮肤定位觉、两点辨别觉、实物辨别觉和体表图形觉。这些感觉是大脑综合分析的结果,故又称皮质感觉。正常人闭目情况下可正确辨认。当复合感觉发生障碍时,出现辨认障碍,提示皮质病损。

任务四　神经反射

神经反射的存在需要反射弧的完整,且受高级神经中枢的控制,反射弧包括感受器、传入纤维、中枢、传出纤维、效应器。反射弧中任一环节病损都可致反射减弱或消失,锥体束或以上病损,会使反射活动失去抑制而出现反射亢进。神经反射检查一般包括生理反射、病理反射、脑膜刺激征等。

一、生理反射

1. 浅反射　为刺激皮肤或黏膜引起的反射。

(1) 角膜反射。检查方法:嘱被检查者眼睛向内上方注视,检查者用棉絮轻触角膜外缘,该侧眼睑立刻闭合,称角膜直接反射。刺激一侧角膜,对侧眼睑也闭合,称角膜间接反射。检查异常的临床意义:①若直接与间接角膜反射均消失见于三叉神经病变;②若直接反射消失,间接反射存在,见于患侧面神经瘫痪;③若角膜反射完全消失,见于深昏迷病人。

(2)腹壁反射(上胸髓 7~8 节段;中胸髓 9~10 节段;下胸髓 11~12 节段)。检查方法:嘱被检查者仰卧,双下肢略屈曲使腹壁松弛,用钝头竹签按上(沿肋缘下)、中(平脐)、下(腹股沟上)3 个部位轻划腹壁皮肤,正常可见受刺激部位腹肌收缩。检查异常的临床意义:①上部、中部或下部腹壁反射消失见于相应脊髓节段病损;②一侧腹壁反射减弱或消失见于同侧锥体束病损;③双侧腹壁反射完全消失见于昏迷、急腹症(图 3-11-1)。

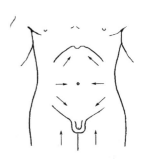

图 3-11-1 腹壁反射与提睾反射检查示意图

(3)提睾反射(腰髓 1~2 节段)。检查方法:用钝头竹签沿大腿内侧上方,至下往上轻划大腿皮肤,正常反应为同侧睾丸上提。检查异常的临床意义:①一侧反射减弱或消失见于同侧锥体束受损、老年人或腹股沟疝、阴囊水肿、睾丸炎等局部病变者;②双侧反射消失见于腰髓相应节段病损(图 3-11-1)。

(4)跖反射(骶髓 1~2 节段)。检查方法:嘱被检查者仰卧,髋及膝关节伸直。检查者手持被检查者踝部,用钝头竹签沿足底外侧,划向小趾根部转向内侧,正常反应为足趾发生跖屈。

2. 深反射 为刺激骨膜、肌腱引起的反射。

(1)肱二头肌反射(颈髓 5~6 节段)。检查者以左手托住被检查者肘部,使前臂屈曲 90°,将拇指置于肱二头肌腱上,右手持叩诊锤叩击拇指指甲。正常反应为肱二头肌收缩,肘关节快速屈曲(图 3-11-2)。

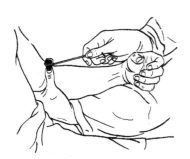

图 3-11-2 肱二头肌反射检查示意图

(2)肱三头肌反射(颈髓 6~7 节段)。检查者左手托住被检者肘部,嘱其前臂屈曲,用叩诊锤叩击尺骨鹰嘴上方的肱三头肌肌腱,正常反应为肱三头肌收缩致前臂伸展(图 3-11-3)。

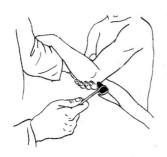

图 3-11-3 肱三头肌反射检查示意图

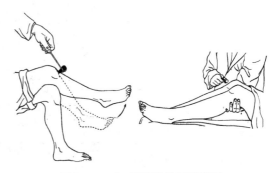

图 3-11-4 膝反射检查示意图

(3)膝腱反射(腰髓 2~4 节段)。坐位时,被检查者小腿完全松弛下垂,或仰卧时检查者以左手托起其膝关节使之屈曲 120°,右手持叩诊锤叩股四头肌肌腱,正常反应为小腿伸展(图 3-11-4)。

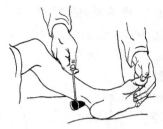

图 3-11-5 跟腱反射检查示意图

(4) 跟腱反射(骶髓 1~2 节段)。仰卧位时,使被检查者屈髋屈膝,下肢外展外旋,检查者使被检查者足部背屈过伸,叩击跟腱。正常反应为腓肠肌收缩,足向跖面屈曲(图 3-11-5)。

深反射减弱或消失是下运动神经元的重要体征,如末梢神经炎、神经根炎。也可见于周期性瘫痪、重症肌无力、深昏迷、脑或脊髓急性损伤休克期等。深反射亢进是上运动神经元瘫痪的重要体征,见于脑血管疾病等。

二、病理反射

指锥体束受损时,大脑失去对脑干和脊髓的抑制作用而出现的踝及趾背伸反射,称锥体束征。1 岁半内的婴儿锥体束尚未发育完善,可出现上述反射。成人出现此类反射时则为病理性反射。

1. 巴宾斯基(Babinski)征 检查方法同跖反射。阳性反应为拇趾缓慢背伸,其余 4 趾呈扇形分开。

2. 奥本海姆(Oppenheim)征 检查者以拇指和示指沿被检查者胫前自上而下滑压,阳性表现同 Babinski 征。

3. 戈登(Gordon)征 检查者用手以一定压力挤压腓肠肌,阳性表现同 Babinski 征。

4. 查多克(Chaddock)征 检查者用竹签从外踝下方向前划至趾跖关节处,阳性表现同 Babinski 征。

5. Hoffmann 征 检查者以左手持被检查者腕关节上方,右手中指与示指持被检查者中指,使被检查者腕轻度过伸而其余各手指自然弯曲,然后用拇指迅速弹刮中指指甲,引起其余四指轻微掌屈(图 3-11-6),称 Hoffmann 征阳性,是深反射亢进的表现,也见于腱反射活跃的正常人。

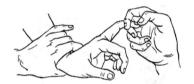

图 3-11-6 Hoffmann 征检查示意图

上述各征临床意义相同(图 3-11-7),以 Babinski 征最常用,也最容易在锥体束损害时引出。

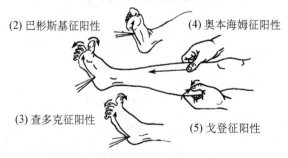

图 3-11-7 病理反射检查示意图

三、脑膜刺激征

脑膜刺激征为脑膜受激惹的表现,见于各种脑膜炎、蛛网膜下隙出血、颅内压增高等。

1. 颈强直 嘱被检查者仰卧,检查者以一手托被检查者枕部,另一手置于胸前做屈颈动作。颈强直表现为颈部僵直,被动屈颈时阻力增强。也可见于颈椎或颈部肌肉病变等。

2. 克尼格(Kernig)征　被检查者仰卧,检查者先将其髋关节屈成直角,再用手抬高小腿,如在135°以内伸膝受阻伴疼痛与屈肌痉挛,则为阳性(图3-11-8)。

3. 布鲁津斯基(Brudzinski)征　被检查者仰卧,下肢自然伸直,检查者一手托被检查者枕部,另一手置于其胸前,当头前屈时,双膝和髋关节屈曲则为阳性(图3-11-9)。

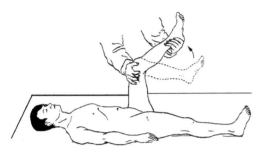

图3-11-8　Kernig 征

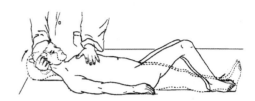

图3-11-9　Brudzinski 征

病例3-11-1查房提问：
1. 患者可能发生了什么情况？
2. 为明确诊断还应做哪些检查？
3. 可能出现哪些体征？

目标检测试题

1. 用一定力量挤压腓肠肌,可见拇趾缓缓背伸,其余4趾呈扇形展开,此阳性反应为
   A. 查多克征　　　　　　B. 凯尔尼格征　　　　　C. 奥本海姆征
   D. 巴宾斯基征　　　　　E. 戈登征
2. 深反射减弱或消失的病因可能是
   A. 脑出血　　　　　　　B. 脑栓塞　　　　　　　C. 周围神经炎
   D. 甲状腺功能亢进　　　E. 神经官能症
3. 浅反射不包括
   A. 角膜反射　　　　　　B. 腹壁反射　　　　　　C. 提睾反射
   D. 跟腱反射　　　　　　E. 肛门反射
4. 病理反射阳性是由于
   A. 脊髓反射弧的损害　　B. 锥体束损害　　　　　C. 基底节损害
   D. 脑干网状结构损害　　E. 神经系统兴奋性普遍升高
5. 巴宾斯基征阳性的典型表现为
   A. 脚趾均背屈　　　　　B. 脚趾均跖屈　　　　　C. 脚趾均不动
   D. 下肢迅速回收　　　　E. 拇趾背屈,其他各趾散开
6. 下列哪项不属于病理反射
   A. Oppenheim征　　　　B. Kernig征　　　　　　C. Gordon征
   D. Chaddock征　　　　 E. Hoffmann征

7. 男性,32岁,在打篮球时突然出现剧烈头痛、呕吐。检查:颈强直(＋＋＋),Kernig 征(＋)。最可能的诊断是
   A. 脑膜炎　　　　　　B. 小脑出血　　　　　　C. 脑栓塞
   D. 脑干出血　　　　　E. 蛛网膜下隙(腔)出血

(叶建峰)

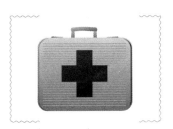

模块四　常用实验室检查

实验室检验是对取自人体的血液、体液、排泄物、分泌物、组织细胞等标本进行化学、生物学、微生物学、免疫学、血液学、细胞学、生理学、病理学等检验学的分析,获取与疾病相关的病因、病理变化及脏器功能状态等方面的客观资料。实验室检查与临床护理工作联系紧密,大部分实验室检查的标本由护士采集,其检查结果也是健康评估时的重要客观资料之一,对协助确定护理诊断、观察和判断病情、配合治疗、指导健康教育等都十分重要。但由于影响实验结果的因素较多,某些实验特异性、灵敏度有限,因此对实验结果的认识必须结合病人的其他临床资料全面综合考虑,才能作出正确的判断。

项目一

健康评估

血 液 检 验

学习目标

1. 能正确采集血液检查检验标本,并说出采集的注意事项。
2. 能判断红细胞计数、血红蛋白测定、白细胞计数及分类计数、血小板计数的检验结果,并能识别其临床意义。
3. 学会红细胞比容测定、网织红细胞计数检验结果的判断,能识别其临床意义。

学习任务

1. 项目任务　能进行血液检查检验标本的正确采集及送检,能判断血红蛋白测定、红细胞计数、白细胞计数及分类计数实验检查报告单,识别其临床意义;初步判断红细胞比容测定、网织红细胞计数实验检查报告单,识别其临床意义。
2. 工作任务流程图

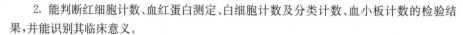

学习所需设备、用物

序号	分类	名称	数量
1	耗材	血液检查报告单	10 张
2	耗材	真空采血管	10 副
3	耗材	采血针	10 根

走进病房(病例 4-1-1)

女性,17 岁,因乏力、活动后心悸、头晕 2 个月而就诊。平时月经量多持续时间长、偏食。

查房提问:1. 患者最可能的诊断是什么?
2. 患者体检可能会有哪些体征?
3. 患者血常规检查可能会有哪些表现?

任务一　血液标本的采集和处理

一、血液标本的种类及标本容器的选用

临床检验采用的血液标本有全血、血浆和血清。

1. **全血**　保留血液的全部成分，由血细胞和血浆组成，主要用于对血细胞成分的检查。需选用抗凝试管。

2. **血清**　血液离体后自然凝固后析出的液体部分，除纤维蛋白原等凝血因子在凝血时被消耗外，其他成分与血浆基本相同，用于大部分临床生化检查和免疫学检查。需选用干燥注射器、针头和干燥试管。

3. **血浆**　全血抗凝之后经离心除去血细胞成分，除钙离子外，含有其他全部凝血因子，适用于部分临床生化检查，凝血因子和游离血红蛋白测定必须采用血浆标本。需选用抗凝试管。

二、采集方法

血液标本的采集分为毛细血管采血法、静脉采血法和动脉采血法。采血前核对病人姓名、年龄、性别、编号及检验项目等，按试验项目要求准备好相应的标本容器，病人取坐位或卧位。

1. **毛细血管采血法**　主要用于急诊项目和床边项目。主要缺点是易于溶血、凝血和可能混入组织液，检查结果重复性差。世界卫生组织（WHO）推荐取左手无名指指端内侧血液做血液一般检验；婴幼儿可用脚拇趾或足跟采血；严重烧伤患者可选择皮肤完整处采血。采血针应用特制三棱针或专用"采血针"，刺入皮肤深度应为 2 mm（<2.5 mm），切忌用力挤压以防不客观的结果出现。

2. **静脉采血法**　适用于所需血量较多或采用全自动血液分析仪测定。通常采用肘部静脉；如果肘部静脉不明显时，可改用腕部、手背静脉或内踝静脉；婴幼儿在颈外静脉采血。

3. **动脉采血法**　常用于血气分析。多在股动脉穿刺采血，也可用肱动脉或桡动脉。采取的血标本必须与空气隔绝，立即送检。

三、采血时间

1. **空腹采血**　常用于临床生化检查，是指在禁食 8 小时后空腹所采取的标本，一般在晨起早餐前采血。其目的是避免饮食和白天生理活动对检验结果的影响，如高脂饮食后三酰甘油升高可达空腹时的 10 倍，同时每次均在固定时间采血便于临床对照比较。

2. **特定时间采血**　由于人体生物节律在昼夜间有周期性变化，因此，检验结果也会随着血标本在一天中采集时间的不同而变化，如激素、葡萄糖等测定。进行治疗药物监测时，更要注意采血时药物浓度的峰值和低谷。

3. **急诊采血**　不受时间限制，但在检验单上需标明急诊和采血时间。

四、抗凝剂

采集抗凝血标本时，采血后应立即将血液标本注入含适当抗凝剂的试管中充分混匀。因此，采血前应按根据检验项目的要求，准备好相应的含抗凝剂的试管。常用的抗凝剂有：①枸橼酸钠，有效抗凝浓度为 5 mg/ml；②乙二胺四乙酸二钠，有效抗凝浓度为 1～2 mg/ml；③草酸盐，有效抗凝浓度为 2 mg/ml；④肝素，有效抗凝浓度为 0.1～0.2 mg/ml。目前，临床上多用已备有抗凝剂的试管，采血时要选择适合的试管。

五、采血注意事项

尽量缩短止血带压迫时间。严禁自输液针头或输液的同一血管抽血,若病人正在进行静脉输液,不宜在输液同侧手臂采血,否则所测得结果不准确。避免人为溶血,采血所用注射器及容器必须清洁干燥,止血带不要束缚太紧,采血时穿刺深度要适当,勿用手挤压局部组织逼使血液抽出。采血时速度不要过快,避免产生大量气泡,采血后应先拔除针头,将血液沿管壁缓缓注入容器。如为体内溶血属合格标本,应在报告单上注明。

六、标本采集后的处理

采集血液标本后应尽快送检和检测,运输过程中要保持管口封闭,管口向上垂直放置,并尽量减少振动。

任务二　血液一般检查

血液一般检测包括血液常规检测、网织红细胞检测和红细胞沉降率检测。传统的血液常规检验仅包括红细胞计数(RBC)、血红蛋白测定(Hb)、白细胞计数(WBC)及其分类计数(DC)。近年来,由于血液学分析仪器的广泛应用,血液常规检测在传统检验项目的基础上增加了红细胞平均值测定、红细胞形态检测、血小板计数、血小板平均值测定和血小板形态检测等。

一、红细胞数和血红蛋白测定

红细胞数(red blood cell count,RBC)和血红蛋白(estimation of hemoglobin,Hb)测定是通过检测单位容积内红细胞和血红蛋白在数量上的变化,借以诊断有关疾病。

【标本采集方法】　毛细血管采血法或静脉采血法。

【参考值】　健康人群血红蛋白和红细胞数参考值,见表4-1-1。

表4-1-1　血红蛋白和红细胞数参考值

人群	红细胞数($\times 10^{12}$/L)	血红蛋白量(g/L)
成年男性	4.0～5.5	120～160
成年女性	3.5～5.0	110～150
新生儿	6.0～7.0	170～200

【临床意义】

1. 红细胞和血红蛋白减少　单位容积血液中红细胞数及血红蛋白量低于参考值低限,称为贫血。常见原因如下。

(1)生理性减少:可见于妊娠中、后期的孕妇,因血浆容量明显增加使血液稀释所致;也可见于生长发育期的婴幼儿及某些造血功能减低的老年人。

(2)病理性减少:常见于各种原因引起的贫血:①造血原料不足,如缺铁性贫血;②骨髓造血功能障碍,如再生障碍性贫血;③红细胞丢失过多,如急、慢性失血;④红细胞破坏过多,如溶血性贫血等。

2. 红细胞和血红蛋白增多　指单位容积血液中红细胞数及血红蛋白量高于参考值高限。

(1)相对性增多:常见于严重呕吐、腹泻、出汗过多、大面积烧伤等,由于大量失水使血液浓缩所致。

(2) 绝对性增多：多由于组织缺氧使红细胞生成素代偿性增加，也有少数由造血系统疾病所引起。①生理性增多：常见于新生儿、高原地区居民等；②病理性增多：常见于阻塞性肺气肿、肺源性心脏病及真性红细胞增多症等。

二、白细胞计数和分类计数

白细胞计数(white blood cell，WBC)是测定每升血液中白细胞的数量，白细胞分类计数(different count，DC)是测定5种类型白细胞的比值(百分率)。

【标本采集方法】 毛细血管采血法或静脉采血法。

【参考值】

1. 白细胞计数　成人$(4\sim10)\times10^9/L$；新生儿$(15\sim20)\times10^9/L$；6个月~2岁$(11\sim12)\times10^9/L$。

2. 白细胞分类计数　见表4-1-2。

表4-1-2 各类白细胞参考值

细胞类型	百分率(%)	绝对值($\times10^9/L$)
中性粒细胞(N)		
杆状核(st)	0~5	0.04~0.05
分叶核(sg)	50~70	2~7
嗜酸性粒细胞(E)	0.5~5	0.05~0.5
嗜碱性粒细胞(B)	0~1	0~0.1
淋巴细胞(L)	20~40	0.8~4
单核细胞(M)	3~8	0.12~0.8

走进病房(病例4-1-2)

男性，25岁，因发热、咳嗽、右侧胸痛3天入院，3天前因劳累、受凉后出现畏寒、寒战、高热39.5℃，伴咳嗽、咳铁锈痰，胸痛。体格检查：T39.5℃，P110次/分，R28次/分，Bp108/72 mmHg，神清，急性病容，鼻翼扇动，右侧胸廓呼吸运动减弱，右下肺叩诊呈浊音，语颤减弱，听诊可闻及管状呼吸音。

查房提问：1. 患者最可能的诊断是什么？
　　　　　2. 患者实验室检查可能会有哪些变化？为什么？

【临床意义】 白细胞计数高于$10\times10^9/L$称白细胞增多，低于$4\times10^9/L$称白细胞减少。因中性粒细胞在白细胞分类计数中占50%~70%，故白细胞总数的增减常和中性粒细胞的增减一致，临床意义亦大致相同。

1. 中性粒细胞

(1) 中性粒细胞增多：生理性增多常见于妊娠后期及分娩时、寒冷、饱餐、高温或剧烈运动等，多为一过性。病理性增多常见于：①急性感染，特别是化脓性球菌，如金黄色葡萄球菌、肺炎链球菌等引起的感染最为常见。但某些极重度感染时，白细胞总数不但不高反而减低。

②严重组织损伤或坏死,如较大手术后、严重外伤、大面积烧伤及急性心肌梗死等。③中毒,包括急性中毒,如化学药物、农药中毒,代谢性中毒如糖尿病酮症酸中毒、尿毒症等。④其他,如急性溶血、急性大出血、白血病及恶性肿瘤等。

(2) 中性粒细胞减少:常见于:①某些感染,包括革兰阴性杆菌感染,如伤寒、副伤寒等;某些病毒感染性疾病,如流感、水痘、风疹、病毒性肝炎等。②化学药物中毒,如氯霉素、磺胺类药、抗甲状腺药及抗肿瘤药等。③放射性损伤,长期接触X线、放射性核素等电离辐射。④某些血液病,如再生障碍性贫血、严重缺铁性贫血等。⑤其他,如脾功能亢进、某些自身免疫性疾病(如系统性红斑狼疮)等。

(3) 中性粒细胞的核象变化:病理情况下,中性粒细胞核象可出现核左移或核右移现象(图4-1-1)。①核左移:外周血中出现不分叶核粒细胞(包括杆状核粒细胞、晚幼粒细胞、中幼粒细胞或早幼粒细胞等)>5%,称为核左移。常见于急性化脓性感染、急性中毒及急性溶血反应等。②核右移:外周血中中性粒细胞核出现5叶或更多分叶>3%,称为核右移。主要见于巨幼细胞贫血及造血功能衰竭等。

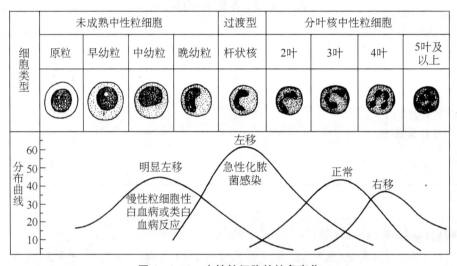

图4-1-1 中性粒细胞的核象变化

(4) 中性粒细胞毒性变化:如中毒颗粒、空泡变性、细胞大小不均等,常见于严重感染、中毒及恶性肿瘤等。

2. 嗜酸性粒细胞

(1) 嗜酸性粒细胞增多:主要见于:①过敏性疾病,如支气管哮喘、荨麻疹等;②寄生虫病,如血吸虫病、钩虫病、蛔虫病等;③皮肤病,如银屑病、湿疹等;④血液病,如嗜酸性粒细胞白血病、慢性粒细胞白血病等;⑤某些恶性肿瘤;⑥某些传染病。

(2) 嗜酸性粒细胞减少:常见于伤寒、副伤寒初期、长期应用肾上腺皮质激素者,其临床意义很小。

3. 嗜碱性粒细胞

(1) 嗜碱性粒细胞增多:见于慢性粒细胞白血病、嗜碱性粒细胞白血病、某些转移癌等。

(2) 嗜碱性粒细胞减少:无临床意义。

4. 淋巴细胞

(1) 淋巴细胞增多:常见于:①病毒或杆菌感染,如麻疹、百日咳、流行性腮腺炎、传染性单核细胞增多症、结核病等;②血液病及恶性肿瘤,如淋巴细胞白血病、淋巴瘤;③急性传染病的恢复期;④移植排斥反应等。

(2) 淋巴细胞减少:主要见于放射病、免疫缺陷性疾病及应用肾上腺皮质激素等。

5. 单核细胞

(1) 单核细胞增多:常见于:①某些感染,如活动性肺结核、疟疾等;②某些血液病,如单核细胞白血病、恶性组织细胞病等。

(2) 单核细胞减少:多无临床意义。

任务三 其他常用血液检查

一、网织红细胞计数

网织红细胞(reticulocyte,Ret,RET)是晚幼红细胞到成熟红细胞之间尚未完全成熟的红细胞,网织红细胞计数的增减可反映骨髓造血功能的盛衰。

【标本采集方法】 毛细血管采血。

【参考值】 百分数:0.005～0.015(0.5%～1.5%);绝对值:(24～84)×10^9/L。

【临床意义】

1. 网织红细胞增多 表示骨髓红细胞系统增生旺盛,常见于溶血性贫血、急性失血性贫血;缺铁性贫血和巨幼红细胞性贫血治疗有效时,早期网织红细胞即可迅速升高。

2. 网织红细胞减少 表示骨髓造血功能减低,常见于再生障碍性贫血。

二、血细胞比容测定

血细胞比容(hematocrit,Hct)又称血细胞压积(PCV),是指血细胞在血液中所占容积的比值。血细胞比容的多少主要与红细胞的数量、大小及血浆容量有关。

【标本采集方法】 静脉采血2 ml,注入含双草酸盐抗凝剂的带盖试管内,充分摇匀。

【参考值】 温氏法:男性 0.40～0.50;女性 0.37～0.48。

微量法:男性 0.47±0.04;女性 0.42±0.05。

【临床意义】

1. 血细胞比容增高 相对性增高常见于各种原因所致的血液浓缩,如脱水、腹泻、烧伤等;绝对性增高主要见于真性红细胞增多症。

2. 血细胞比容减低 见于各种贫血。

三、红细胞沉降率测定

红细胞沉降率(erythrocyte sedimentation,ESR)简称血沉,是指红细胞在一定条件下沉降的速率。它受多种因素影响,当血浆中蛋白成分的比例改变,如清蛋白减少或纤维蛋白原及球蛋白增加,或红细胞数量和形态改变等均可引起血沉改变。

【标本采集方法】 静脉采血1.6 ml,注入含有3.8%枸橼酸钠溶液0.4 ml的小瓶内充分混匀,用橡皮塞塞好瓶口,立即送检。

【参考值】 男性 0～15 mm/h;女性 0～20 mm/h。

【临床意义】

1. 生理性增快 见于12岁以下的儿童、60岁以上的老年人、妇女月经期及妊娠期3个月以上者。

2. 病理性增快 除受生理因素影响外,血沉增快一般提示患者有器质性疾病,但无特异性,必须结合临床资料才能判断其临床意义。临床上常见于下列情况。

(1) 各种急、慢性炎症,如急性细菌性炎症、结核病活动期、活动性风湿热及心肌炎等。

(2) 恶性肿瘤、白血病等。

(3) 严重的组织损伤及坏死,如大手术、急性心肌梗死等。

(4) 血浆球蛋白增高的疾病,如系统性红斑狼疮、慢性肾炎、肝硬化等。

(5) 其他,如贫血、高胆固醇血症、糖尿病等。

四、出血性疾病的检验

人体内存在着相当复杂的凝血和抗凝血系统。生理情况下,机体通过自身调节,使止血、凝血与抗凝血系统维持动态平衡,既不发生出血,也不引起血栓形成。其中涉及的主要因素有血管壁的结构和功能、血小板的质量和数量、血浆凝血因子的活性、抗凝物质的多少等,其中任何环节发生障碍,即可出现出血或凝血方面的异常。临床表现为自发性出血或轻微损伤后出血不止,称为出血性疾病。出血性疾病的检验大致包括血管、血小板、凝血因子及纤维蛋白溶解4个方面。

1. 毛细血管抵抗力试验(capillary resistance test,CRT) 又称毛细血管脆性试验或束臂试验。CRT是通过给血管加压一定时间后检验血管通透性的改变,主要反映毛细血管壁的结构和功能是否正常,血小板及凝血因子对测定结果也有影响。

【操作方法】 在上臂束好血压计袖带,于前臂屈侧肘弯下4 cm处用色笔画一直径为5 cm的圆圈,仔细观察其内有无出血点,如有则以笔标记之。袖带内充气使血压计的压力指数保持在收缩压与舒张压之间,一般不超过100 mmHg,维持8分钟后解除袖带压力,再等5分钟后计算圆圈内新鲜出血点的数目。

【参考值】 直径5 cm的圆圈内新鲜出血点的数目:男性<5个;女性及儿童<10个。

【临床意义】 新出血点的数目超过正常为阳性,提示毛细血管脆性增加,可见于:①毛细血管壁异常,如过敏性紫癜、遗传性出血性毛细血管扩张症、维生素C缺乏、血管性紫癜等;②血小板数量减少或功能异常,如特发性血小板减少性紫癜、再生障碍性贫血及血小板无力症等;③其他,如严重肝、肾疾病及服用大量抗血小板药物。

2. 血小板计数(platelet count,PLT,或blood platelet count,BPC) 是指测定单位容积血液中血小板的含量,主要了解血小板生成与消耗之间的平衡变化。

【标本采集方法】 毛细血管采血。

【参考值】 $(100\sim300)\times10^9/L$。

【临床意义】

(1) 血小板减少:血小板$<100\times10^9/L$称为血小板减少。血小板$<50\times10^9/L$时可发生自发性出血。病理性减少见于:①骨髓造血功能障碍,如再生障碍性贫血、急性白血病、放射线损伤等;②血小板破坏或消耗过多,如特发性血小板减少性紫癜、脾功能亢进、弥散性血管内凝血(DIC);③血小板分布异常,如肝硬化所致脾大、输入大量库存血或大量血浆引起血液稀释。

(2) 血小板增多:血小板$>400\times10^9/L$称为血小板增多。常见于慢性粒细胞白血病、真性红细胞增多症、特发性血小板增多症、急性大失血或溶血等。

3. 出血时间(bleeding time,BT) 是指皮肤毛细血管刺破后出血到自然停止所需的时间。出血时间的长短受血小板数量、功能及毛细血管壁的通透性和脆性的影响。

【检测方法】 传统有 Duke 法和 Ivy 法。前者不敏感,目前已被弃用;后者较敏感。目前推荐最敏感的是出血时间测定器法(TBT)。

【参考值】 Duke 法:1~3 分钟,>4 分钟为异常。
Ivy 法:2~6 分钟,>7 分钟为异常。
TBT 法:6.9±2.1 分钟,>9 分钟为异常。

【临床意义】

(1) BT 延长:见于:①血小板明显减少,如原发性或继发性血小板减少性紫癜、再生障碍性贫血等。②血小板功能异常,如血小板无力症等。③毛细血管异常,如遗传性出血性毛细血管扩张症。④严重缺乏某些凝血因子,如 DIC 等。⑤其他,如服用阿司匹林、双嘧达莫(潘生丁)等。

(2) BT 缩短:主要见于血栓前状态或血栓性疾病。

4. 血块收缩试验(clot retraction test,CRT) 是指血液凝固后,血浆纤维蛋白网收缩时血清被析出,测定析出血清的体积或血浆凝块的重量,用以了解血小板的血块收缩功能。

【标本采集法】 抽取静脉血 1 ml,除去针头后将血沿试管壁缓缓注入清洁干燥试管中,记录血液刚一接触试管壁的准确时间,加塞后立即送检。

【参考值】 定性试验:0.5~1 小时开始收缩,24 小时内完全收缩。
定量试验:1 小时血块收缩率为 48%~64%。

【临床意义】 血块退缩不良见于血小板减少或功能异常,如特发性或继发性血小板减少性紫癜、血小板无力症等,也可见于红细胞增多症及纤维蛋白原或凝血酶原显著降低等。

5. 凝血时间测定(clotting time,CT) 是指测定血液离体后至凝固所需的时间。本试验是反映内源性凝血系统有无异常的筛选试验之一。

【标本采集方法】 试管法:抽取静脉血 3 ml,等量注入 3 支玻璃试管内,记录血液离开血管进入注射器的时间后送检。

【参考值】 普通试管法:6~12 分钟。
硅化试管法:15~32 分钟。

【临床意义】

(1) CT 延长:见于血友病、严重的肝脏损害、阻塞性黄疸、弥散性血管内凝血、应用肝素、双香豆素等抗凝药物。

(2) CT 缩短:见于血液高凝状态、血栓性疾病等。

6. 血浆凝血酶原时间测定(prothrombin time,PT) 是在被检血浆中加入组织因子和 Ca^{2+} 后,测定血浆凝固所需要的时间。本试验是反映外源性凝血系统有无异常的筛选试验。

【标本采集方法】 抽取空腹静脉血 1.8 ml,注入含 3.8% 枸橼酸钠溶液 0.2 ml 的小试管内充分混匀,加塞后立即送检。

【参考值】 11~13 秒,病人测定值超过正常对照值 3 秒以上为异常。

【临床意义】

(1) PT 延长:见于先天性凝血因子及纤维蛋白原缺乏症、严重肝脏疾病、维生素 K 缺乏、纤溶亢进、DIC 及应用抗凝药物等。

(2) PT 缩短:见于血液高凝状态,如 DIC 早期、脑血栓形成等。

7. 血浆鱼精蛋白副凝试验（plasma protamine paracoagulation test，PPPT 或 3P 试验）为检验血液中可溶性纤维蛋白单体复合物（SFM）和纤维蛋白降解产物（FDP）的试验。主要了解有无纤溶亢进现象。

【标本采集方法】 同血浆凝血酶原时间测定。

【参考值】 阴性。

【临床意义】 阳性为血管内纤维蛋白溶解的标志。主要见于 DIC 的早、中期，对 DIC 的确诊极有意义。但 DIC 的晚期因纤维蛋白进一步降解成更小的片段可转变为阴性。

目标检测试题

1. 下述哪项可引起红细胞计数减少
   A. 高原居住　　　　B. 新生儿　　　　C. 慢性失血
   D. 严重烧伤　　　　E. 慢性缺氧

2. 中性粒细胞增多常见于
   A. 病毒性肝炎　　　B. 急性化脓性阑尾炎　　C. 再生障碍性贫血
   D. 类风湿性关节炎　E. 脾功能亢进

3. 成年男性血红蛋白参考值为
   A. <110 g/L　　　　B. <120 g/L　　　C. 110～150 g/L
   D. 120～160 g/L　　E. 170～200 g/L

4. 中性粒细胞核左移主要见于
   A. 急性严重化脓菌感染　B. 急性出血　　C. 心肌梗死
   D. 急性一氧化碳中毒　　E. 恶性肿瘤

5. 下述哪项可引起红细胞计数增高
   A. 异型输血　　　　B. 慢性失血　　　C. 中晚期妊娠
   D. 慢性缺氧　　　　E. 再生障碍性贫血

6. 判断贫血及贫血程度最重要的指标是
   A. 红细胞计数　　　B. 血红蛋白测定　C. 网织红细胞计数
   D. 血沉检查　　　　E. 红细胞脆性试验

7. 白细胞分类，计数最多的是
   A. 中性粒细胞　　　B. 淋巴细胞　　　C. 单核细胞
   D. 嗜酸性粒细胞　　E. 嗜碱性粒细胞

8. 易引起红细胞计数增高的心脏病是
   A. 冠心病　　　　　B. 高血压性心脏病　C. 慢性肺源性心脏病
   D. 心肌病　　　　　E. 贫血性心脏病

9. 能导致嗜酸性粒细胞增多的疾病是
   A. 支气管哮喘　　　B. 化脓性扁桃体炎　C. 急性阑尾炎
   D. 急性心肌梗死　　E. 肺结核

10. 网织红细胞增多常见于
    A. 再生障碍性贫血　B. 急性白血病　　C. 慢性白血病
    D. 溶血性贫血　　　E. 特发性血小板减少性紫癜

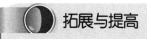

拓展与提高

血细胞分析仪简介

血细胞分析仪测定速度快,结果准确,目前已较广泛应用于临床。由于所采用仪器不同,其参数及参考值略有差异,参见表4-1-3。

表4-1-3 血细胞自动仪参考值

项目	英文缩写	参考值	
红细胞计数	RBC	男性$(4.0\sim5.5)\times10^{12}/L$	女性$(3.5\sim4.5)\times10^{12}/L$
血红蛋白	Hb	男性120~160 g/L	女性110~150 g/L
血细胞比容	Hct	男性0.40~0.50	女性0.37~0.48
平均红细胞容积	MCV	82~95 fl	
平均血红蛋白含量	MCH	27~31 pg	
平均血红蛋白浓度	MCHC	320~360 g/L	
红细胞体积分布宽度	RDW	11.6~14.8%	
白细胞计数	WBC	$(4.0\sim10.0)\times10^9/L$	
中性粒细胞	NEU	37%~80%	
淋巴细胞	LYM	20%~40%	
单核细胞	MONO	0%~12%	
嗜酸性粒细胞	EOS	2%~7%	
嗜碱性粒细胞	BASO	0%~1%	
血小板计数	PLT	$(100\sim300)\times10^9/L$	
血小板分布宽度	PDW	14.75%~17.25%	
平均血小板体积	MPV	6.8~13.5 fl	

真空采血法

目前,临床上也常用真空采血法(又称为负压采血法)采集静脉血标本。标准真空采血管采用国际通用的头盖和标签颜色,显示采血管内添加剂种类和试验用途,可用于不同的血液检验项目。该法采用封闭式采血,双向针一端插入真空试管内,另一端在持针器的帮助下刺入静脉,在负压作用下血液自动流入试管。如果使用血量或检查项目较多,只需更换封闭的负压试管就可连续采血。由于在完全封闭状态下采血,血样无需在容器间转移,减少了溶血现象,利于标本的转运和保存,使血标本保持原始性状的完整性,检验结果更接近真实。

真空采血法在临床使用过程中也会发生各种问题,影响标本的顺利采集,主要有以下几种情况。

1. 溶血

(1)原因:真空管的负压相对较大,采血初始,血液流入管底速度快,红细胞相互撞击可致破裂,临床偶见溶血。

(2)预防措施:采集血标本时,倾斜双向采血针采血管侧针头,使其靠近采血管侧壁,血液沿管壁缓缓流下,避免红细胞直接撞击造成破裂。

2. 漏血

(1)原因:双向采血针采血管端乳胶护套松动或针头刺出乳胶护套,至使双向采血针密封不严。静脉穿刺时,血液沿双向采血针采血管端漏出。

(2)预防措施:采血前检查并安紧乳胶护套,遇有针头刺出则重新套好针头,以保持其密闭性。

3. 血液流入不畅

(1)原因:穿刺针头贴于血管壁或采血管内无负压。

(2)预防措施:在保证静脉穿刺成功的前提下,调节针头方向至血液流入采血管,若无效则更换采血管。

4. 血量不足

(1)原因:采血管内负压不足。

(2)预防措施:将注射器针头自采血管胶塞处刺入,抽吸采血管内空气使之形成负压至采足血标本。原有血容量较少时也可直接更换采血管。

5. 穿刺针头脱出

(1)原因:机械牵拉所致,尤其是在多个采血管采血时。

(2)预防措施:一次采血使用采血管较多时,注重有效固定;更换采血管时,动作幅度要小,以防针头脱出增加病人痛苦。

(陈小慧)

项目二

· 健康评估 ·

尿液检查

学习目标

1. 能正确的采集尿液检查检验标本,说出采集的注意事项。
2. 能判断尿液的一般性状检查、化学检查、显微镜检查的结果,并识别其临床意义。

学习任务

1. 项目任务 能进行尿液检查检验标本的正确采集及送检,能判断尿液一般性状检查、化学检查及显微镜检查报告单,识别其临床意义;初步判断尿细胞计数实验检查报告单,识别其临床意义。
2. 工作任务流程图

1. 采集尿液检查标本 → 2. 判断尿液检查报告单 → 3. 识别尿液检查临床意义

学习所需设备、用物

序号	分类	名称	数量
1	耗材	尿液检查报告单	10 张
2	耗材	尿液标本留取容器	10 套

走进病房(病例 4-2-1)

女性,32 岁,已婚,因尿频、尿急、尿痛 3 天,伴发热 38.5℃入院,平时体健。体格检查:T 38.5℃,P 88 次/分,R 22 次/分,Bp 110/80 mmHg,肾区叩痛。

任务一 尿液标本的收集与保存

正确收集、留取、保存和送检尿液标本是确保检验结果准确的前提。

一、留尿的容器

尿液的一般检验使用清洁干燥有盖容器,通常使用一次性容器。进行尿液细菌培养时应使用有塞的无菌大试管。

二、尿液标本的收集

成年女性留尿时应避开月经期,防止阴道分泌物混入尿内。

1. 首次尿　尿液检测一般留取清晨首次尿,因为尿液在膀胱内存留时间较长(6～8小时以上),可获得更多信息,如蛋白、细胞和管型等。

2. 随机尿　用于急诊和门诊病人临时检验。

3. 24小时尿　用于测定24小时溶质排泄总量,如尿蛋白、尿糖、电解质等。

4. 餐后尿　对蛋白尿、病理性糖尿检测较敏感,常在午餐后2小时留取尿标本。

5. 中段尿　正确的留取方法应为:留取前夕,嘱患者用肥皂温水洗净外阴(男性着重洗龟头与冠状沟处),留尿前,先用1:5000高锰酸钾溶液洗外阴,继用棉签蘸消毒液消毒尿道口,然后嘱患者排尿,将中段尿置于无菌试管中,无菌试管口及塞子在留尿前后均须用火焰消毒。

三、尿液标本的保存

1. 冷藏　置于冰箱(2～8℃)可保存6～8小时,用于不能立即进行常规检测的尿标本。

2. 加入化学试剂　①甲醛:甲醛溶液(400 g/L)5 ml/L,用于细胞、管型检测,但不适于尿糖、尿蛋白的检测,因其具有还原性。②甲苯:甲苯5 ml/L,用于尿糖、尿蛋白检测;③盐酸:盐酸5～10 ml/L,用于尿17-羟或17-酮类固醇、儿茶酚胺、肾上腺素或去甲肾上腺素等检测。

任务二　尿液检查内容

尿液包括一般性状检测、化学检测和尿沉渣(显微镜)检测。目前,尿液检查多采用尿液干化学方法和尿沉渣分析仪法,但不能取代尿沉渣显微镜检查。

一、一般性状检查

1. 尿量

【参考值】　正常成人尿量为1 000～2 000 ml/24小时。

【临床意义】

(1) 多尿:是指成人24小时尿量超过2 500 ml。正常情况下,可因饮水、饮茶、精神紧张等因素引起尿量暂时性增多。病理性多尿常见于糖尿病、尿崩症、慢性肾衰竭早期、急性肾衰竭多尿期。

(2) 少尿或无尿:是指成人尿量＜400 ml/24小时或＜17 ml/小时称为少尿;而低于100 ml/24小时称为无尿。常见原因有:①肾前性少尿,见于休克、严重脱水、心力衰竭等;②肾性少尿,见于各种肾实质性改变所致少尿;③肾后性少尿,见于各种原因所致的尿路梗阻,如结石、肿瘤等。

2. 外观　正常新鲜尿液为淡黄色、透明液体。尿液颜色易受食物、药物、尿量、疾病等影响而改变。病理性尿液外观常见下列情况。

(1) 血尿:每升尿液中含血量超过1 ml,即可呈现淡红色、洗肉水样、血红色,甚至混有血凝块,称为肉眼血尿。常见于泌尿系统炎症、结石、结核和外伤等;也可见于某些出血性疾病,如血友病、血小板减少性紫癜等。

(2) 脓尿和菌尿:因含有大量的脓细胞、炎性渗出物或细菌,新鲜尿液常呈白色混浊或云雾状混浊,加热或加酸不能使混浊消失。多见于泌尿系统感染,如肾盂肾炎、膀胱炎等。

(3) 血红蛋白尿:因血管内溶血致尿液呈酱油色或红葡萄酒色。多见于溶血性贫血、血型不合的输血反应、阵发性睡眠性血红蛋白尿等。

(4) 胆红素尿:尿内含有大量的结合胆红素,尿液呈深黄色,振荡后泡沫也呈黄色且不易消失。常见于阻塞性黄疸及肝细胞性黄疸。

(5) 乳糜尿:尿中混有淋巴液而呈稀牛奶状称为乳糜尿,见于丝虫病、肾周围淋巴管阻塞等。

3. 气味 尿液的气味来自尿中挥发性的酸性物质。长时间放置后,尿素分解可出现氨臭味。若刚排出的尿即有氨味,常见于慢性膀胱炎或尿潴留等;烂苹果味见于糖尿病酮症酸中毒;蒜臭味见于有机磷农药中毒;进食多量葱、蒜等食品时尿液也可有特殊气味。

4. 尿 pH 值测定

【参考值】 正常尿液多呈弱酸性,pH 值约 6.5,波动在 4.5~8.0。

【临床意义】

(1) 尿 pH 值降低:常见于酸中毒、高热、痛风、糖尿病等疾病及口服氯化铵、维生素 C 等酸性药物。

(2) 尿 pH 值增高:常见于碱中毒、膀胱炎、肾小管性酸中毒等疾病及服用碳酸氢钠等碱性药物。

5. 比重

【参考值】 成人尿比重为 1.015~1.025。

【临床意义】 正常尿比重与尿液中水分、所含盐类及无机物含量有关,如大量饮水后尿量增加,比重可低至 1.003 以下。病理情况下,尿少而比重增高见于脱水、急性肾炎等;尿多而比重增高见于糖尿病;尿比重降低见于尿崩症、慢性肾衰竭等,如尿比重低而固定在 1.010±0.003,则提示肾浓缩稀释功能丧失。

二、化学检查

1. 尿蛋白 临床上用阴性(一)与阳性(+)表示定性试验结果,用(+)~(++++)表示尿蛋白阳性的程度。尿蛋白定性与定量试验之间有一定的相关性,粗略供参考的相关性是:定性尿蛋白±~+时,定量约 0.2~1 g/24 小时;+~++时常为 1~2 g/24 小时;+++时常为 2~4 g/24 小时;++++时常为>4 g/24 小时。

【参考值】 尿蛋白定性试验阴性,定量试验 0~80 mg/24 小时尿。

【临床意义】 尿蛋白质定量试验>150 mg/24 小时或定性试验阳性时,称为蛋白尿。

(1) 生理性蛋白尿:见于寒冷、劳累、剧烈运动、精神紧张时,可出现暂时性蛋白尿。尿蛋白定性一般不超过(+)。

(2) 病理性蛋白尿:是指因各种肾脏或肾外疾病所致的蛋白尿。①肾小球性蛋白尿,是最常见的一种蛋白尿。常见于急、慢性肾小球肾炎,糖尿病、高血压、系统性红斑狼疮等继发性肾小球疾病;②肾小管性蛋白尿,见于肾盂肾炎、肾小管性酸中毒等;③混合性蛋白尿,是肾小球和肾小管同时受累所致的蛋白尿,如肾小球肾炎或肾盂肾炎后期、糖尿病肾病等;④溢出性蛋白尿,见于急性溶血、多发性骨髓瘤等。

2. 尿糖 正常人尿内葡萄糖含量极微,含糖量<5 mmol/24 小时,尿糖定性试验为阴性。当血糖浓度>8.88 mmol/L 时,尿糖定性试验呈阳性,称糖尿。临床上用阴性(一)与阳性(+)表示定性试验的结果,用(+)~(++++)表示尿糖阳性程度。

【操作方法】 常用的检验方法有两种：试纸条法和班氏法，后者在临床上已趋淘汰。

试纸法：用特定的葡萄糖氧化物试纸浸入尿液，将试纸出现的颜色改变与标准比色板对比，确定尿糖定性及阳性程度，结果判断见表4-2-1。该法简单方便，是目前临床最常用的方法。

表4-2-1 试纸法尿糖定性结果

反应结果	符号	估计尿糖含量(mmol/L)
杏黄色	(−)	<2.2
淡灰色	(+)	5.5
灰色	(++)	11.1
灰蓝色	(+++)	22.2
紫蓝色	(++++)	56.0

【参考值】 尿糖定性试验阴性，定量为0.56～5.0 mmol/24小时尿。

【临床意义】

(1) 血糖增高性糖尿：最常见于糖尿病。可作为糖尿病诊断的重要线索，也可作为病情严重程度、疗效监测的指标。其次，也可见于嗜铬细胞瘤、库欣综合征、甲状腺功能亢进、肢端肥大症等内分泌异常所致的继发性高血糖症。

(2) 血糖正常性糖尿：血糖浓度正常，因肾小管对葡萄糖的重吸收功能减退，肾糖阈值降低而产生糖尿，又称肾性糖尿。常见于慢性肾炎、肾病综合征等。

(3) 暂时性糖尿：①生理性糖尿，大量进食碳水化合物或静脉注入大量葡萄糖可出现暂时性血糖和尿糖增高；②应激性糖尿，见于脑出血、颅脑外伤、急性心肌梗死时出现的暂时性血糖升高，尿糖阳性。

(4) 其他糖尿：肝功能严重破坏可致果糖或半乳糖性糖尿；妊娠期及哺乳期妇女可产生乳糖尿。

(5) 假性糖尿：某些药物如异烟肼、链霉素、水杨酸、阿司匹林等可出现尿糖假阳性反应。

3. 尿酮体 酮体是乙酰乙酸、β-羟丁酸和丙酮的总称，是体内脂肪代谢的中间产物。当脂肪分解加速或糖代谢障碍，产生的酮体超出组织利用酮体的能力，会使血中酮体增多并从尿中排出形成酮尿。

【参考值】 定性试验呈阴性。

【临床意义】 阳性常见于糖尿病酮症酸中毒、严重呕吐、腹泻、饥饿、剧烈运动及应激状态等。

三、显微镜检验

主要检查细胞、管型和结晶等。一般将新鲜混匀尿液离心沉淀，取其沉渣作显微镜检查。若标本为明显的脓尿或血尿、沉淀，临床则直接涂片作镜检，但应注明未经离心沉淀上述各类细胞计数的检验结果，均可用(+)～(++++)表示，即>5个为(+)、>10个为(++)、>15个为(+++)、>20个为(++++)，见图4-2-1。

1. 红细胞 正常人尿沉渣镜检红细胞每高倍镜视野中(HP)无或偶见红细胞。如平均>3个/HP，尿外观正常，称为镜下血尿。常见于急慢性肾炎、肾结石、肾结核、肾盂肾炎、急性膀胱炎及出血性疾病等。

2. 白细胞和脓细胞 正常人尿沉渣镜检白细胞平均0～5个/HP。如>5个/HP。称镜下脓尿。各种肾脏疾病均可致尿中白细胞轻度增加，如有大量白细胞，多为泌尿系统感染如肾盂肾炎、膀胱炎或尿道炎等。若为成年妇女，应注意和生殖系统炎症相鉴别。生殖系统炎症时，常有阴道分泌物混入尿内，可见成团脓细胞，并有大量扁平上皮细胞。

3. 上皮细胞 正常人尿内可见少量扁平上皮细胞和移行上皮细胞，出现大量上皮细胞常

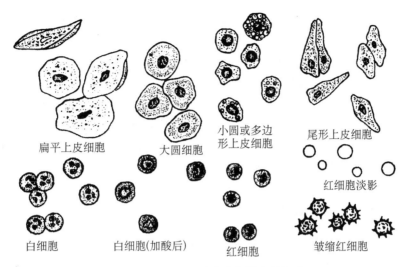

图4-2-1 尿液中常见的各种细胞

见于泌尿道炎症。如尿内出现肾小管上皮细胞,多提示肾小管病变,见于急性肾小球肾炎、慢性肾炎、肾移植后排异反应期。

4. **管型** 管型是蛋白质、细胞或碎片在肾小管和集合管中凝聚而成的圆柱状物,正常人尿内不应出现,出现管型多提示有肾实质损害。管型有多种类型(图4-2-2),常见的有以下几种。

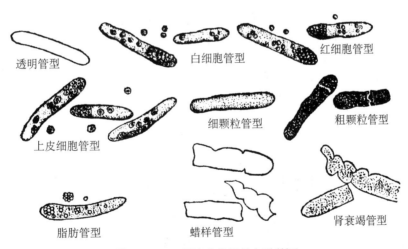

图4-2-2 尿液中常见的各种管型

(1) 透明管型:可偶见于正常人清晨浓缩尿中。发热、剧烈运动、重体力劳动、全身麻醉时也可暂时出现。数量明显增多常见于慢性肾炎、肾病综合征、心力衰竭等。

(2) 细胞管型:管型内细胞量超过管型体积1/3,称为细胞管型。可按其所含细胞类型命名:①红细胞管型,见于急性肾炎、慢性肾炎急性发作等;②白细胞管型,常见于肾盂肾炎等;③上皮细胞管型,提示肾小管有病变,见于急性肾小管坏死、急慢性肾炎等。

(3) 颗粒管型:管型内崩解产物颗粒量超过管型体积1/3,称为颗粒管型。①粗颗粒管型,见于肾盂肾炎、慢性肾炎或药物中毒所致的肾小管损伤;②细颗粒管型,见于慢性肾炎或急性肾小球肾炎后期。

（4）蜡样管型：多提示有严重的肾小管变性坏死，预后差。见于慢性肾小球肾炎晚期、肾衰竭等。

（5）脂肪管型：见于慢性肾炎急性发作、肾病综合征等。

5. 结晶体　尿液中常见的尿酸结晶、草酸钙结晶、磷酸盐结晶多无临床意义。当经常于新鲜尿液中出现结晶并伴有较多红细胞时，应怀疑有尿路结石的可能。服用磺胺类药物时在酸性尿中易形成磺胺结晶，可诱发泌尿系统结石和肾损伤，因此，用该药时应嘱病人多饮水并采取碱化尿液的措施。若新鲜尿液内出现大量磺胺结晶且伴有红细胞时，可能发生泌尿道结石或引起尿闭，应立即停药，采取积极措施处理。

四、尿细胞计数

1. Addis 尿沉渣计数　留取病人夜间 12 小时尿标本，检测尿沉渣中有形成分的数量。

【参考值】　红细胞<50万/12小时；白细胞<100万/12小时；透明管型<5 000/12小时。

【临床意义】　急性肾小球肾炎时，红细胞、白细胞和管型均增高，但红细胞增高最为突出；肾盂肾炎、尿路感染及前列腺炎时白细胞增高最显著。

2. 1小时细胞排泄率测定　留取病人常态下3小时尿标本，测定所含各类细胞数量，再计算出1小时该类细胞排出数。

【参考值】　男性：红细胞<3万/小时，白细胞<7万/小时；女性：红细胞<4万/小时，白细胞<14万/小时。

【临床意义】　急性肾小球肾炎时红细胞排泄率明显增高，肾盂肾炎时白细胞排泄率明显增高。

病例 4-2-1 查房提问：

1. 该患者最可能的诊断是什么？
2. 为患者做中段尿培养时应注意什么？
3. 患者尿常规检查可能会有哪些表现？

目标检测试题

1. 24 小时尿蛋白定量检查其标本内应加入的防腐剂是
   A. 甲醛　　B. 甲苯　　C. 甲醇　　D. 苯甲酸　　E. 二甲苯
2. 多尿是指成人 24 小时尿量大于
   A. 1 000 ml　　B. 1 500 ml　　C. 2 000 ml　　D. 2 500 ml　　E. 3 000 ml
3. 少尿是指成人 24 小时尿量少于
   A. 50 ml　　B. 100 ml　　C. 200 ml　　D. 300 ml　　E. 400 ml
4. 正常人昼夜尿量之比为
   A. 1∶1　　B. 1∶2　　C. 2∶1　　D. 3～4∶1　　E. 5∶1
5. 镜下血尿常见于
   A. 肾炎　　B. 肾盂肾炎　　C. 肾结核　　D. 肾癌　　E. 以上均可
6. 脓尿常见于
   A. 肾盂肾炎　　B. 尿路结石　　C. 肾癌　　D. 肾炎　　E. 肾肿瘤
7. 尿量明显增多，尿比重低于正常可见于

A. 糖尿病　　　　　　B. 尿崩症　　　　　　C. 急性肾小球肾炎
D. 心力衰竭　　　　　E. 严重脱水

8. 血管内溶血可出现
A. 血尿　　B. 胆红素尿　　C. 乳糜尿　　D. 血红蛋白尿　　E. 脓尿

9. 尿少比重高主要见于
A. 糖尿病　　　　　　B. 急性肾盂肾炎　　　C. 急性肾小球肾炎
D. 慢性肾小球肾炎　　E. 慢性肾盂肾炎

10. 尿比重低而固定可见于
A. 急性肾小球肾炎　　B. 慢性肾小球肾炎晚期　　C. 糖尿病
D. 尿崩症　　　　　　E. 重度脱水

11. 哪项检查最适用于糖尿病病人
A. 尿比重　　　　　　B. 尿糖定性　　　　　C. 尿蛋白定性
D. 尿细胞和管型的检查　　E. 尿胆红素测定

12. 正常人尿液中可出现
A. 透明管型　　　　　B. 颗粒管型　　　　　C. 细胞管型
D. 脂肪管型　　　　　E. 蜡样管型

13. 尿中出现管型提示病变在
A. 肾实质　　　　　　B. 输尿管　　　　　　C. 膀胱
D. 尿道　　　　　　　E. 肾盂

14. 下列哪种疾病不会出现管型尿
A. 急性肾小球肾炎　　B. 慢性肾小球肾炎　　C. 肾盂肾炎
D. 肾结核　　　　　　E. 膀胱炎

15. 尿中蜡样管型常见于
A. 慢性肾衰竭　　　　B. 慢性肾盂肾炎　　　C. 急性肾盂肾炎
D. 肾结石　　　　　　E. 肾结核

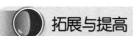

拓展与提高

尿液自动分析仪检测

尿液自动分析仪是进行尿液检测的一种电脑化半自动分析仪。其操作简单、快速，检出灵敏度高，重复性好，检验结果还可提供体内糖代谢、肝功能、酸碱平衡和菌尿等情况。目前临床常用的有干化学尿分析仪和尿沉渣分析仪。检测项目及参考值参见表4-2-2。

表4-2-2　尿液分析仪检测项目与参考值

项目	英文缩写	参考值
白细胞	LEU	阴性（<15个白细胞/μl）
亚硝酸盐	NIT	阴性
酸碱度	pH	5～7

续表

项目	英文缩写	参考值
蛋白质	PRO	阴性（<0.1 g/L）
葡萄糖	GLU	阴性（<2 mmol/L）
酮体	KET	阴性
尿胆原	UBG	阴性或弱阳性
胆红素	BIL	阴性（1 mg/L）
隐血	BLD	阴性（<10 个红细胞/μl）
比重	SG	1.015～1.025

（陈小慧）

项目三

粪 便 检 查

学习目标
1. 学会粪便检验标本的采集及送检方法。
2. 学会粪便一般性状检查、化学检查、显微镜检查结果的判断,能识别其临床意义。

学习任务
1. 项目任务 能进行粪便检验标本的正确采集及送检,能判断粪便一般性状检查、化学检查及显微镜检查报告单,识别其临床意义。
2. 工作任务流程图

1. 采集粪便检查标本 → 2. 判断粪便检查报告单 → 3. 识别粪便检查临床意义

学习所需设备、用物

序号	分类	名称	数量
1	耗材	粪便检查报告单	10 张
2	耗材	粪便标本留取容器	10 套

走进病房(病例4-3-1)
患者,男性,15岁,朋友聚餐后下午感觉腹部不适并有腹泻,粪便呈水样便4次,来医院就诊。

任务一 粪便标本的采集与送检

粪便标本的采集和送检直接影响检验结果的准确性,标本采集时应注意以下事项。

1. **留取粪便的容器** 应为清洁干燥的塑料盒、玻璃瓶或一次性使用的涂蜡纸盒,如作细菌培养应采用有盖的无菌容器。

2. 采集粪便标本　常采用自然排出的新鲜粪便,用干净竹签挑取:①一般选含有脓血黏液的粪便,如粪便外观无异常,可多部位取材;②如查阿米巴滋养体,应从粪便脓血、稀便处取材,立即送检;③如查蛲虫卵时应于病人清晨排便前,用透明薄膜拭子自肛门周围的皱襞处拭取标本并立即送检;④标本量,一般检查留取 5 g 左右(约大拇指盖大小)的粪便即可,如作寄生虫卵检查需留取 30 g 以上(约鸡蛋样大小),若孵化血吸虫毛蚴,则应留取全部 24 小时粪便。

3. 粪便隐血试验标本留取　病人应于检查前 3 天禁食瘦肉、动物血、肝类及大量绿叶蔬菜,禁服铁剂及维生素 C,有牙龈出血者应嘱其勿咽下,以避免出现假阳性。

4. 其他情况　粪便中应避免混入尿液、消毒剂及污水等,以防破坏粪便中的有形成分,灌肠或服油类泻剂的粪便不宜做检查标本。

5. 标本采集后应及时送检　应在 1 小时内送检。

任务二　粪便检查内容

粪便检查包括:一般性状检查、显微镜检查、化学及免疫学检查。

一、一般性状检查

1. 量　正常人大多每天排便一次,量为 100~300 g,可随食量、食物种类、消化器官功能状态而变化。如大量进食粗纤维食物,胃、肠功能紊乱或炎症时排便量增加。

2. 颜色和性状　正常粪便多为黄褐色成形软便,粪便颜色不同程度受食物和药物的影响。病理情况下,粪便颜色和性状可有以下改变。

(1) 稀糊状或水样便:见于急性肠炎,由各种感染性和非感染性腹泻引起;伪膜性肠炎可有大量含膜状物的黄绿色稀汁样便;艾滋病伴肠道隐孢子虫感染时可有大量稀水样便。

(2) 黏液脓状便:正常粪便含少量黏液,并与粪便均匀混合不易发现。小肠炎症时黏液增多均匀混在粪便中,结肠炎症时黏液不易与粪便混合,直肠炎症时黏液多附着在粪便表面。见于过敏性肠炎或慢性细菌性痢疾。

(3) 米泔样便:粪便呈白色淘米水状,含黏液片块,且量多。见于重症霍乱、副霍乱。

(4) 鲜血便:附着于粪便表面,见于痔疮、肛裂、直肠癌等,痔疮时常在排便后有滴血。

(5) 柏油样便:粪便稀薄、黏稠,呈黑色富有光泽,如柏油样。见于上消化道出血,因血红蛋白的铁和肠道内的硫化物结合成硫化铁呈黑色,其光泽为硫化铁刺激小肠分泌黏液过多所致。服用铁剂、铋剂、活性炭时粪便也可呈黑色,但无光泽,且粪便隐血试验阴性。

(6) 脓血便:常见于痢疾、局限性肠炎、溃疡性结肠炎、结肠及直肠癌等。阿米巴痢疾呈暗红色果酱样,以血为主,血中带脓;细菌性痢疾以黏液和脓为主,脓中带血。

(7) 细条状便:粪便呈细条状或扁条状,提示直肠狭窄,常见于直肠癌。

(8) 乳凝块便:乳儿粪便中夹杂着黄白色乳凝块呈蛋花汤样,提示蛋白质、脂肪等消化不完全。见于婴儿消化不良。

(9) 白陶土样便:因粪胆素减少或缺如所致,见于各种原因引起的阻塞性黄疸。

(10) 硬结便:粪便干结坚硬,呈羊粪状或圆球状,多见于便秘者,常同时伴有肛裂出血。

3. 气味　正常粪便因含有蛋白质分解产物如吲哚、粪臭素及硫化物等,有臭味,素食者味轻,食肉者味重。患慢性肠炎、慢性胰腺炎及直肠癌溃烂时可有恶臭味。

4. 寄生虫体　正常人无寄生虫虫体。寄生虫感染者,肉眼可见蛔虫、绦虫、蛲虫等较大虫体。

二、显微镜检验

1. 细胞　主要检查内容包括红细胞、白细胞、巨噬细胞等。

(1) 红细胞:正常粪便中无红细胞。粪便镜检见红细胞常提示肠道下段炎症或出血,见于肠炎、结肠癌、细菌性痢疾、直肠息肉等。

(2) 白细胞:正常粪便中无或偶见白细胞,主要为中性粒细胞。肠炎时可见少量白细胞,数量一般<15个/HP;若镜检白细胞异常增多或脓细胞成堆存在,见于细菌性痢疾。

(3) 巨噬细胞:见于细菌性痢疾和直肠炎症。

2. 寄生虫卵和原虫　检查粪便中发现钩虫卵、蛔虫卵、鞭虫卵、血吸虫卵、姜片虫卵等寄生虫虫卵见于肠道寄生虫病。

三、化学及免疫学检查

当消化道出血量较少时,粪便颜色可无改变,肉眼和显微镜检均不能发现出血,但粪便隐血试验可呈阳性。目前临床常用检测方法主要有粪便隐血试验(fecal occult blood test,FOBT)常用联苯胺作试剂,因血红蛋白中的铁有过氧化酶样作用,促使联苯胺氧化成联苯胺蓝而呈蓝色,即为阳性。依据蓝色出现的速度及深度,将阳性结果分为弱阳性、阳性、强阳性。

粪便隐血试验免疫学检查采用的是抗人血红蛋白抗体和抗人红细胞基质抗体。抗人血红蛋白抗体可检测出全消化道的出血;抗人红细胞基质抗体只能检测出下消化道的出血,因上消化道的出血的红细胞经消化酶的作用,其红细胞基质已被消化,所以检测为阴性。同时检测对鉴别消化道出血部位具有临床意义。

【参考值】　阴性。

【临床意义】　粪便隐血试验对消化道出血的诊断具有重要价值。①消化性溃疡,活动期呈阳性,阳性率50%~70%;②消化道恶性肿瘤,如胃癌、结肠癌,阳性率可达95%,呈持续阳性;③其他疾病所致的消化道出血,如钩虫病、肠结核、急性胃黏膜病变等,均可呈阳性反应。

> 病例4-3-1查房提问:
> 1. 该患者可能发生了什么情况?
> 2. 为明确诊断需要做哪些检查?

目标检测试题

1. 白陶土样便可见于
   A. 细菌性痢疾　　　　B. 慢性溃疡性结肠炎　　　　C. 结肠癌
   D. 胃溃疡　　　　　　E. 胆道梗阻
2. 粪便米泔样见于
   A. 急性肠炎　　　　　B. 肠结核　　　　　　　　　C. 霍乱
   D. 消化不良　　　　　E. 阿米巴痢疾
3. 粪便呈暗红色果酱样见于

A. 直肠癌 　　　　　　B. 肠阿米巴痢疾　　　　　C. 下消化道少量出血
   D. 霍乱 　　　　　　　E. 细菌性痢疾
4. 大便中混有鲜红色血液见于
   A. 肛裂　　　B. 直肠癌　　　C. 痔疮　　　D. 结肠癌　　　E. 霍乱
5. 粪便镜检有大量白细胞和脓细胞,常成堆存在,见于
   A. 直肠癌 　　　　　　B. 肠阿米巴痢疾　　　　　C. 溃疡性结肠炎
   D. 霍乱 　　　　　　　E. 细菌性痢疾

(硕志刚)

项目四

健康评估

肝功能检查

学习目标

1. 学会肝脏疾病常用的实验室检查标本采集及送检方法。
2. 学会肝脏疾病常用的实验室检查结果的判断,能识别其临床意义。

学习任务

1. 项目任务 能进行肝脏疾病常用的实验室检查标本的正确采集及送检,能判断肝脏疾病常用的实验室检查报告单,识别其临床意义。
2. 工作任务流程图

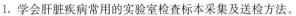

1. 采集肝脏疾病常用实验室检验标本 → 2. 判断肝脏疾病常用实验室检验报告单 → 3. 识别肝脏疾病常用实验室检验临床意义

学习所需设备、用物

序号	分类	名称	数量
1	文本	肝脏疾病常用实验室检验报告单	20 张
2	器材	肝脏疾病常用实验室检验标本留取用物	20 套

走进病房(病例 4-4-1)

患者,女性,48 岁,急性右上腹痛 3 天伴发热,皮肤黄染 2 天入院。患者 3 天前高脂餐后急性右上腹痛发作,呈绞痛样,发热,38.5℃,伴恶心、呕吐,呕吐物为胃内容物,医务室给予消炎利胆药治疗,效果不好,2 天前起出现皮肤黄染来医院就诊,医生给予患者肝功能检查及 B 超检查。

病例 4-4-1 提问:

1. 该患者肝功能检查会有哪些异常?
2. 肝功能检查包括哪些项目?如何采集标本?

肝脏是人体重要的代谢器官,主要功能包括糖、蛋白质、脂肪及胆红素的代谢,维生素的活化和贮藏,激素的灭活与排泄,凝血及纤溶抑制因子的生成等。

任务一 蛋白质代谢功能检查

肝脏是合成蛋白质的重要器官,体内90%以上的血清总蛋白(total protein,TP)和全部的血清清蛋白由其合成,肝细胞损害时合成血浆蛋白也减少,因此,血清总蛋白和清蛋白是反映肝功能的重要指标。

一、血清总蛋白及清蛋白、球蛋白比值(A/G)测定

【标本采集方法】 抽取空腹静脉血2ml,注入干燥试管内,不抗凝。

【参考值】 血清总蛋白:60～80 g/L;清蛋白:40～55 g/L;球蛋白:20～30 g/L;清蛋白与球蛋白的比值:(1.5～2.5):1。

【临床意义】

1. 血清总蛋白及清蛋白降低　提示肝细胞严重受损,可见于慢性肝炎、肝硬化、肝癌、亚急性重症肝炎等;也见于某些肝外疾病,如肾病综合征、恶性肿瘤、营养不良等。

2. 血清总蛋白及球蛋白增高　常见于慢性肝脏疾病,如慢性活动性肝炎、肝硬化等。也见于某些肝外疾病,如疟疾、系统性红斑狼疮、多发性骨髓瘤、淋巴瘤等。

3. A/G倒置　清蛋白降低和(或)球蛋白增高均可致A/G倒置,提示肝功能严重受损或M球蛋白血症,如慢性中度以上持续性肝炎、肝硬化、肝癌、多发性骨髓瘤等。观察血清清蛋白和A/G的动态变化有助于判断病情的进展和预后。清蛋白持续下降,A/G比值不断减低,提示肝细胞坏死进行性加重,预后不良;清蛋白上升,A/G逐渐接近正常,提示病情好转。

二、血清蛋白电泳

【标本采集】 取空腹静脉血2ml,注入干燥试管内,不抗凝。

【参考值】 醋酸纤维膜法:清蛋白:0.62～0.71(62%～71%);α_1球蛋白:0.03～0.04(3%～4%);α_2球蛋白:0.06～0.10(6%～10%);β球蛋白:0.07～0.11(7%～11%);γ球蛋白:0.09～0.18(9%～18%)。

【临床意义】

1. 肝炎　急性肝炎早期或病情较轻时,血清蛋白电泳多无异常;病情加重时可出现清蛋白、α球蛋白及β球蛋白减少,而γ球蛋白升高。γ球蛋白增高的程度与肝炎的严重程度成正比,如持续增高常提示转为慢性肝炎。

2. 肝硬化　清蛋白明显减少,γ球蛋白明显升高,若进行性加重则提示预后不良。

3. 原发性肝癌　常合并肝硬化,除清蛋白减少、γ球蛋白升高外,还有α_1球蛋白和α_2球蛋白升高,在清蛋白和α_1球蛋白区带之间可出现甲胎蛋白电泳区带。

三、血氨测定

【标本采集方法】 抽取静脉血2ml,注入含肝素的抗凝管内,立即送检。

【参考值】 谷氨酸脱氢酶法:11～35 μmol/L。

【临床意义】

1. 增高　生理性增高见于剧烈运动、高蛋白饮食等;病理性增高常见于肝性脑病、重症肝炎、肝癌、上消化出血等。

2. 降低 可见于低蛋白饮食、贫血。

任务二 胆红素代谢检查

肝脏是胆红素代谢的重要场所。胆红素绝大部分是衰老红细胞的分解产物。血清胆红素分为非结合胆红素和结合胆红素两种类型。非结合胆红素为脂溶性、游离化合物,难溶于水,不能由肾脏排出;结合胆红素为胆红素在肝内与葡萄糖醛酸结合而成,可溶于水,随胆汁排入肠道后,在肠道细菌作用下还原成尿胆原,随粪便排出体外。部分尿胆原经肠道重吸收入门静脉,其中大部分被肝细胞摄取、氧化,重新转变为结合胆红素,再随胆汁排入肠腔,形成胆红素的肠肝循环,仅小部分尿胆原从门静脉进入体循环,经肾自尿中排出,称为尿胆素。

当红细胞破坏增加或寿命缩短、肝细胞损伤、胆管阻塞时,血清结合或非结合胆红素增高,可出现黄疸。临床上通过检测血清总胆红素(serun total bilirubin,STB)、血清结合胆红素(conjugated bilirubin,CB)和血清非结合胆红素(unconjugated bilirubin,UCB)、尿内胆红素和尿胆原含量,以判断胆红素代谢有无异常以及黄疸类型。

一、血清总胆红素、血清结合胆红素和血清非结合胆红素测定

【标本采集方法】 抽取空腹静脉血 2 ml,注入干燥试管内,不抗凝。注意切勿溶血。

【参考值】 血清总胆红素:3.4~17.1 μmol/L;血清结合胆红素:0~6.8 μmol/L;血清非结合胆红素:1.7~10.2 μmol/L;血清结合胆红素/血清非结合胆红素:0.2~0.4。

【临床意义】

1. 判断有无黄疸及黄疸的程度 血清总胆红素在 17.1~34.2 μmol/L,病人皮肤黏膜尚未见黄染,称为隐性黄疸。>34.2 μmol/L 时出现显性黄疸,分为 3 种程度:34.2~171 μmol/L 为轻度黄疸,171~342 μmol/L 为中度黄疸,>342 μmol/L 为重度黄疸。在病程中检测可判断疗效和指导治疗。

2. 鉴别黄疸的类型

(1) 溶血性黄疸:总胆红素和非结合胆红素升高,总胆红素轻度升高,通常<85.5 μmol/L,CB/STB<0.2。见于血型不合的输血反应、新生儿黄疸、自身免疫性溶血性贫血等。

(2) 阻塞性黄疸:血清总胆红素及结合胆红素升高,CB/STB>0.5,不完全性梗阻时血清总胆红素达 171~265 μmol/L,完全性梗阻常>342 μmol/L。常见于胆石症、胰头癌、肝癌等。

(3) 肝细胞性黄疸:三者均升高,总胆红素在 17.1~171 μmol/L,CB/STB 为 0.2~0.5,常见于各种肝脏疾病,如急性黄疸型肝炎、慢性活动性肝炎、肝硬化等。

二、尿内胆红素及尿胆原测定

【标本采集方法】

(1) 留取新鲜尿液 20~30 ml,置于干燥清洁的棕色有盖容器中立即送检。尿胆原检测最好取晨尿,若做定量检测需留取 24 小时尿液。

(2) 嘱病人避免使用磺胺类、苯唑西林、普鲁卡因等可使试验呈假阳性反应的药物,以及卟胆原等使溶液混浊干扰测试结果的药物。

(3) 嘱病人避免饱餐、饥饿、剧烈运动等情况,以免引起尿胆原轻度升高。

【参考值】 尿内胆红素定性:阴性;尿胆原定性:阴性或弱阳性;尿胆原定量:0.84~4.2 μmol/(L·24 h)。

【临床意义】
1. 尿胆红素阳性　主要见于阻塞性黄疸、肝细胞性黄疸。
2. 尿胆原阳性　主要见于溶血性黄疸、肝细胞性黄疸。
3. 尿胆原减少或缺如　可见于胆道梗阻、新生儿及长期服用广谱抗生素时。
4. 鉴别黄疸类型　溶血性黄疸尿中尿胆原明显增加,尿胆红素阴性;阻塞性黄疸尿胆原含量降低,尿胆红素强阳性;肝细胞性黄疸尿胆原中度增加,尿胆红素常呈阳性。

临床根据血中总胆红素、结合胆红素、非结合胆红素及尿内胆红素、尿胆原的检测结果分析,对黄疸的诊断与鉴别诊断具有重要价值(表4-4-1)。

表4-4-1　正常人及常见黄疸的胆红素代谢检验结果

情况	血清胆红素(μmol/L)			尿内胆红素	
	CB	UCB	CB/STB	尿胆红素	尿胆原(μmol/L)
正常人	0~6.8	1.7~10.2	0.2~0.4	阴性	0.84~4.2
溶血性黄疸	轻度增加	明显增加	<0.2	阴性	明显增加
肝细胞性黄疸	中度增加	中度增加	0.2~0.5	阳性	正常或轻度增加
阻塞性黄疸	明显增加	轻度增加	>0.5	强阳性	减少或缺如

任务三　血清酶学检查

肝内含有丰富的酶,当肝脏有实质性损伤时,可使部分酶代谢异常、活性改变。胆道疾病也可影响某些酶的排出。因此,通过检测血清酶可了解肝脏病变情况及其程度。

一、血清氨基转移酶测定

血清氨基转移酶,简称转氨酶,作为肝功能检查的转氨酶主要有丙氨酸转氨酶(alanine aminotransferase,ALT)和天门冬氨酸转氨酶(aspartate aminotransferase,AST)等。ALT主要分布在肝脏,其次是骨骼肌、肾脏、心肌等组织中;AST在心肌中含量最高,其次是肝脏、骨骼肌和肾脏。轻至中度的肝细胞损伤,释放入血的ALT远高于AST,因此,ALT是最敏感的肝功能检测指标,有助于肝病的早期诊断,ALT/AST比值测定有助于肝病的鉴别诊断。

【标本采集方法】 抽取空腹静脉血1 ml,注入干燥试管中,不抗凝。注意切勿溶血,采血前避免剧烈运动等。

【参考值】 ALT:10~40 U/L(速率法37℃);AST:10~40 U/L(速率法37℃);ALT/AST≤1。

【临床意义】
1. 急性病毒性肝炎　通常ALT>300 U/L、AST>200 U/L、ALT/AST>1,为诊断病毒性肝炎的重要检测指标。①急性轻型肝炎:ALT和AST均可升高,以ALT升高更明显,ALT/AST>1,随病情好转而逐渐降至正常范围。②重症肝炎和亚急性肝炎:转氨酶可随病情恶化而降低,出现"胆-酶分离"现象,提示肝细胞严重坏死,预后不良。③急性肝炎恢复期:

如转氨酶活性波动于 100 U/L 左右或再上升,则提示肝炎转为慢性。

2. 慢性肝炎、肝硬化、肝癌及酒精性肝病　转氨酶轻度上升(100～200 U/L)或正常,ALT/AST>1。若 ALT/AST<1,则提示慢性肝炎进入活动期或发生肝硬化、肝癌,晚期转氨酶明显升高,终末期可正常或降低。

3. 急性心肌梗死　AST 显著升高,常于发病后 6～8 小时开始上升,18～24 小时达到高峰,4～5 天后恢复。

4. 其他　骨骼肌疾病、胰梗死、肺梗死、肾梗死时,转氨酶轻度升高。

二、血清碱性磷酸酶测定

碱性磷酸酶(alkaline phosphatase,ALP)主要分布在肝脏、骨骼、小肠、肾及胎盘中,血清中大部分 ALP 来源于肝脏和骨骼,因此,常作为肝脏疾病的检查指标之一。胆道疾病时可能由于 ALP 生成增加而排泄减少,可使血清 ALP 升高。

【标本采集方法】　同 ALT 标本采集法。

【参考值】　成人 40～150 U/L(磷酸对硝基苯酚速率法 37℃)。

【临床意义】　血清 ALP 增高见于:①各种肝内、外胆管阻塞性疾病引起的阻塞性黄疸,ALP 增高程度与梗阻程度和持续时间成正比,且先于黄疸出现;②原发性或转移性肝癌;③骨骼疾病,如纤维性骨炎、骨软化症、成骨细胞瘤等。

三、血清 γ-谷氨酰转移酶测定

γ-谷氨酰转移酶(γ-glutamyl transpeptadase,GGT)存在于肾、胰、肝等组织中,血清中 GGT 主要来自肝胆系统。肝胆疾病时,因肝细胞合成亢进或胆道排出受阻,血清中 GGT 可升高。

【标本采集方法】　同 ALT 标本采集法。

【参考值】　男性 11～50 U/L,女性 7～32 U/L(γ-谷氨酰-3-羧基-对硝基苯胺法 37℃)。

【临床意义】

1. 胆道阻塞性疾病　GGT 明显升高,升高幅度与梗阻程度和持续时间成正比。

2. 原发性或继发性肝癌　GGT 显著升高,阳性率高达 95% 以上。由于其具有部分癌胚抗原特性,临床可作为早期发现肝癌、判断病情变化及预后的指标。

3. 病毒性肝炎、肝硬化　急性肝炎 GGT 中度升高;急性肝炎恢复期如其他指标已恢复而 GGT 未降,提示肝炎未痊愈;如居高不下,提示肝炎有转为慢性的可能;如出现 GGT 持续升高,提示病情恶化。

4. 酒精性肝损害　GGT 升高幅度大于 ALT、AST 的升高。

四、单胺氧化酶测定

单胺氧化酶(monoamine oxidase,MAO)大部分存在于肝细胞线粒体内,能促进结缔组织形成,血清 MAO 活性与肝脏结缔组织增生呈正相关,因此常用 MAO 活性检测来观察肝纤维化程度。

【标本采集方法】　同 ALT 标本采集法。

【参考值】　0～3 U/L(速率法 37℃)。

【临床意义】

1. 肝脏病变　急性肝炎、慢性迁延性肝炎时 MAO 多正常,重症肝炎时 MAO 升高。慢性肝炎活动期约 50% 以上可增高,约 80% 的肝硬化病人 MAO 升高,少数肝癌病人也可升高。

2. 肝外疾病　慢性心力衰竭、甲状腺功能亢进、糖尿病等,MAO 亦可升高。

任务四 血清甲胎蛋白检查

甲胎蛋白(alpha-fetoprotein,AFP)为胎儿所特有,出生后不久即转为阴性或含量甚微。AFP 在肝细胞或生殖腺胚胎组织恶性变时又恢复合成,因此,测定血清中 AFP 浓度对肝细胞癌及滋养细胞恶性肿瘤的诊断有重要意义。

【标本采集方法】 抽取静脉血 3 ml,注入干燥试管中,不抗凝。注意切勿溶血,采血前避免剧烈运动等。

【参考值】 定性:阴性;定量:成人<25 μg/L。

【临床意义】
1. 原发性肝癌 AFP 增高,阳性率为 67.8%～74.4%,约 50%的病人 AFP>300 μg/L。
2. 生殖腺胚胎瘤、胃癌、胰腺癌 AFP 也可升高。病毒性肝炎和肝硬化时,AFP 有不同程度的升高,但多<300 μg/L。

> **病例 4-4-1 查房提问:**
> 3. 该患者肝功能检查示,STB 200 μmol/L,CB/STB 0.52,血清 ALP 260 U/L,GGT 76 U/L,AFP 12 μmol/L,尿胆红素强阳性,尿胆原缺如,请分析肝功能检查报告单。

目标检测试题

1. 反映肝细胞损伤最灵敏的指标是
   A. 血清清蛋白　　　　　　B. 血清球蛋白
   C. 血清天门冬氨酸转氨酶　D. 血清丙氨酸转氨酶　　E. 血清胆红素
2. 血清清蛋白降低常见于
   A. 系统性红斑狼疮　　　　B. 慢性肾小球肾炎　　　C. 多发性骨髓瘤
   D. 慢性炎症　　　　　　　E. 肝硬化
3. 血清丙氨酸转氨酶增高最明显的是
   A. 急性重症肝炎　　　　　B. 慢性肝炎　　　　　　C. 肝硬化
   D. 原发性肝癌　　　　　　E. 肝囊肿
4. 阻塞性黄疸的特点,下述哪项**不符**
   A. 皮肤巩膜黄染　　　　　B. 白陶土样粪便　　　　C. 皮肤瘙痒
   D. 尿胆红素阳性　　　　　E. 尿胆原强阳性
5. 血清甲胎蛋白持续阳性,见于下列哪种疾病
   A. 肝炎　　　　　　　　　B. 肝硬化　　　　　　　C. 阻塞性黄疸
   D. 原发性肝细胞癌　　　　E. 原发性胆管细胞癌
6. 隐性黄疸时,血清总胆红素不超过
   A. 1.7 μmol/L　　　　　　B. 10.7 μmol/L　　　　　C. 17.1 μmol/L
   D. 34 μmol/L　　　　　　 E. 170 μmol/L
7. 正常人 A/G 比值为

A. 1~1.3∶1 B. 1~1.5∶1 C. 1.5~2.0∶1
D. 1.5~2.5∶1 E. 1.8~2.0∶1

8. 急性黄疸患者,实验室检查:尿中胆红素增高,尿胆原消失,应考虑
  A. 急性肝炎 B. 慢性肝炎 C. 肝硬化
  D. 急性溶血 E. 胰头癌

9. 急性病毒性肝炎,首选检测的血清酶是
  A. ALT B. AST C. ALP
  D. MAO E. LDH

10. 碱性磷酸酶明显升高,常见于
  A. 肝细胞性黄疸 B. 溶血性黄疸 C. 阻塞性黄疸
  D. 急性肝炎 E. 慢性肝炎

(陈 玲)

项目五

肾脏功能检查

学习目标
1. 学会肾功能检查检查标本采集及送检方法。
2. 学会肾功能检查结果的判断,能识别其临床意义。

学习任务
1. 项目任务　能进行肾功能检查标本的正确采集及送检,能判断肾功能检查报告单,并识别其临床意义。
2. 工作任务流程图

1. 采集肾功能检验标本 → 2. 判断肾功能检验报告单 → 3. 识别肾功能检验临床意义

学习所需设备、用物

序号	分类	名称	数量
1	耗材	肾功能检验报告单	20张

走进病房(病例4-5-1)
　　患者,男性,40岁。蛋白尿5年,乏力,恶心2个月,体格检查:贫血貌,血压180/110 mmHg,心、肺听诊无异常发现。医生给予患者肾功能检查。

　　肾脏的主要功能是生成尿液,维持体内水、电解质和酸碱代谢平衡,同时兼有内分泌功能,可产生肾素、红细胞生成素、活性维生素D等,调节血压、红细胞生成和钙磷代谢。肾功能检查是判断肾脏疾病严重程度、估计预后、制订治疗方案、观察疗效的重要依据,但无早期诊断价值。以下重点介绍肾小球滤过功能和肾小管功能的检查。

病例4-5-1查房提问:
　　1. 肾功能检查包括哪些项目?如何采集标本?

任务一 肾小球功能检查

一、内生肌酐清除率

血液中肌酐的生成有内源性和外源性两种,内源性肌酐是肌酸代谢产物,浓度比较恒定。当严格控制饮食条件且肌肉活动相对稳定时,血肌酐的生成和排出也较稳定,此时,肌酐含量的变化主要受内源性肌酐的影响,且因其大部分经肾小球滤过,不被肾小管重吸收,排泌量很少,故肾在单位时间内把若干毫升血液中的内生肌酐全部清除出去的能力,称为内生肌酐清除率(endogenous creatinine clearance rate,Ccr),相当于肾小球滤过率(glomerular filtration rate,GFR)。

【标本采集方法】

(1) 检查前进低蛋白饮食(<40 g/d)3 天,禁食肉类(无肌酐饮食),避免剧烈运动。

(2) 于第 4 天晨 8 时排净尿液,收集此后至次晨 8 时的 24 小时尿液,加甲苯 4～5 ml 防腐。

(3) 于第 5 天晨抽取静脉血 2～3 ml(抗凝或不抗凝均可),与 24 小时尿液同时送检。

当严格控制条件时,24 小时内血浆和尿液肌酐排泄量相对恒定,故也可用 4 小时留尿改良方法,即准确收集 4 小时尿液及空腹抽取静脉血 2 ml 进行肌酐测定。

【参考值】 成人 80～120 ml/min。

【临床意义】

1. 判断肾小球损害的敏感指标 成人 Ccr<80 ml/min,提示肾小球滤过功能已有下降,而当 Ccr<50 ml/min 时,血尿素氮和肌酐测定仍可在正常范围,因此,Ccr 能较早反映肾小球滤过功能。

2. 检查肾小球滤过功能受损程度 临床常用 Ccr 代替 GFR 见表 4-5-1。

表 4-5-1 肾小球滤过功能受损程度

肾小球滤过功能损害程度	内生肌酐清除率(ml/min)	肾小球滤过功能损害程度	内生肌酐清除率(ml/min)
轻度损害	70～51	肾衰竭早期	20～11
中度损害	50～31	肾衰竭晚期	10～6
重度损害(肾衰竭)	<30	肾衰竭终末期	<5

3. 指导治疗护理 Ccr<30～40 ml/min 时应限制蛋白质摄入;Ccr<30 ml/min 时氢氯噻嗪类利尿剂常无效,不宜使用;Ccr<10 ml/min 时应结合临床进行透析治疗。当肾功能不全时,各种由肾代谢或从肾排出的药物均可根据 Ccr 降低的程度调整药物剂量和用药时间。

4. 动态观察肾移植术是否成功 肾移植术后 Ccr 应回升,如回升后又下降,提示可能出现急性排异反应。

二、血清尿素氮和肌酐测定

尿素氮(serum urea nitrogen,BUN)和肌酐(serum creatinine,Scr)均为蛋白质代谢产

物,主要经肾小球滤过而随尿排出,当肾实质受损,肾小球滤过率降低,血清尿素氮和肌酐就会升高,故测定其在血中的浓度可作为肾小球滤过功能受损的重要指标。Scr 反映肾损害较 BUN 更敏感,但对早期肾功能减退无价值。

【标本采集方法】 抽取空腹静脉血 3 ml,注入普通干燥试管内送检,注意标本勿溶血。

【参考值】 BUN:成人 3.2～7.1 mmol/L;婴幼儿 1.8～6.5 mmol/L。Scr:男性 53～106 μmol/L;女性 44～97 μmol/L。

【临床意义】

1. **血肌酐和血尿素氮增高** 见于各种严重肾脏疾病引起肾小球滤过功能减退时,如急、慢性肾小球肾炎、严重肾盂肾炎、肾动脉硬化症、肾结核、肾肿瘤等。当肾功能轻度损害时,血肌酐和尿素氮可无变化。当肾小球滤过功能下降 1/3 以上时,血肌酐开始升高;下降 1/2 以上时,血尿素氮升高。因此,血肌酐和尿素氮测定不能作为肾功能早期受损的指标。慢性肾衰竭时,血 BUN 和 Cr 升高程度与病情严重性一致,可以此进行分期并采取针对性治疗。

2. **鉴别肾前性和肾实质性少尿**

(1) 肾前性少尿:如脱水、休克、心力衰竭、肝肾综合征等所致的血容量不足、肾血流量减少引起少尿,此时 BUN 升高,但血 Cr 升高不明显。

(2) 肾实质性少尿:血 Cr 上升常>200 μmol/L,BUN 常同时升高。

3. **蛋白质摄入或分解过多** 如高蛋白饮食、上消化道大出血、大面积烧伤、甲状腺功能亢进等常使 BUN 增高,但血肌酐多正常。

任务二 肾小管功能检查

一、尿 β_2-微球蛋白测定

正常人尿 β_2-微球蛋白(β_2-microglobulin,β_2-MG)生成量较恒定,经肾小球滤入原尿后,99.9%在近端肾小管被重吸收,并在肾小管上皮细胞中分解破坏,仅微量自尿中排出。

【标本采集方法】 嘱病人留取随机中段尿及时送检,不宜采集清晨第一次尿,因晨尿常呈酸性,而 β_2-MG 在酸性尿中极易分解破坏)。如需贮存批量检测,应将尿 pH 值调至 7 左右冷冻保存。

【参考值】 成人尿低于 0.3 mg/L。

【临床意义】 尿 β_2-MG 增多较敏感地反映近端肾小管重吸收功能受损,如药物或毒物所致早期肾小管损伤,肾移植后急性排斥反应早期。

二、α_1-微球蛋白测定

血浆中 α_1-微球蛋白(α_1-microglobulin,α_1-MG)可游离或与 IgG、清蛋白结合两种形式存在,游离 α_1-MG 可自由透过肾小球滤入原尿,约 99%被近端小管上皮细胞重吸收并分解,仅微量从尿中排泄。

【标本采集方法】 留取清晨第一次中段尿;抽取空腹静脉血 6 ml 注入干燥试管内。

【参考值】 成人尿 α_1-MG<15 mg/24 小时,或 10 mg/g 肌酐;血清 α_1-MG 为 10～30 mg/L。

【临床意义】

1. **近端肾小管功能损害** 尿 α_1-MG 升高是反映早期近端肾小管功能损伤的特异、敏感指标,因其不受恶性肿瘤影响,酸性尿中不会出现假阴性,比 β_2-MG 更可靠。

2. **检查肾小球滤过功能** 血清 $α_1$-MG 升高提示 GFR 降低所致的血潴留,血清和尿中 $α_1$-MG 均升高,表明肾小球滤过功能和肾小管重吸收功能均受损。

三、肾脏浓缩和稀释功能检测

肾脏可根据血容量和肾髓质渗透梯度的改变,通过抗利尿激素调节肾远曲小管与集合管对水的重吸收,从而完成肾浓缩和稀释尿液的功能。在日常或特定饮食条件下,观察病人尿量和尿比重的变化,以判断肾浓缩与稀释功能的方法,即称为肾脏浓缩和稀释检测。

【标本采集方法】

1. 昼夜尿比重检测(mosenthaltest) 试验日病人照常进食,但每餐含水量应在 500~600 ml,此外不另进餐、饮水。晨 8 时排尿弃去,于上午 10、12 时,下午 2、4、6、8 时分别留尿 1 次共 6 份标本,此后至次晨 8 时的尿液收集在一个容器内。分别测定 7 份尿标本的尿量和比密,注意排尿间隔时间必须准确,尿要排净。

2. 3小时尿比重检测 试验日病人照常饮食,晨 8 时排尿弃去,以后至次晨 8 时每隔 3 小时留尿一次,各留置于 8 个容器,分别测定尿量和比重。

【参考值】 24 小时尿总量 1 000~2 000 ml;晚 8 时至次晨 8 时的 12 小时夜尿量不应超过 750 ml;昼夜尿量之比不应小于(3~4):1;昼夜尿中至少 1 次尿液比重应>1.018,最高比重与最低比密之差应不>0.009。

【临床意义】

1. **早期肾功能不全** 夜尿量可超过 750 ml,夜尿量多于昼尿量。

2. **浓缩功能不全** 最高尿比重<1.018,最高比重与最低比重之差<0.009。若尿比重固定在 1.010,称为等渗尿,提示肾小管浓缩功能严重障碍。常见于各种肾脏疾病引起的严重肾功能损害。

3. **肾稀释功能不全** 昼尿比重固定在 1.018 或更高,常见于脱水、急性肾小球肾炎等。

> 病例 4-5-1 查房提问:
> 2. 如何识读肾功能检测报告单?

目标检测试题

1. 下述哪项是检测肾小管功能的试验
   A. 内生肌酐清除率测定　　B. 尿 $α_1$-微球蛋白测定　　C. 血尿素氮测定
   D. 血肌酐测定　　　　　　E. 尿管型检查

2. 血尿素氮增高,见于
   A. 心绞痛　　　　　　　　B. 上消化道出血　　　　　C. 尿路感染
   D. 休克　　　　　　　　　E. 尿毒症

3. 能够较早反映肾小球功能受损的检测项目是
   A. 尿常规检查　　　　　　B. 浓缩-稀释试验　　　　C. 血尿素氮测定
   D. 尿渗量试验　　　　　　E. 内生肌酐清除率测定

4. 血肌酐明显增高,见于
   A. 休克　　　　　　　　　B. 心力衰竭　　　　　　　C. 上消化道大出血
   D. 急性尿潴留　　　　　　E. 尿毒症

5. 血尿素氮和肌酐增高,提示
   A. 上消化道出血　　　　B. 严重感染　　　　C. 饮食中蛋白质过多
   D. 肾功能减退　　　　　E. 严重失水

6. 判断肾小球滤过功能损害的早期指标是
   A. 肾脏浓缩-稀释试验　　B. 血肌酐测定　　　C. 内生肌酐清除率
   D. 尿 β_2-微球蛋白测定　　E. 血尿素氮测定

7. 关于内生肌酐清除率的标本采集,**错误的是**
   A. 试验前连续进低蛋白饮食 3 天
   B. 收集 24 小时尿
   C. 抽动脉血 2~3 ml
   D. 禁食肉类,避免运动
   E. 血尿标本同时送检

(陈　玲)

项目六

临床常用血生化检查

学习目标
1. 学会常用生化检查标本采集及送检方法。
2. 学会常用生化检查结果的判断,能识别其临床意义。

学习任务
1. 项目任务 能进行常用生化检查标本的正确采集及送检,能判断常用生化检查报告单,并识别其临床意义。
2. 工作任务流程图

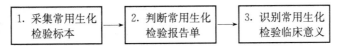

学习所需设备、用物

序号	分类	名称	数量
1	耗材	常用生化检验报告单	10张
2	教具	常用生化检验标本留取用物	10套

走进病房(病例4-6-1)
男性,78岁,在公园突然晕倒,呼之不应,10分钟后送到医务室,发现其胸卡记录有(姓名、地址、家人电话号码、本人患有糖尿病等),给予急查血糖,发现血糖0.9 mmol/L。

任务一 血清电解质检查

体液中的电解质主要有钾(K^+)、钠(Na^+)、氯(Cl^-)、钙(Ca^{2+})、镁(Mg^{2+})等,主要功能是维持细胞的正常代谢和功能,维持水、电解质和酸碱平衡以及细胞内外的渗透压等。血清电解质检测可在一定程度上反映细胞间液和细胞内液的电解质情况。

【标本采集方法】

(1) 抽取空腹静脉血 3 ml(单项测定为 2 ml),注入干燥试管内送检,不抗凝。

(2) 试管内勿混入草酸钾、枸橼酸钠等抗凝剂及其他杂质,切忌溶血。

(3) 嘱被检查者测定前避免剧烈运动、大量饮水和服用利尿剂等。

【参考值】 血清钾:成人 3.5~5.5 mmol/L,儿童 3.4~4.7 mmol/L;血清钠:135~145 mmol/L;血清氯化物:95~105 mmol/L;血清总钙:2.25~2.58 mmol/L;血清磷:成人 0.97~1.61 mmol/L,儿童 1.3~1.9 mmol/L。

【临床意义】

1. 血清钾 人体内 K^+ 大部分存在于细胞内,主要来源于食物,每日摄入 2~4 g 就可满足生理所需。吸收后的钾不断在细胞内外互换并保持动态平衡,4 小时内即可从肾脏排出,从而基本维持血钾浓度在恒定水平。

(1) 血钾增高:血清钾>5.5 mmol/L 为高钾血症。见于:①钾排出减少,如急、慢性肾功能不全伴少尿、尿闭,肾上腺皮质功能减退,长期应用抗醛固酮类药物或保钾利尿剂等;②钾进入人体增多,如补钾过快、过量,输入大量库存血等超出肾脏排钾能力;③细胞内钾重新分布,如严重溶血、大面积烧伤、组织挤压伤、代谢性酸中毒等。

(2) 血钾降低:血清钾<3.5 mmol/L 为低钾血症。见于:①钾排出增多,如频繁呕吐、长期腹泻、胃肠引流或胃肠功能紊乱等致胃肠道失钾过多或服用排钾利尿剂致肾脏排钾增多;②钾进入体内减少,如长期低钾饮食,禁食后补钾不足或酒精中毒等;③细胞外钾内流及重新分布,如代谢性碱中毒、胰岛素注射过量等;④细胞外液过度稀释,如心功能不全及肾性水肿等。

2. 血清钠和氯化物 人体内 Na^+ 约 47% 存在于骨骼中,44% 存在于细胞外液,存在于细胞内液占 9%。Na^+ 主要来源于食物,血清中多以氯化钠形式存在,绝大部分经肾脏或随消化液排出,小部分经汗液排出。氯化物在细胞外液,多以氯化钠形式存在,氯化物常随血清钠升高而升高,血清钠降低而降低。

(1) 血钠和氯化物增高:血清钠>145 mmol/L 为高钠血症,血清氯化物>105 mmol/L 为高氯血症。见于大量失水、水补充不足、钠潴留等。①长期呕吐、腹泻、大面积烧伤及糖尿病性多尿等因水丢失过多血液浓缩致血钠增高;②水摄入过少、手术后禁食而静脉补液不足等;③肾上腺皮质功能亢进症等。

(2) 血钠和氯化物降低:血清钠<135 mmol/L 为低钠血症,血清氯化物<95 mmol/L 为低氯血症,是最常见的电解质紊乱。见于钠丢失过多、水潴留、肾上腺皮质功能减退等。①钠丢失过多,如严重呕吐、腹泻、胃肠引流、大面积烧伤等治疗中只注意补水未充分补盐,尿毒症、糖尿病合并代谢性酸中毒、使用大剂量利尿剂等;②水潴留致稀释性低钠,如肾功能不全、心功能不全、低蛋白血症、长期使用激素等;③肾上腺皮质功能减退等。

3. 血清钙 人体内的钙 99% 以上存在于骨骼中,仅不到 1% 存在于血液中。钙主要来自膳食,代谢主要受维生素 D 及甲状旁腺激素的调节。

(1) 血钙增高:血清钙>2.58 mmol/L 为高钙血症。见于:①甲状旁腺功能亢进症;②骨癌和多发性骨髓瘤等;③大量服用维生素 D 或钙剂,致肠道吸收钙增加。

(2) 血钙降低:血清钙<2.25 mmol/L 为低钙血症,可引起手足抽搐。低钙血症临床发生率远高于高钙,尤其在婴幼儿。见于:①摄入不足及吸收不良,如长期低钙饮食、小肠吸收不良综合征、维生素 D 缺乏等;②需要量增多,如妊娠后期、哺乳期等;③肾脏疾病,如急慢性肾

衰竭、肾病综合征等；④其他，如急性重症胰腺炎等。

4. 血清无机磷　人体所含的磷70%～80%存在于骨骼中，其余的参与构成磷脂、核酸等，仅很少部分以无机磷形式构成血液重要的缓冲系统。血清无机磷含量与血钙有固定关系，钙、磷乘积为一常数。

（1）血清无机磷增高：血清无机磷＞1.6 mmol/L 为升高。见于甲状旁腺功能减退、肾衰竭、补充过量的维生素 D 等。

（2）血清无机磷降低：血清无机磷＜1.0 mmol/L 为降低。见于甲状旁腺功能亢进、佝偻病、肾小管疾病及糖尿病等。

任务二　血清脂质和脂蛋白检查

血清脂质包括胆固醇、三酰甘油、磷脂和游离脂肪酸。脂蛋白是血脂在血液中存在、转运及代谢的形式，按密度不同可分为乳糜微粒（CM）、极低密度脂蛋白（VLDL）、低密度脂蛋白（LDL）、高密度脂蛋白（HDL）。血脂检查主要用于脂质代谢紊乱相关疾病的诊断。

一、血清总胆固醇

胆固醇在体内分布广泛，近1/4分布于脑和神经系统。体内总胆固醇（total cholesterol，TC）主要由肝、肠、肾、骨及内分泌等细胞合成，仅20%是来源于食物，随胆汁从粪便排出体外。

【标本采集】　素食3天，抽取空腹静脉血2 ml，注入干燥试管内，不抗凝。

【参考值】　正常范围：2.9～5.20 mmol/L；边缘水平：5.23～5.69 mmol/L；升高：＞5.72 mmol/L。

【临床意义】

1. TC 增高　高胆固醇血症与动脉粥样硬化的发病密切相关，主要见于动脉粥样硬化所致的冠心病、脑血管病；也可见于原发性高胆固醇血症、糖尿病、肾病综合征等。

2. TC 降低　常见于严重肝病、甲状腺功能亢进、严重营养不良胆固醇摄入不足等。

二、血清三酰甘油

三酰甘油（TG）大部分由机体合成，以β脂蛋白和乳糜微粒等形式存在，是体内能量的重要贮存形式，小部分来自饮食。三酰甘油与动脉粥样硬化、血栓形成密切相关，可作为脂质代谢的指标。

【标本采集方法】　同血清胆固醇测定。

【参考值】　0.56～1.70 mmol/L。

【临床意义】

1. TG 增高　见于冠心病、原发性高脂血症、糖尿病、动脉硬化等。

2. TG 降低　见于严重肝病、甲状腺功能亢进及吸收不良等。

三、血清高密度脂蛋白胆固醇（HDL-C）

【标本采集】　抽取空腹静脉血2 ml，注入干燥试管内，不抗凝。

【参考值】　正常范围：1.03～2.07 mmol/L；合适水平：＞1.04 mmol/L；减低：≤0.91 mmol/L。

【临床意义】　HDL 增高对防止动脉粥样硬化和冠心病有重要作用，HDL 被认为是抗动脉粥样硬化因子，其浓度与冠心病的危险性呈负相关。HDL 增高也可见于慢性肝炎、原发性胆汁性肝硬化等。

四、血清低密度脂蛋白胆固醇(LDL-C)

【标本采集】 抽取空腹静脉血 2 ml,注入干燥试管内,不抗凝。

【参考值】 合适水平:≤3.12 mmol/L;边缘水平:3.15～3.16 mmol/L;升高:＞3.64 mmol/L。

【临床意义】 LDL被认为是致动脉粥样硬化因子,浓度越高动脉粥样硬化的危险性越大。

任务三　血糖及其代谢物检查

一、空腹血糖

血糖是指血液中的葡萄糖含量,空腹血糖(fasting blood glucose,FBG)定量是了解体内葡萄糖浓度及糖代谢状况的常用指标,主要用于糖尿病的诊断及疗效观察。

【标本采集】 抽取空腹(禁食12小时)静脉血 2 ml 于生化抗凝瓶内,立即送检。

【参考值】 3.9～6.1 mmol/L。

【临床意义】

1. 血糖增高

(1) 生理性:见于餐后 0.5～1 小时、高糖饮食、精神过度紧张、剧烈运动等。

(2) 病理性:①糖尿病,最常见;②内分泌疾病,如肾上腺皮质功能、甲状腺功能、脑垂体前叶等功能亢进;③应激性高血糖,如颅内压损伤、脑出血、急性心肌梗死等;④其他,如严重脱水、药物影响等。

2. 血糖降低

(1) 生理性或暂时性:见于饥饿、长期剧烈运动后、妊娠期、哺乳期等。

(2) 病理性:①内分泌疾病,如胰岛素水平过高、肾上腺皮质功能减退、甲状腺功能减退、脑垂体前叶等功能减退;②严重肝脏疾病,因肝糖原贮存缺乏,异生障碍引起血糖降低,如重症肝炎、急性重型肝炎、肝癌等;③应用降糖药物,如口服降糖药物。

二、口服葡萄糖耐量试验

口服葡萄糖耐量试验(OGTT)是检测体内血糖调节功能的一种方法。正常人一次摄入定量葡萄糖(75～100 g)后,血糖浓度略有升高,一般不＞9.0 mmol/L,2小时即可恢复正常,称为耐糖现象。

【标本采集】

(1) 检查前一天晚餐后禁食或禁食10～16小时。

(2) 检查前8小时内禁烟、禁饮酒或咖啡等刺激性饮料,停用胰岛素及肾上腺皮质激素类药,避免剧烈运动和精神紧张。

(3) 检查当日晨抽取空腹静脉血 2 ml 后,将 75 g 葡萄糖或按 1.75 g/kg 计算溶于 250 ml 温开水中,嘱病人5分钟内饮完(特殊病人可静脉注射50%葡萄糖 50 ml 替代口服)立即计时,分别于 0.5 小时、1 小时、2 小时及 3 小时各抽取静脉血 2 ml 于生化瓶中立即送检,抽血同时留取尿标本作尿液分析。

【参考值】 口服葡萄糖后 0.5～1 小时血糖达高峰,一般为 7.8～9.0 mmol/L,峰值＜11.1 mmol/L,2小时血糖降至空腹血糖水平。各次尿糖均为阴性。

【临床意义】 适用于空腹血糖正常或稍高的可疑糖尿病者。口服葡萄糖后 2 小时血糖≥11.1 mmol/L 可诊断为糖尿病,7.8～11.1 mmol/L 为糖耐量异常。

三、糖化血红蛋白

糖化血红蛋白(glycosylated hemoglobin,GHb)是血红蛋白与葡萄糖非酶促缩合的化合物,其糖化反应过程非常缓慢,且相对不可逆,不受暂时血糖波动的影响,可反映检测前 2～3 个月的平均血糖水平。

【标本采集】 肝素抗凝血 3 ml。

【参考值】 4%～6%。

【临床意义】 GHb 是糖尿病诊断和长期监控的指标,对血糖和尿糖波动较大的病人有特殊的诊断价值。

任务四 心肌酶和心肌蛋白检查

一、血清肌酸激酶

肌酸激酶(creatine kinase,CK)主要存在于骨骼肌、心肌和脑组织中,血清中含量极低。CK 有 3 种主要的同工酶:①CK-BB(脑组织细胞中最多);②CK-MM(骨骼肌细胞最多);③CK-MB(心肌细胞较多)。当心肌、骨骼肌或脑组织损伤时,大量 CK 释放入血并在一定时间内达到峰值。

【标本采集】 抽取空腹静脉血 3 ml,注入干燥试管内送检,不抗凝,切勿溶血。

【参考值】 酶偶联法(37℃):男性 38～174 U/L,女性 26～140 U/L;CK 同工酶:CK-BB<CK-MB<CK-MM。

【临床意义】

1. 肌酸激酶(CK) 主要用于心肌梗死的诊断,其出现早,升高幅度较 AST 和 LDH 大,动态检测有助于病情观察和预后估计。CK-MB 在急性心肌梗死发病 3～6 小时开始升高,12～24 小时达到高峰,48～72 小时恢复正常,是诊断心肌梗死敏感性、特异性较好的指标。

2. 肌酸激酶(CK-MM) 是诊断肌肉损伤最敏感的指标,外伤、骨骼肌疾患、广泛肌痉挛、进行性肌营养不良等均明显升高。CK-BB 作为脑损伤的指标,见于脑膜炎、脑血管意外、胎儿呼吸窘迫和心搏骤停等。

二、血清乳酸脱氢酶

乳酸脱氢酶(lactate dehydrogenase,LD)广泛存在于人体组织中,以心肌、骨骼肌和肾脏含量最多,肝、脾、胰腺和肺组织次之。LD 共有 LD_1、LD_2、LD_3、LD_4、LD_5 5 种同工酶,其中 LD_1、LD_2 主要来自心肌和红细胞,LD_3 主要来自肺、脾、胰腺等,LD_4、LD_5 主要存在于肝和骨骼肌。

【标本采集】 抽取空腹静脉血 3 ml 注入干燥试管内送检,不抗凝,切勿溶血。

【参考值】 连续检测法:104～245 U/L;LD 同工酶:$LD_2>LD_1>LD_3>LD_4>LD_5$。

【临床意义】

1. LD 常用于急性心肌梗死的诊断 发病 12～24 小时开始升高,48～72 小时达到峰值,10～12 天恢复正常,比 AST、CK 持续时间长,可作为心肌梗死后期的辅助诊断指标。此外,肝炎、肝硬化、阻塞性黄疸、恶性肿瘤、白血病及某些贫血也可使 LD 增高。

2. 血清 LD 同工酶测定有助于鉴别诊断 LD_1 和 LD_2 显著升高，$LD_2/LD_1<1$，见于心肌疾病，如急性心肌梗死、心肌炎、风湿性心脏病、克山病等。LD_2、LD_3 增高为主见于白血病。LD_3 增高为主见于肺癌。LD_4 增高多见于阻塞性黄疸。LD_5 增高见于肝脏疾病，如肝炎、肝硬化、肝癌。LD_5 增高为主，有时伴有 LD_3、LD_4 同时升高，见于消化道肿瘤。

三、血清肌红蛋白测定

血清肌红蛋白（myoglobin in serum，Mb）存在于心肌和骨骼肌中，正常人血中含量很低。当心肌和骨骼肌受损时 Mb 升高。

【标本采集】 抽取静脉血 2 ml 于普通试管内，事先联系化验室。

【参考值】 ELISA 法：50～85 μg/L；RIA 法：6～85 μg/L。

【临床意义】 Mb 测定可作为急性心肌梗死早期诊断指标，急性心肌梗死发病后 2 小时内 Mb 开始升高，5～12 小时达峰值，18～30 小时恢复正常水平。Mb 升高还见于急性骨骼肌损伤、肾衰竭、心功能不全和某些肌病等。

四、肌钙蛋白测定

肌钙蛋白（troponin）存在于骨骼肌、心肌和平滑肌细胞内，它包括肌钙蛋白 T（cTnT）、肌钙蛋白 I（cTnI）和肌钙蛋白 C（cTnC），其中 cTnT 和 cTnI 是心肌的特有抗原，其特异性和敏感性高于其他心肌酶，可作为心肌损伤的特异性标志。

【标本采集】 抽取静脉血 2 ml 于普通试管内，事先联系化验室。

【参考值】 cTnT：0.02～0.13 μg/L，>0.2 μg/L 为诊断临界值，>0.5 μg/L 可诊断急性心肌梗死；cTnI：<0.2 μg/L，>1.5 μg/L 为临界值。

【临床意义】 cTnT 和 cTnI 在急性心肌梗死发病后 3～6 小时均升高，达峰值时间分别为 10～24 小时和 14～20 小时，恢复正常时间分别为 10～15 天和 5～7 天。不稳定心绞痛 cTnT 和 cTnI 也可升高。骨骼肌疾病和肾衰竭时 cTnT 也可升高。

病例 4-6-1 查房提问：
1. 该患者发生了什么情况？所测血糖是否有误？
2. 护士应如何配合护理？

> **目标检测试题**

1. 下列情况可引起血钾增高，但应除外
   A. 大量输入库存血　　B. 长期腹泻　　　　　　C. 严重溶血
   D. 肾衰竭少尿期　　　E. 代谢性酸中毒
2. 下列哪项检验**不需要**空腹采集静脉血
   A. 血清钾、钠、氯、钙　B. 血清总胆固醇　　　　C. 血清三酰甘油
   D. 血清总蛋白和清、球蛋白　E. 血清总胆红素
3. 下列疾病血清总胆固醇常增高，但应除外
   A. 高脂血症　　　　　B. 糖尿病　　　　　　　C. 动脉粥样硬化
   D. 肾病综合征　　　　E. 严重肝病
4. 空腹血糖升高常见于
   A. 胰岛 β 细胞瘤　　　B. 糖尿病　　　　　　　C. 肾上腺皮质功能亢进

D. 颅内压升高　　　　　　　E. 运动后
5. 标本采集中需将静脉血与抗凝剂充分摇匀的是
　　A. 测定电解质　　　　　B. 测定血清酶学　　　　　C. 测定血清蛋白
　　D. 测定血清胆红素　　　E. 测定红细胞比容
6. 血清钠增高可见于
　　A. 大面积烧伤　　　　　B. 胃肠减压术　　　　　　C. 大量放腹水后
　　D. 心功能不全严重水肿　E. 严重腹泻
7. 血清钾增高可见于
　　A. 严重腹泻　　　　　　B. 代谢性碱中毒　　　　　C. 急性肾衰竭
　　D. 心功能不全严重水肿　E. 肾上腺皮质功能亢进症

(顾志刚)

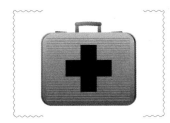

模块五　心电图检查

项目一

心电图机操作

学习目标
1. 在心电图机上能指认各主要部件功能及用途。
2. 能正确连接心电图机各连接线;能叙述心电图机各导联的连接方法。
3. 具有心电图机正确开机并描记图纸的能力。

学习任务
1. 项目任务:正确连接心电图机各连接线;正确开机,描记心电图图纸。
2. 工作任务流程图

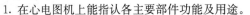
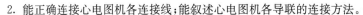
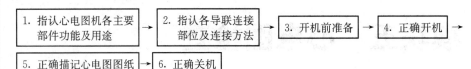

学习所需设备、用物

序号	分类	名称	数量
1	设备	心电图机	5台
2	消耗材料	酒精棉球	5杯
3	实训室	病房	1间
4	实训室	诊断床	5张

走进病房(病例5-1-1)

患者,男性,61岁,入院前1小时突发中上腹疼痛伴恶心、呕吐,门诊按急性胃肠炎给予补液、抗生素、解痉止痛治疗,腹痛未见好转,且疼痛进行性加重,面色苍白、烦躁不安、大汗淋漓、呼吸急促。高血压病史18年,糖尿病病史15年不正规治疗,肥胖。体格检查:BP 102/68 mmHg,HR 112次/分,律齐。医嘱作心电图检查。

心脏是循环系统重要器官,生理学中学习了心脏的电生理,心脏在每次机械性收缩、舒张活动之前都产生微弱的生物电流,这样,心脏的每一个心动周期均伴随着生物电变化。这种生物电变化可传达到身体表面的各个部位,利用心电图机记录心脏每一次心动周期所产生电激动在体表的变化,这一连续性的曲线称为心电图。

由于心电图机诊断技术成熟、可靠,操作简便,价格适中,对病人无损伤、重复性好、资料客观等优点,已成为各级医院中最普及的医用电子仪器之一。现在就从心电图机操作开始本项目的学习。

任务一　认识心电图机

1. 心电图机的分类方法

(1) 按机器功能分类:①图形描记普通式心电图机(模拟式心电图机);②图形描记与分析诊断功能心电图机(数字式智能化心电图机)。

(2) 按记录器的分类:①动圈式记录器;②位置反馈记录器;③点阵热敏式记录器。

(3) 按供电方式分类:①直流式心电图机;②交流式心电图机;③交、直两用式心电图机。以交、直两用式心电图机居多。

(4) 按一次可记录的信号导数来分:①单导联心电图机,单导心电图机的心电信号放大通道只有一路,各导联的心电波形要逐个描记;②多导联(如3导联、6导联、12导联)心电图机,多导联心电图机的放大通道有多路,如6导联心电图机就有6路放大器,可反映某一时刻6个导联心电信号同时变化的情况。

2. 心电图机组成　①输入部分;②放大部分;③控制电路;④显示部分;⑤记录部分;⑥电源部分。

任务二　心电图导联及各导联的连接

在描记心电图时连接于心电图机的两个电极的线路,称心电图导联。常用心电图导联有哪些?各导联怎样连接?

1. 标准导联　亦称双极肢体导联,反映两个肢体之间的电位差。Ⅰ导联:将左上肢电极与心电图机的正极端相连,右上肢电极与负极端相连,反映左上肢(L)与右上肢(R)的电位差。Ⅱ导联:将左下肢电极与心电图机的正极端相连,右上肢电极与负极端相连,反映左下肢(F)与右上肢(R)的电位差。Ⅲ导联:将左下肢与心电图机的正极端相连,左上肢电极与负极端相联,反映左下肢(F)与左上肢(L)的电位差(图5-1-1)。

2. 加压单极肢体导联　标准导联只是反映体表某两点之间的电位差,并不能探测某一点的电位变化。如果把心电图机的负极接在零电位点上(无关电极或称中心电端),把探查电极接在人体任一点上,就可以测得该点的电位变化,这种导联方式称为单极导联。分别有左上肢单极导联(VL)、右上肢单极导联(VR)和左下肢单极导联(VF)。经改良后振幅可增加50%,这种导联方式称为加压单极肢体导联,分别以aVL、aVR和aVF表示(图5-1-2)。

3. 胸导联　把探查电极放置在胸前的一定部位,亦属单极导联(图5-1-3),常用的几个胸导联位置见表5-1-1。V_1、V_2导联面对右室壁,V_5、V_6导联面对左室壁,V_3、V_4介于两者之间。

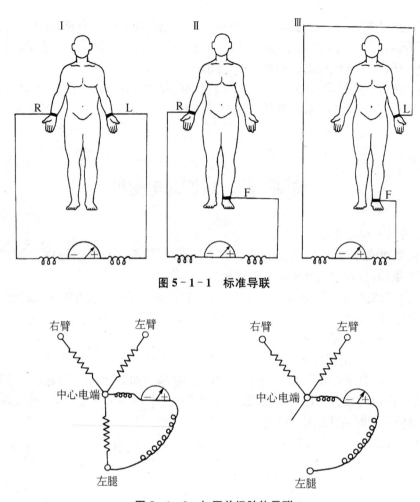

图 5-1-1 标准导联

图 5-1-2 加压单极肢体导联

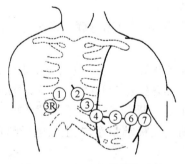

图 5-1-3 胸导联放置位置

表 5-1-1 胸导联连接位置

胸导联位置	
V_1	胸骨右缘第 4 肋间
V_2	胸骨左缘第 4 肋间
V_3	V_2、V_4 连线中点
V_4	左锁骨中线第 5 肋间
V_5	腋前线平 V_4 水平
V_6	腋中线平 V_4 水平

心电图机已设置常规导联线连接方式,国产心电图机将引出的导线用不同颜色作为标记,如与肢体连接的导线分别用红、黄、绿、黑 4 种颜色标记,将红色导线接右上肢,黄色导线接左上肢,绿色导线接左下肢,黑色导线接右下肢;胸部连接的导线用白色标记,可分为 6 条,末端分别标记 V_1、V_2、V_3、V_4、V_5、V_6 或 C_1、C_2、C_3、C_4、C_5、C_6 字样,分别连接胸部所规定部位,然后启动心电图机,可记录常规 12 导联的心电图。

任务三　导联轴

导联轴是指设想在每一个导联正负极之间有一连线,这一连线即称为导联轴。所谓六轴系统,亦即将设想的肢体导联轴Ⅰ导联、Ⅱ导联、Ⅲ导联、aVL 导联、aVR 导联和 aVF 导联的"6 个导联轴"一并平移,通过坐标图的轴心"O"点,构成六轴系统,用于反映心电图的额面心电向量(图 5-1-4)。设想将胸导联轴 V_1、V_2、V_3、V_4、V_5、V_6 通过坐标图的轴心"O"点,构成胸导联的导联轴,因胸导联各探查电极放置的部位基本处于同一水平(即横面)上,用于反映心电图横断面上的心电向量(图 5-1-5)。

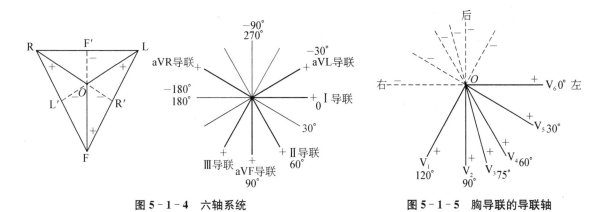

图 5-1-4　六轴系统　　　　　　　　图 5-1-5　胸导联的导联轴

任务四　开机、描记图纸

(1) 病房安静、温暖、私密性好。
(2) 病人仰卧、放松,各导联电极按序连接完毕。
(3) 打开心电图机电源。
(4) 定准电压,各导联按序描记各导联心电图。
(5) 撤下各导联电极,整理导联线,关闭电源。
(6) 及时标记各导联以及病人姓名、性别、描记时间。
(7) 阅读心电图纸。

病例 5-1-1 查房提问:
1. 为什么要做心电图检查?
2. 护士怎样配合检查?
3. 假如你是急诊室护士,请按常规 12 导联连接各导联。

> **目标检测试题**

1. 心电图肢导联没有哪种颜色
   A. 红色　　　　B. 绿色　　　　C. 黄色　　　　D. 紫色　　　　E. 黑色
2. 心电图肢导联连接错误的是
   A. 右上肢与红色相连　　　B. 左下肢与绿色相连　　　C. 左上肢与黄色相连
   D. 右下肢与黑色相连　　　E. 右下肢与紫色相连
3. 心电图胸导联连接错误的是
   A. V_1 在胸骨右缘第 4 肋间　　　　B. V_2 在胸骨左缘第 5 肋间
   C. V_4 在左锁骨中线第 5 肋间　　　D. V_5 在腋前线平 V_4 水平
   E. V_6 在腋中线平 V_4 水平
4. 胸导联 V_5 电极应放在
   A. 胸骨右缘第 4 肋间　　　　B. 胸骨左缘第 4 肋间
   C. 左腋前线 V_4 水平处　　　D. 左腋中线 V_4 水平处
   E. 左锁骨中线与第 5 肋间相交处
5. 正常心脏的电活动起源于
   A. 窦房结　　　B. 房室结　　　C. His 束　　　D. 左心房　　　E. 右心房

(吕建中)

项目二
心电学基本知识及心电图图纸测量

学习目标
1. 能初步理解心电图基本原理。
2. 初步学会心电图图纸的测量。

学习任务
1. 项目任务　初步理解心电图基本原理；学会心电图图纸的测量。
2. 工作任务流程图

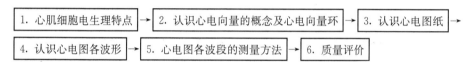

学习所需设备、用物

序号	分类	名称	数量
1	耗材	心电图图纸	每人1份
2	设备	方规	每人1把

走进病房(病例5-2-1)

男性，16岁，患者反复上呼吸道感染1月余，咳嗽、鼻塞、喷嚏，时有发热37.8℃，给予解热镇痛及抗病毒药物治疗，未见好转。近3天感心悸明显，到医务室就诊。体格检查：BP 112/68 mmHg，HR 92次/分，律齐，给予心电图检查。

任务一　心肌细胞电生理

不同状态下的心肌细胞，其生物电变化也不相同(图5-2-1)。

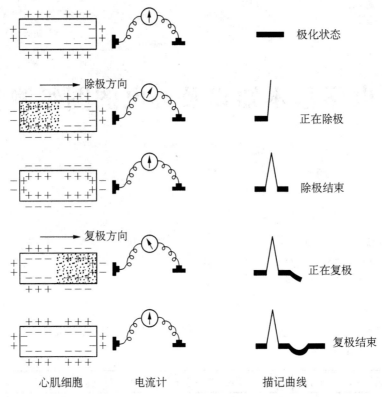

图 5-2-1 心肌细胞极化状态、除极和复极过程的电位变化

1. **极化状态** 心肌细胞在静息状态时,细胞膜外排列阳离子带正电荷,膜内排列同等数量的阴离子带负电荷,这种胞外带正电荷、胞内带负电荷的相对平衡的状态,称为心肌细胞的极化状态(polarization)。此时虽有跨膜电位,但细胞膜外任何两点之间无电位差,用精密电流计记录仅描绘出一水平线,称为等电位线或基线。

2. **除极** 当心肌细胞受到阈上刺激时,细胞膜对 Na^+ 的通透性突然增加,将原胞外带正电荷、胞内带负电荷状态快速转变为胞外带负电荷、胞内带正电荷状态,这种极化状态的消除称为除极(depolarization)。用精密电流计记录正在除极的心肌细胞膜外电流时,探查电极对着膜外电偶的正电荷则描记出一个向上的曲段。当除极结束时,细胞外电位差消失,曲线降到基线。

3. **复极** 心肌细胞除极完毕后,通过细胞代谢和离子泵的调整,使细胞膜内、外的 K^+、Na^+、Cl^-、Ca^{2+} 等离子又逐渐复原到心肌细胞的极化状态,称为心肌细胞的复极(repolarization)。用精密电流计记录正在复极的心肌细胞膜外电流时,探查电极对着膜外电偶的负电荷则描记出一个向下的曲线。当复极结束时,整个细胞又恢复到极化状态,曲线又回到基线。

任务二 心电向量及心电向量环

1. **心电向量的概念** 心肌细胞在除极或复极时细胞膜外形成的电偶,电偶不仅有大小,也有方向,其方向是由负电荷指向正电荷,这种有大小、有方向的量称为矢量或向量。由心肌电活动产生的向量称心电向量(ecg vector)。通常用带箭头的线段表示心电向量,线段长短表示心电向量的大小,箭头的指向表示心电向量的方向。

2. 瞬间综合心电向量　心脏由许多心肌细胞组成,在心脏除极或复极的每一瞬间均有许多心肌细胞同时除极或复极,此时可产生许多大小不等、方向不同的微小心电向量,将此瞬间产生的若干微小心电向量综合成一个心电向量,即称为瞬间综合心电向量(instant comprehensive ecg vector)。

3. 心电向量的综合　可按照物理学上计算合力的方法进行综合(图5-2-2):①两个平行而方向相同的心电向量,采用两者相加的方法;②两个平行而方向相反的心电向量,采用两者相减的方法;③两个相互成一定角度的心电向量,采用平行四边形法则找对角线的方法,得出综合向量。利用上述综合方法,可将心电向量依次反复综合,最后形成一个综合心电向量。

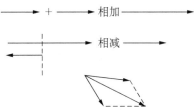

图5-2-2　心电向量的综合方法

4. 心电向量环　心脏是位于体腔内的立体结构,心房或心室在除极与复极,总有先后之分,在每一瞬间均产生许多微小心电向量,可综合成一个瞬间综合心电向量,按出现的时间先后为序,连接各瞬间综合心电向量箭头顶端,可画出一个空间立体环,即心电向量环(ecg vector central)。心房肌除极画出的心电向量环称为P环,心房肌复极与心室肌除极阶段画出的心电向量环称为QRS环,心室肌复极阶段画出的心电向量环称为T环。

P环、QRS环、T环都占有一定空间的、不规则的立体结构,作为一个不规则的立体心电向量环,从不同角度观察其形态时会有一定差别。通常将立体心电向量环可分别投影在额面(冠状面)、右侧面(矢状面)、横面(水平面)来观察心电向量环的整体情况,投影在额面上称为额面心电向量环,投影在侧面上称为侧面心电向量环,投影在横面称为横面心电向量环。例如,QRS环分别在额面、右侧面、横面上的投影形态见图5-2-3。

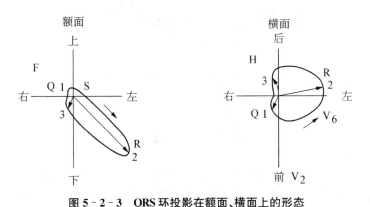

图5-2-3　QRS环投影在额面、横面上的形态

任务三　认识心电图纸

心电图记录纸中有纵横线交错而成的方格,小方格各边均为1 mm,纵横每5个小方格被

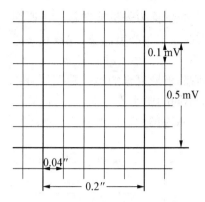

图 5-2-4 心电图记录纸示意图

粗线隔为一个大方格,每个大方格中有 25 个小方格(图 5-2-4)。

1. 横线　代表时间,用以计算各波和各间期所占时间。通常记录纸的走纸速度为 25 mm/s,故每一小方格的宽度代表 0.04 秒,每一大方格的宽度代表 0.20 秒。

2. 纵线　代表电压,用以计算各波振幅的高度与深度。当输入 1 mV 电压能使定准电压曲线移动 10 mm(10 个小方格)的高度时,每一小方格的高度代表 0.1 mV。若在描记时发现波形振幅过大,可将定准电压调整为 1 mV 等于 5 mm(5 个小方格)的高度(即电压减半),此时每一小方格的高度则代表 0.2 mV。

任务四　认识心电图各波形

1. P 波　无论形态是直立、倒置、低平、双向等均统称为 P 波(图 5-2-5)。
2. PR 间期　从 P 波开始到 R 波开始的一段时间(图 5-2-5)。

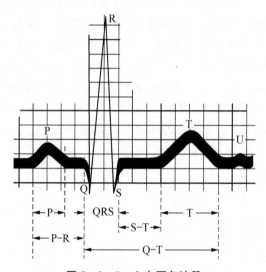

图 5-2-5　心电图各波段

3. QRS 波群　因 QRS 波群在不同的导联上有显著差别,所以需要统一命名:在 QRS 波群中,第一个向上的波称为 R 波;R 波之前向下的波称为 Q 波;R 波之后向下的波称为 S 波;S 波之后再出现向上的波称为 R′波;R′波之后再出现向下的波称为 S′波;整个波群全部向下称为 QS 波。根据 QRS 波群中各波振幅的相对大小,可分别用英文字母的大、小写形式来表示 QRS 波群的形态,如 qR 型、rS 型、RS 型、Qr 型、qRs 型、RSR′型等(图 5-2-6)。

4. ST 段　从 S 波结束到 T 波开始的一段曲线。
5. T 波　无论形态是直立、倒置、低平、双向等均统称为 T 波。
6. QT 间期　从 Q 波开始到 T 波结束的一段时间。

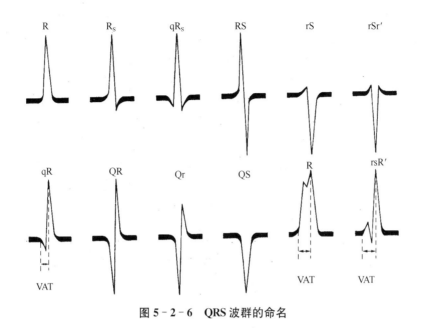

图 5-2-6　QRS 波群的命名

任务五　心电图各波段的测量方法

1. 振幅（电压）的测量　测量向上波形的振幅，应从基线（等电位线）的上缘垂直测到波形的顶点；测量向下波形的振幅，应从基线的下缘垂直测到波形的低端。若为双向的波，其上、下振幅的绝对值之和为其电压数值（图 5-2-7）。

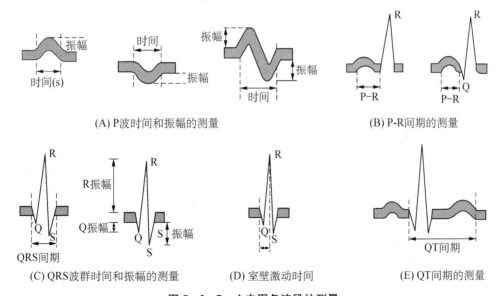

图 5-2-7　心电图各波段的测量

2. 时间的测量　应从波形起始部位内缘测量至波形终末部位的内缘。

3. 室壁激动时间的测量　V₁导联的室壁激动时间（ventricular activation time，VAT），即由V₁导联的起始至通过V₁导联R波波峰作垂直线的水平距离；V₅导联的室壁激动时间（VAT），即由V₅导联的起始至通过V₅导联R波波峰作垂直线的水平距离。

4. 各间期的测量　①P-R（或P-Q）间期：应选择P波明显的导联（常用Ⅱ导联），从P波的起点测至QRS波群的起点。②Q-T间期：应选择T波较为清晰的导联，从QRS波群的起点测至T波的终点。心律不规则时，应取3～4个心动周期中Q-T间期的平均值。

5. S-T段的测量　选择等电位线较为平直的导联，在J点后的0.04秒处测量。S-T段抬高的测量，应从等电位线的上缘垂直测至抬高的S-T段的上缘；S-T段压低的测量，则从等电位线的下缘垂直测至压低的S-T段的下缘。

任务六　心率的计算

一、心律规则时的计算方法

1. 公式法　测量P-P或R-R间距的时间以秒（s）为单位去除60，所得的数值即为心率。如测得的P-P（R-R）间距的时间为0.80秒，则心房（心室）率＝60/0.80＝75次/分。

2. 查表法　以测量P-P或R-R间距的平均值（s），再查心率推算表（表5-2-1）1与2项数字中，查其对应的数值即为心率。

表5-2-1　心率推算表

1	2	1	2	1	2	1	2	1	2	1	2
77.5	77.5	67	89.5	56	107	45	133	34	176	23	261
77	78	66	91	55	109	44	136	33	182	22	273
76	79	65	92.5	54	111	43	139	32	187	21	286
75	80	64	94	53	113	42	143	31	193	20	300
74	81	63	95	52	115	41	146	30	200	19	316
73	82	62	97	51	117.5	40	150	29	207	18	333
72	83	61	98.5	50	120	39	154	28	214	17	353
71	84.5	60	100	49	122.5	38	158	27	222	16	375
70	86	59	101.5	48	125	37	162	26	230	15	400
69	87	58	103	47	127.5	36	166.5	25	240	14	428
68	88	57	105	46	130	35	171.5	24	250	13	461

二、心律不规则时的计算法

1. 求平均值法　心房率与心室率一致时，测量5个以上的P-P或R-R间距，取其平均值，然后再代入上述公式计算或查表，分别得出心房率和心室率。

2. 估算法　数30个大方格（即6秒）内含P波或R波的个数，乘以10（即60秒），即得出心房率或心室率（即60秒内发生的P波或R波的个数）。

任务七 心电轴

一、心电轴的概念

临床心电图所指的心电轴,习惯上是指左、右心室除极过程产生的心电综合向量投影在额面上的方位,通常是指与Ⅰ导联轴正侧段所构成的角度来表示心电轴的方向。

二、心电轴的测量

常用的测量方法有目测法、振幅法及查表法。

1. **目测法** 是目测Ⅰ与Ⅲ导联 QRS 波群的主波方向,大致估计心电轴是否偏移。若Ⅰ与Ⅲ导联主波均向上,表示电轴不偏;若Ⅰ导联主波向下,Ⅲ导联主波向上,表示电轴右偏;若Ⅰ导联主波向上,Ⅲ导联主波向下,表示电轴左偏;若Ⅰ与Ⅲ导联主波均向下,则不能判定电轴是否偏移(图5-2-8)。

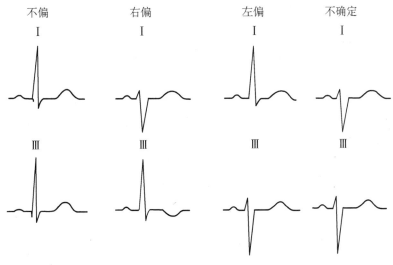

图5-2-8 心电轴的目测法

2. **振幅法** 此方法较准确,取肢体导联六轴系统中Ⅰ、Ⅲ导联轴,此时Ⅰ导联正侧段方位作为0°,Ⅰ导联负侧段方位作为180°,Ⅲ导联轴正侧段方位即为+120°,Ⅲ导联负侧段方位即为-60°,利用Ⅰ、Ⅲ导联轴之间这种关系来判断额面 QRS 环电轴方位。

进行测量时,首先分别计算Ⅰ、Ⅲ导联 QRS 波群正、负波振幅值的代数和(R 波为正值,Q 与 S 波为负值),再按这两个代数和分别在Ⅰ、Ⅲ导联轴上找出相应的点位,通过此点分别作本导联轴的垂直线,两条垂直线交于 A 点,通过 A 点和Ⅰ、Ⅲ导联轴 0 点作连线,此连线即为心电轴的方位,测量该连线与Ⅰ导联轴正侧的夹角,即为心电轴的角度(图5-2-9)。

3. **查表法** 按Ⅰ与Ⅲ导联 QRS 波群正负波振幅值代数和的两个数值,可直接查表得心电轴的角度。

三、心电轴的临床意义

正常人的心电轴在0°~+90°。0°~-30°为轻度左偏,见于横位心(肥胖体型、大量腹水等)及左室肥大等;达-30°以上为显著左偏,见于左前分支阻滞及下壁心肌梗死等。+90°~

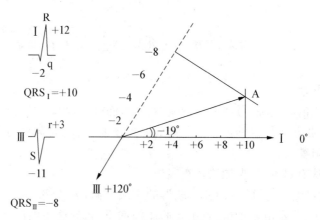

图 5-2-9　振幅法测量心电轴

+110°为轻度右偏,见于垂位心(瘦长体型者)、右室肥大、侧壁心肌梗死等;大于+110°以上为显著右偏,见于左后分支阻滞和重度右室肥大等。

> **病例 5-2-1 查房提问:**
> 1. 该患者可能发生了什么情况?
> 2. 心电图检查可能出现哪些情况?

目标检测试题

1. 心电图记录纸中横向线代表时间,每小格代表
   A. 0.01 秒　　　　B. 0.02 秒　　　　C. 0.03 秒
   D. 0.04 秒　　　　E. 0.12 秒
2. 心电图机通常记录纸的走纸速度为
   A. 12 mm/s　　　B. 24 mm/s　　　C. 25 mm/s
   D. 12.5 mm/s　　E. 60 mm/s
3. 心房率的计算公式是
   A. 测量 P-P 间距的时间以秒(s)为单位去除 60
   B. 测量 R-R 间距的时间以秒(s)为单位去除 60
   C. 测量 P-R 间距的时间以秒(s)为单位去除 60
   D. 测量 QRS 间距的时间以秒(s)为单位去除 60
   E. 测量 QT 间距的时间以秒(s)为单位去除 60
4. 如测得的 P-P 间距的时间为 0.80 秒,则心房率为
   A. 60 次/分　　　B. 65 次/分　　　C. 70 次/分
   D. 75 次/分　　　E. 80 次/分
5. 常规心电图上平均 R-R 间隔 20 小格,其心率为
   A. 30 次/分　　　B. 60 次/分　　　C. 75 次/分
   D. 80 次/分　　　E. 110 次/分
6. 电轴左偏时 QRS 波群的表现为

A. Ⅰ导联呈 rS、Ⅲ导联呈 Rs B. Ⅰ导联呈 Rs、Ⅲ导联呈 rS
C. Ⅰ导联呈 Rs、Ⅲ导联呈 Rs D. Ⅰ导联呈 rS、Ⅲ导联呈 rS
E. Ⅰ导联呈 RS、Ⅲ导联呈 RS

7. 关于心电图的测量法，**不正确**的是
   A. 等电位线上缘至 R 波顶端垂直距离为 R 波电压
   B. P 波内缘始末点间水平距离为 P 波时限
   C. P－R 间期为自 P 波的起点水平测至 QRS 波群终点
   D. Q－T 间期为从 QRS 波群起点测至 T 波的起点
   E. 60 除以 P－P 或 R－R 间期(秒)即为每分钟心率

(吕建中)

项目三

正常心电图各波段特点及正常值

学习目标
1. 能叙述正常心电图各波形意义及正常值。
2. 能叙述心电图各波形异常临床意义。

学习任务
1. 项目任务　认识正常心电图各波段特点、正常值范围及临床意义。
2. 工作任务流程图

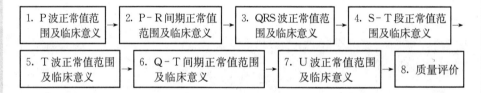

学习所需设备、用物

序号	分类	名称	数量
1	耗材	心电图纸	50 份
2	器材	方规	25 把

走进病房(病例 5-3-1)

男性,56 岁,活动后心悸、气急 5 年,夜间不能平卧 1 周,今天感到症状加重,头晕、乏力,到医务室就诊。曾患高血压病史 20 年,平时不正规用药。体格检查:BP162/94 mmHg,HR92 次/分,律齐,给予心电图检查。

任务一　P 波

心脏的激动起源于窦房结,然后传导到达心房。P 波由心房除极所产生,代表心房除极波,它反映了左、右心房的除极过程。

1. 形态与方向　P波呈钝圆形,可有轻微切迹。P波方向:在Ⅰ、Ⅱ、aVF、V_{4-6}导联直立,aVR导联倒置,在Ⅲ、aVL、V_{1-3}导联可直立、倒置或双向。

2. 时间　代表心房除极所花去的时间,P波宽度不超过0.11秒。

3. 振幅　P波振幅代表心房除极所产生的电压,在胸导联不超过0.20 mV,在肢导联不超过0.25 mV。

4. 意义　P波的宽度和振幅超过上述范围即为异常,分别表示左、右心房肥大。P波在aVR导联直立,Ⅱ、Ⅲ、aVF导联倒置者称为逆行型P波,表示激动自房室交界区向心房逆行传导,常见于房室交界性心律,这是一种异位心律。

任务二　P-R间期

P-R间期代表自心房肌开始除极到心室肌开始除极的时间,即由P波起点到QRS波群点的时间。

1. 一般P-R间期　0.12~0.20秒。

2. P-R间期延长　表示激动通过房室交界区的时间延长,说明有房室传导阻滞,见于房室传导阻滞。

3. P-R间期缩短　表示激动传导绕过房室交界区,通过捷径传至心室。

任务三　QRS波

QRS波代表全部心室肌除极所花去的时间和电位变化。

1. QRS波群时间　正常成人为0.06~0.10秒。V_1、V_2导联的室壁激动时间(VAT)小于0.03秒,V_5、V_6的室壁激动时间(VAT)小于0.05秒。QRS波群时间或室壁激动时间延长常见于心室肥大或心室内传导阻滞等。

2. QRS波群振幅

(1) 肢体导联:肢体导联的QRS波群形态受额面向量环的影响,QRS波群有较大的变异。加压单极肢体导联aVL导联R波不超过1.2 mV,加压单极肢体导联aVF导联R波不超过2.0 mV,加压单极肢体导联aVR导联R波不超过0.5 mV。标准Ⅰ导联R波不超过1.5 mV。

(2) 胸导联:V_1、V_2导联一般呈rS型,R/S<1。V_1导联R波不超过1.0 mV;在V_3导联呈RS型,R/S≈1;V_5、V_6导联主波向上,呈qR、qRs、Rs型,R/S>1;V_5导联R波一般不超过2.5 mV;RV_1加SV_5男性不超过4.0 mV,女性不超过3.5 mV。正常人胸导联自V_1至V_5,R波逐渐增高,S波逐渐减小,R/S比值逐渐增大(图5-3-1)。

3. 低电压　若6个肢导联每个QRS波群电压(R+S或Q+R的绝对值之和)均小于0.5 mV或每个胸导联QRS电压的算术和均小于0.8 mV,称为低电压。见于肺气肿、心包积液、全身水肿、黏液水肿、心肌损害、个别正常人。个别导联的QRS波群振幅小,并无意义。

4. Q波　除aVR导联可呈QS型或Qr型外,其他导联Q波振幅不得超过同导联R波的1/4,时间不超过0.04秒,而且无切迹。正常V_1、V_2导联不应有Q波,但可呈QS型,V_3导联

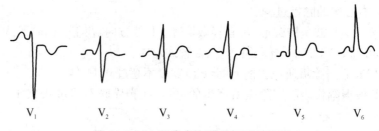

图 5-3-1　正常人胸导联 QRS 波图形

极少有 Q 波，V_5、V_6 导联常可见正常范围的 Q 波。超出正常范围的 Q 波称为异常 Q 波，常见于心肌梗死。

任务四　S-T 段

自 QRS 波群的终点（J 点）至 T 波起点的一段水平线称为 S-T 段，代表心室早期复极的电位变化。正常时任一导联 S-T 向下偏移都不应超过 0.05 mV，超过正常范围的 S-T 段下移常见于心肌缺血或劳损。正常时 S-T 段向上偏移，在肢体导联及胸导联 V_4～V_6 不应超过 0.1 mV，胸导联 V_1～V_2 不超过 0.3 mV，部分 V_3 导联可达 0.5 mV。S-T 上移超过正常范围多见于急性心肌梗死、急性心包炎、变异性心绞痛等。

任务五　T 波

T 波代表心室复极的电位变化，是 S-T 段后出现的一个圆钝波，占时较长，从基线开始缓慢上升，然后缓慢下降，形成前肢较长、后肢较短的波形。

1. T 波方向　T 波方向应与同导联 QRS 波群主波方向一致。
2. T 波振幅　在主波向上的导联中，应大于同导联 R 波的 1/10，胸导联 T 波有时可达 1.2～1.5 mV，T 波轻微增高尚属正常。如明显增高，可见于急性心肌梗死的早期与高血钾。T 波低平或倒置常见于心肌损伤、心肌缺血、低血钾等。当 T 波倒置明显加深，且两肢对称，底点居中，称为"冠状 T"，为冠状动脉供血不足的表现，多见于心肌梗死的早期、慢性冠状动脉供血不足等。

任务六　Q-T 间期

Q-T 间期是指自 QRS 波群起点至 T 波群终点，代表心室肌除极和复极过程的总时间。Q-T 间期与心率有着密切关系。心率越快，Q-T 间期越短；反之，则越长。心率在 60～100 次/分时，Q-T 间期正常范围在 0.32～0.44 秒。Q-T 间期延长，见于心肌损害、血钙过低、心肌缺血、血钾过低、奎尼丁中毒、Q-T 延长综合征等。Q-T 间期缩短，见于高钙血症、洋地黄效应等。

任务七 U 波

U 波是指在 T 波后 0.02～0.04 秒出现的小波,其方向一般同 T 波一致。振幅很小,在胸导联特别是 V_3 较清楚,可达 0.2～0.3 mV。一般认为 U 波代表后继电位的影响。U 波明显增高,见于血钾过低、服用奎尼丁等;U 波倒置,见于高血钾、冠心病或运动试验。

病例 5-3-1 查房提问:
1. 该患者可能发生了什么情况?
2. 心电图检查可能出现哪些异常?

目标检测试题

1. 心电图检查国内一般采用的纸速为
   A. 15 mm/s B. 25 mm/s C. 50 mm/s
   D. 75 mm/s E. 100 mm/s

2. 成人正常窦房结冲动频率是
   A. <20 次/分 B. <60 次/分 C. 60～100 次/分
   D. 100～160 次/分 E. 180～200 次/分

3. 正常心电图的 S-T 段压低,在任何导联均不超过
   A. 0.01 mV B. 1 mm C. 0.5 mV
   D. 1.5 mm E. 0.05 mV

4. 正常心电图的 S-T 段抬高,在任何导联均不超过
   A. 0.01 mV B. 1 mm C. 0.5 mV
   D. 1.5 mm E. 0.05 mV

5. 正常 S-T 段的偏移范围,下列哪项是**不正确**的
   A. 任何导联 S-T 段下移不应超过 0.05 mV
   B. V_1～V_2 导联 S-T 段上移不应超过 0.3 mV
   C. V_3 导联 S-T 段上移不应超过 0.5 mV
   D. V_4～V_6 导联 S-T 段上移不应超过 0.1 mV
   E. 肢体导联 S-T 段上移不应超过 0.3 mV

6. 正常心电图的各项指标中**不正确**的是
   A. P 波宽度<0.12 秒,P 波振幅在肢体导联<0.25 mV,在胸导联<0.20 mV
   B. P-R 间期为 0.12～0.20 秒,QRS 间期为 0.06～0.10 秒
   C. Q 波<0.04 秒,振幅<同导联 R 波 1/4
   D. S-T 段在任何导联下移可超过 0.05 mV
   E. Q-T 间期正常范围可在 0.32～0.44 秒

7. 正常窦性心律的心电图表现中**不正确**的是
   A. P 波在 Ⅱ、Ⅲ、aVF 直立,aVR 倒置

B. P-R 间期>0.12 秒
C. 心率 60~100 次/分
D. 同一导联中的 P-P 间期差值<0.12 秒
E. P-R 间期<0.12 秒

(吕建中)

项目四　心电图的临床应用与分析

学习目标
　　1. 能叙述心电图检查的临床应用范围。
　　2. 初步学会心电图检查的临床分析步骤及方法。

学习任务
　　1. 项目任务　能叙述心电图检查的临床应用范围；初步学会心电图检查的临床分析步骤及方法。
　　2. 工作任务流程图

　　　　1. 心电图的临床应用价值 → 2. 心电图阅读及分析方法

学习所需设备、用物

序号	分类	名称	数量
1	消耗材料	心电图图纸	50 份
2	设备	方规	50 把

走进病房（病例 5-4-1）
　　女性，32 岁，农民，活动后心悸、气急 1 年，症状加重 1 周。体格检查：T 37.8℃，P 92 次/分，心律不齐，心率 110 次/分。曾有膝关节、肩关节反复游走性疼痛 10 余年。给予心电图检查。

任务一　心电图的临床应用价值

　　心电图检查临床应用十分广泛，具有无创伤、检查方便、价格便宜、诊断谱宽、重复性好、资料客观等优点。

心电图主要反映心脏电活动,所以对各种心律失常和传导障碍有决定性诊断价值。心电图检查对心律失常作出正确的分类、诊断、指导临床治疗、预后判断等,这是其他检查方法无法替代的。

心电图检查对急性心肌梗死,观察其特征性的心电变化及动态演变过程,在估计梗死部位、梗死范围、梗死分期等方面具有重要的诊断价值,其检查方法方便、快捷。

心电图检查对心肌肥大、心肌供血不足、心肌损伤、心肌炎、心包炎、电解质紊乱、药物作用等引起的心电图变化,临床上亦有较大的诊断意义。

近年心电图检查被临床广泛应用,如心脏运动试验、药物负荷试验、高频心电图、体表希氏束电图、体表窦房结电图、动态心电图、心电监护等。此外,心脏及冠状动脉的储备功能检查、心导管检查、危重急诊病人的抢救、各种手术麻醉治疗过程中进行心电监护等,使心电图检查具有更宽的适应证。

但心电图对反映心脏功能变化及结构变化诊断缺乏特异性,如心功能衰竭、心瓣膜病变、先天性心脏病等。因此心电图检查有其局限性,在进行临床判断时,必须结合临床其他资料全面分析,才能作出正确的判断。

任务二 心电图阅读及分析方法

心电图检查在操作中因素影响诸多,分析心电图时应充分考虑到人为的或技术的因素影响。心电图检查获得的是心电图图纸,分析图纸时应仔细阅读每一帧心电图波形,按心电图诊断标准分析、判断,发现问题并及时记录。心电图可按以下步骤阅读。

1. 各导联的心电图整体浏览 ①注意有无伪差,常见的心电图伪差有:交流电、肌肉震颤干扰、基线不稳、定准电压标准与否、走纸速度稳定与否、导联连接错误、导联标记错误、导线松脱或断线等。②注意及时描记,如姓名、性别、检查时间、临床诊断的标记、按导联顺序排列粘贴并做好标记。

2. 心电图各波段检查分析

(1) 首先找出 P 波,确认主导心律:P 波在 Ⅱ、V_1 导联最清楚,首先确认 P 波与 QRS 波群的关系,两者是否相关,关注 P 波方向,确定心律的起源;其次是注意 P 波形态、时间、电压的测量及测量 P-R 间期。

(2) 测量 P-P 间期或 R-R 间期:应选择 P 波清楚的导联进行 P-P 间期测量,按公式计算或查表得出心房率或心室率。对心律失常者记录的心电图纸应足够长度,以便于分析计算出 P-P 间期或 R-R 间期的平均值,并代入公式计算心率。两种或两种以上心律并存者,应按主导心律测量。

(3) 测量分析 QRS 波群:①形态:查看各导联波形形态正常与否,是否有异常 Q 波。②时间:应选择 QRS 波清楚的导联进行测量,考虑心室肥厚者,应测室壁激动时间(VAT)。③振幅:查看各导联 QRS 波的 R 波及 S 波,对振幅过大的波形进行测量。④电轴:查看Ⅰ、Ⅲ导联 QRS 波的主波方向,目测或计算心电轴度数,并予以记录。

(4) 测量 ST-T:观察测量 ST 段上下移位情况和移位形态,注意 T 波的方向、形态、振幅测量。

(5) 测量 Q-T 间期:测量 Q-T 间期时间。

以上测量心电图各波段数据,在心电图报告中一般都应加以描述,通常按以下格式记录：先写 P 波与 QRS 波关系,后写 P 波、P-R 间期、QRS 波、ST 段、T 波、Q-T 间期；先写异常,后写正常；先写形态,后写时间、电压。

3. 确认各波段特征,得出检查结论

(1) 首先整体浏览心电图图纸进行分析,然后对可疑部分作定量测量,以获得准确数据。定量测量通常测量 P 波、P-R 间期、P-P 间期、R-R 间期、QRS 波时间、QRS 波振幅、Q-T 间期、ST-T 等。

(2) 熟悉心电图各波段正常值范围及其临床意义,熟悉心电图正常变异。

(3) 必须结合临床及其他资料进行全面分析评价。

(4) 对于复杂心电图评判结论应首先采用一元化评价原则进行分析,通常首先考虑常见的、多发的。

病例 5-4-1 查房提问：
1. 该患者可能发生了什么情况?
2. 此时做哪种检查最合适?

目标检测试题

1. 心电图检查具有的优点,下列哪项不正确
   A. 具有创伤　　　　B. 检查方便　　　　C. 价格便宜
   D. 资料客观　　　　E. 重复性好
2. 心电图检查对急性心肌梗死的诊断
   A. 能估计梗死部位　B. 能估计梗死范围　C. 能估计梗死时期
   D. 方便、快捷　　　E. 以上都对
3. 心电图检查对以下疾病有较大的诊断意义
   A. 心肌肥大　　　　B. 心肌供血不足　　C. 心肌损伤
   D. 心包炎　　　　　E. 传导阻滞
4. 心律失常的诊断,哪一项检查最有价值
   A. 心脏听诊　　　　B. 心电图　　　　　C. 心向量图
   D. 心音图　　　　　E. 超声心动图

(吕建中)

项目五

异常心电图

学习目标
1. 能识别明显异常心电图改变特点。
2. 能认识异常心电图改变的临床意义。

学习任务
1. 项目任务　能识别明显异常心电图改变特点及其异常心电图改变的临床意义。
2. 工作任务流程图

1. 识别明显异常心电图改变特点 → 2. 认识异常心电图改变的临床意义

学习所需设备、用物

序号	分类	名称	数量
1	耗材	心电图图纸	50份
2	器材	方规	50把

走进病房(病例5-5-1)

女性,46岁,活动后心悸、气急6年,双下肢水肿1年,夜间平卧不能2天,曾患有风湿性心瓣膜病10年。体格检查:T 37.4℃,P 96次/分,BP 110/70 mmHg,HR 102次/分,律不齐,颈静脉怒张。

任务一　心房肥大

心房、心室肥大多因心腔内压力增加、负荷过重引起,导致心肌代偿性肥厚、扩大,房室除极时间、电压发生延长或加大,心电图产生相应变化。

1. **右心房肥大**　心房激动起源于窦房结,窦房结位于右心房上部上腔静脉开口处,所以发出冲动后先除极右心房。正常时右心房除极占 P 波前 2/3，右心房肥厚扩大时，右心房除极向量增大，除极时间延长。由于右心房除极比左心房早，因此整个 P 向量环时间并不延长。心电图表现为 P 波在 Ⅱ、Ⅲ、aVF 导联及 V_1 导联高而尖，振幅在肢导联 ≥0.25 mV、在胸导联 ≥0.20 mV，时间正常。这种高而尖的 P 波因常见于慢性肺源性心脏病，故称为"肺型 P 波"（图 5-5-1）。

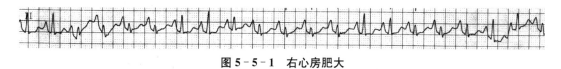

图 5-5-1　右心房肥大

2. **左心房肥大**　左心房除极继右心房之后发生，正常时左房除极占 P 波后 2/3，当左房肥大时，其除极向量增大，时间延长，由于左心房除极在右心房之后，因此整个 P 向量环时间延长，故 P 波增宽，时间 >0.11 秒，左心房除极达到最大向量时间延迟，P 波顶端常呈双峰型，峰距 ≥0.04 秒，P 波电压可达 0.25 mV，因常见于二尖瓣狭窄，故又称"二尖瓣型 P 波"。在 Ⅰ、Ⅱ、aVL 导联更为明显。在 V_1 导联，PV_1 常先正后负，负向部分增宽加深，称为 PV_1 终末电势（$PtfV_1$）。测算方法是：$PtfV_1 = PV_1$ 后段负向波的深度（mm）×宽度（s），左心房肥大时 $PtfV_1 ≤ -0.04$ mms（图 5-5-2）。

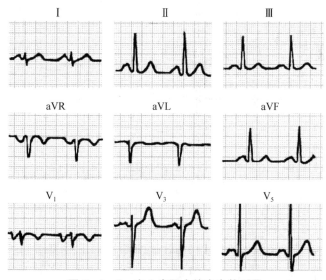

图 5-5-2　左心房肥大终末电势测量

病例 5-5-1 查房提问：
1. 患者可能发生了什么情况？
2. 此时做心电图检查可能出现哪些异常？为什么？

任务二　心室肥大

心室肌肥厚时，心室除极向量加大，除极时间延长，综合心电向量也会偏向肥厚侧心肌。

由于心肌肥厚劳损、相对供血不足,在心电图出现相应的 ST 段和 T 波的改变。正常情况下,左心室壁比右心室壁厚 3～4 倍,因此左心室除极向量占主导地位。左心室肥厚时,左心室除极向量加大,综合心电向量指向左后上方,但除极顺序不变,故 QRS 波群形态基本不变,主要表现为反映左心室导联的 QRS 波电压较正常值增高,左心室除极达到最大向量值时间向后延迟(图 5-5-3)。正常情况下,右心室壁厚度只有左心室壁的 1/3,右心室轻微肥厚时,左心室除极电势仍然占优势,心电综合向量改变不大,仅表现为反映右心室导联的 QRS 波电压较正常值增高。只有当右心室明显肥厚时,才会显著影响心电综合向量的方向(偏向右前方),表现有特征性的心电图改变,这也是心电图诊断早期右心室肥厚不够敏感的原因(图 5-5-4)。

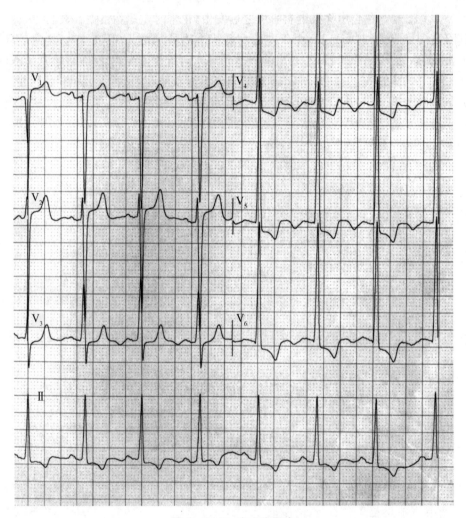

图 5-5-3 左心室肥大

1. **左心室肥大** 心电图特点如下。

(1) 左心室电压增高:①$RV_5>2.5$ mV;②$RV_5+SV_1>4.0$ mV(男性)或>3.5 mV(女性);③$RaVF>2.0$ mV;④$RaVL>1.2$ mV;⑤$R_I>1.5$ mV;⑥$R_I+S_{III}>2.5$ mV。

(2) QRS 波时间延长:可达 0.10～0.11 秒,左心室除极达到最大向量时间延长,VAT$V_5>$0.05 秒。

(3) 额面心电向量电轴左偏,一般不大于-30°。

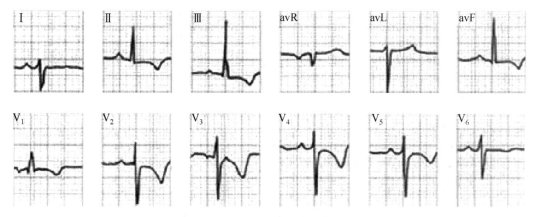

图 5-5-4 右心室肥大

(4) 继发 ST-T 改变,在以 R 波为主的导联 ST 段下移大于 0.05 mV,或伴 T 波低平、双向、倒置。

2. **右心室肥大** 心电图特点如下。

(1) 右心室电压增高:①$RV_1>1.0$ mV,$RV_1+SV_5>1.2$ mV;②$RaVR\geqslant 0.5$ mV。

(2) 胸导联图形变化:QRS 波群在 V_1 导联上可呈 Rs、R、rSR 型,R/S>1;在 V_5 导联上可呈 rS 型,R/S<1,为诊断右心室肥厚的可靠指标。

(3) V_1 导联上的室壁激动时间 $VATV_1>0.03$ 秒。

(4) 额面心电向量电轴右偏可达+110°,对诊断右心室肥厚有较大意义。

(5) 继发 ST-T 改变,V_1、V_2 的 ST 下降,TV_1 倒置,有参考价值。有时在 Ⅱ、Ⅲ、avF 亦常见到 ST 下降,T 波倒置。

任务三 心肌供血不足的心电图特征

心肌供血不足通常由冠状动脉粥样硬化所致冠状动脉管腔变狭窄,当管腔变狭窄超过 50% 以上时,冠状动脉循环血流量贮备能力下降,在劳累、应激、激动等诱因存在时,可致心肌耗氧量超过冠状动脉供血能力,即诱发急性冠状动脉供血不足发生心绞痛;若无心绞痛发生或发作间歇期,可有慢性冠状动脉供血不足的表现,心电图上有相应的改变。但心电图表现缺乏特异性。

1. **慢性冠状动脉供血不足** 慢性冠状动脉供血不足时,首先影响心肌复极,心电图上可出现典型的心肌缺血型 T 波和 ST 段的改变。

(1) T 波改变:①T 波高尖:若心内膜下心肌缺血时,缺血处心肌复极较正常心肌复极延迟,当其最后复极时,已缺乏与之相抗衡的心电向量存在,致使该部位心肌复极十分突出,导致 T 波复极向量振幅增大、方向不变,表现为与 QRS 波主波方向一致高尖直立的 T 波。②T 波倒置:若心外膜下心肌缺血时,心肌复极由缺血处自内向外缓慢复极,当其最后复极时,亦缺乏与之相抗衡的心电向量存在,致使 T 波复极方向与正常相反,缺血区的导联描记心电图表现为 T 波深尖、倒置、前后两肢对称,因常见于冠状动脉粥样硬化性心脏病,故称为冠状 T 波。③T 波低平或双向:若心脏双侧对应部位心内膜下心肌或心内膜、心外膜下心肌同时存在供血不足,心肌上述两种心电向量可综合出现或部分抵消,则心电图上可出现 T 波低平、双向等。

(2) ST 段改变:当心肌缺血持续存在时,心肌细胞除极速度会减慢,表现为心肌在除极进行的同时复极已经开始。心电图上可出现缺血型 ST 段改变。①ST 段移位,若心内膜下心肌缺血时,ST 段多表现为下移≥0.05 mV;若心外膜下心肌缺血时,ST 段多表现为上移≥0.1～0.3 mV。②ST 段形态改变,ST 段上移和下移常有多种形态,其中下移时呈水平型或下斜型下移,下移程度≥0.05 mV 较有诊断意义;而 ST 段上移时以弓背向上型最有意义。

(3) 心律失常:慢性冠状动脉供血不足时亦有表现为多种心律失常,如束支传导阻滞、期前收缩、房室颤动、房室传导阻滞等。

2. 急性冠状动脉供血不足　常起病突然,发作时患者表现为心绞痛,临床可分为:①典型心绞痛发作,患者平时心电图正常,或有慢性冠状动脉供血不足表现,心绞痛发作时,缺血部位导联心电图上出现 ST 段下移≥0.05 mV(呈水平型或下斜型下移)和(或)伴缺血型 T 波倒置改变,亦可伴一过性心律失常。②变异型心绞痛,发作时缺血部位导联心电图上表现为 ST 段抬高,缺血心肌损伤程度越重,ST 段抬高越明显,多伴心律失常,心绞痛缓解后心电图恢复正常。

> **病例 5-5-1 查房提问:**
> 3. 左心室肥厚的特征有哪些?
> 4. 右心室肥厚的特征有哪些?
> 5. 急性冠状动脉供血不足的特征有哪些?

任务四　心肌梗死

急性心肌梗死是冠心病患者常见的危重急症。心肌细胞发生缺血、损伤和坏死,心电图具有特征演变规律,对于心肌梗死的早期发现、早期诊断及病情判断具有重要临床意义。

1. 基本图形变化

(1) 坏死型改变:心肌坏死后丧失了除极和复极的能力,不产生心电向量,而健康心肌照常除极,其综合心电向量背离坏死区心肌,因此在相对应的导联上 QRS 波群出现异常 Q 波或呈 QS 波。

(2) 损伤型改变:在坏死区心肌的周围呈损伤型改变,表现为 ST 段呈弓背向上抬高,形成单向曲线。这是因为损伤的心肌细胞极化能力减弱,在静息状态下呈部分极化状态,与周围未受损伤心肌之间产生了电位差(损伤电流)所致。

(3) 缺血性改变:在损伤区心肌的周围呈缺血型改变,急性心肌梗死最早出现的变化是缺血型 T 波改变。通常缺血最早发生于心内膜下肌层,表现为 T 波高而直立。若缺血发生于心外膜下肌层,则 T 波表现为倒置。同时心肌复极时间延长,表现为 Q-T 间期延长。

2. 心肌梗死心电图的演变及分期　急性心肌梗死心电图具有特征演变规律,可分为超急性期、急性期、亚急性期、陈旧期。

(1) 超急性期(早期):在急性心肌梗死起病数分钟到数小时内发生心肌缺血和损伤的心电图改变,主要表现为 T 波直立高耸,ST 段可斜型抬高,与 T 波相连。

(2) 急性期:从 ST 段弓背向上抬高呈单向曲线起,出现坏死型 Q 波,至 ST 段恢复到等电线,T 波倒置。一般历时数小时至数天,亦可数周。

(3) 亚急性期:到等电线起,倒置的 T 波逐渐变浅或表现慢性冠状动脉供血不足。一般历时数周至数月。

(4) 陈旧期(恢复期):从倒置的 T 波恢复直立起,一般出现于梗死数月后,心电图仅残留病理性 Q 波。如为小面积的心肌梗死,可不遗留病理性 Q 波(图 5-5-5)。

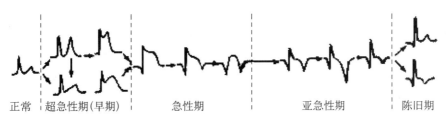

图 5-5-5　心肌梗死心电图的演变及分期

3. 心肌梗死心电图的定位诊断　心肌梗死定位的诊断,是由梗死型的基本图形出现的导联为依据来确定的。心电图的定位诊断与病理诊断基本相一致。前间壁心肌梗死时 V_1、V_2 以至 V_3 导联出现异常 Q 波;前壁心肌梗死时,异常 Q 波出现于 V_3、V_5 导联(图 5-5-6);下壁心肌梗死时,在Ⅱ、Ⅲ、aVF 导联出现异常 Q 波(图 5-5-7);侧壁心肌梗死时,在Ⅰ、aVL 导联出现异常 Q 波;后壁心肌梗死时,异常 Q 波出现于 $V_7 \sim V_9$ 导联。

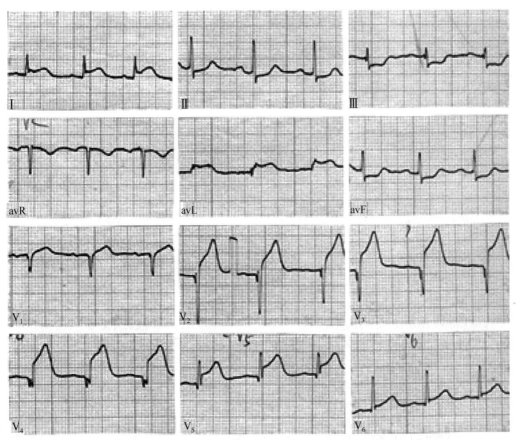

图 5-5-6　广泛前壁心肌梗死心电图的特征

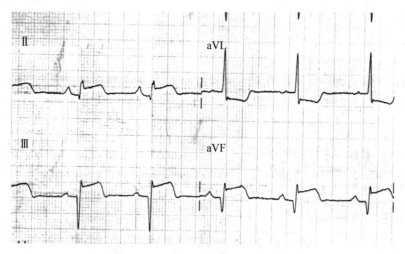

图 5-5-7 下壁心肌梗死心电图的特征

病例 5-1-1 病房提问：
6. 心电图检查提示急性下壁心肌梗死，心电图图纸有哪些特征？

任务五　心律失常

正常人心脏起搏点为窦房结，窦房结发生的心电激动沿心脏传导系统依次下传到心房、房室结、心室。若心脏激动发生起源异常和（或）传导异常，则称心律失常。心律失常心电图分类见表 5-5-1。

表 5-5-1　心律失常的心电图分类

激动起源异常	激动传导异常
（一）窦性心律失常 1. 窦性心动过速 2. 窦性心动过缓 3. 窦性心律不齐 4. 窦性停搏 （二）异位心律失常 1. 主动性异位心律 （1）期前收缩（房性、交界性、室性） （2）阵发性心动过速（房性、交界性、室性） （3）心房扑动与颤动 （4）心室扑动与颤动 2. 被动性异位心律 （1）房性逸搏与房性逸搏心律 （2）交界性逸搏与交界性逸搏心律 （3）室性逸搏与室性逸搏心律	（一）传导阻滞 1. 窦房传导阻滞 2. 房内传导阻滞 3. 房室传导阻滞 4. 室内传导阻滞 （1）左束支传导阻滞 （2）右束支传导阻滞 （3）双侧束支传导阻滞 （二）干扰与干扰性房室脱节 （三）预激综合征

一、窦性心律失常

所谓窦性心律是指激动源于窦房结的心律。正常窦性心律的心电图特征：①P波规则出现，P波在Ⅰ、Ⅱ、aVF、$V_3 \sim V_6$导联中直立，在avR导联中倒置，P波形态圆钝，符合以上特征可以表明冲动来源于窦房结；②P-R间期在0.12～0.20秒，而且恒定；③心率60～100次/分（成人）；④任意两个P-P间距之差<0.12秒。

1. **窦性心动过缓** 心电图特征：①P波具有窦性心律的特征；②P-R间期在0.12～0.20秒；③P-P间期>1.0秒，即心房率<60次/分（成人）；④常伴有窦性心律不齐（图5-5-8）。

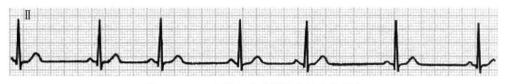

图5-5-8 窦性心动过缓及窦性心律不齐

2. **窦性心动过速** 心电图特征：①P波具有窦性心律的特征；②P-R间期在0.12～0.20秒；③心率超过100次/分（儿童超过120次/分）；④可伴有P-R间期或QT间期相应缩短或T-P融合，造成S-T段假性下移（图5-5-9）。

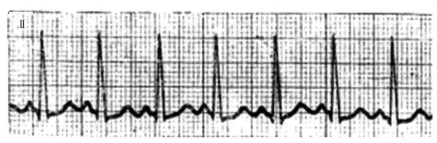

图5-5-9 窦性心动过速

3. **窦性心律不齐** 心电图特征：①P波具有窦性心律的特征；②P-R间期0.12～0.20秒；③P-P间期差异>0.12秒。多见于儿童及青少年，为生理表现。心律不齐与呼吸周期有关，吸气时心率加快，呼气时心率减慢，其快慢周期等于一个呼吸周期，屏气时心律转为规则（图5-5-8）。

4. **病态窦房结综合征** 心电图特征：①窦性心律时呈持续的、严重的窦性心动过缓，频率一般低于50次/分，常伴有窦性停搏、窦房传导阻滞，在此基础上，常有逸搏、逸搏心律出现。②出现异位心律时，常常是心房颤动，少数是心房扑动。未经治疗时，心率常较快速。如恢复窦性心律时，表现为显著的窦性心动过缓，故称为慢-快综合征。③可伴有其他心律失常，如房室传导阻滞等。④窦房结功能测定试验为阳性反应。

二、异位心律失常

期前收缩：是指在正常的窦性心动周期冲动尚未到达之前，异位起搏点发出的冲动提前到达，并兴奋心肌引发机械搏动，亦称过早搏动。按激动起源发生部位不同，可分为房性、交界性及室性阵发性心动过速。

1. **房性期前收缩** 心电图特征：①房性P'波提前出现，提前出现的P'波与窦性P波不同；②P-R间期≥0.12秒；③QRS波群一般正常，时间<0.12秒；④代偿间歇一般不完全。房性期前收缩可伴室内差异性传导或房性期前收缩未下传（图5-5-10）。代偿间歇是指期前

收缩前后相邻的两个窦性 P 波的间距。代偿间歇不完全是指期前收缩前后相邻的两个窦性 P 波的间距小于相邻的两个窦性 P 波间距的两倍。

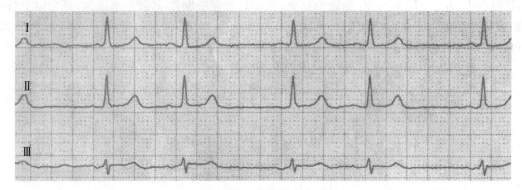

图 5-5-10　房性期前收缩

2. **房室交界性期前收缩**　心电图特征：①QRS 波群提前出现，时间<0.12 秒，形态无异常。②找逆行性 P′波；逆行性 P′波可出现于 QRS 波群之前，则 P′-R 间期<0.12 秒；出现于 QRS 波群之后，则 R-P′间期应小于 0.20 秒；出现于 QRS 波群之中，则逆行性 P′波埋没于 QRS 波之中（无 P′波）。③代偿间期多完全（图 5-5-11）。代偿间期完全是指期前收缩前后相邻的两个窦性 P 波的间距正好等于相邻两个窦性 P 波间距的两倍。

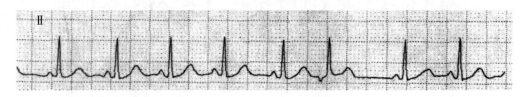

图 5-5-11　交界性期前收缩

3. **室性期前收缩**　心电图特征：①QRS 波群提前出现，时间≥0.12 秒，形态有宽大畸形；②QRS 波群之前无 P 波或相关的 P 波；③T 波方向多与 QRS 波群主波方向相反；④代偿间期完全（图 5-5-12）。

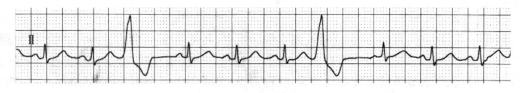

图 5-5-12　室性期前收缩

期前收缩每分钟不足 6 次的称偶发期前收缩，每分钟多于 6 次的称频发期前收缩，期前收缩还可呈二联律、三联律、多形性等表现。

三、阵发性心动过速

阵发性心动过速是指期前收缩连续出现 3 次或 3 次以上，所形成的整齐而快速的异位心律。临床上具有突然发生、突然终止、室率较快（>150 次/分）、反复发作的特征，持续时间长短不等。按激动起源发生部位不同，可分为房性、交界性及室性 3 种阵发性心动过速。

因房性、交界性阵发性心动过速发作时频率过快,P'波与前一周期心动的T波相融不易辨认,且房性、交界性阵发性心动过速临床治疗也相似,故一般可统称为室上性阵发性心动过速。

1. **室上性阵发性心动过速心电图特征** ①是连续出现3次或3次以上的快速室上性搏动,QRS波群无宽大畸形、时间<0.10秒;②心室率160~240次/分;③心室律绝对规则;④伴继发性ST及T波改变(图5-5-13)。

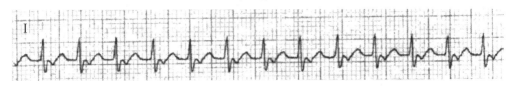

图5-5-13 室上性阵发性心动过速

2. **室性阵发性心动过速心电图特征** ①是连续出现3次或3次以上的快速室性搏动,QRS波群呈宽大畸形、时间>0.12秒;②心室率140~200次/分;③心室律基本规则;④伴继发性ST及T波改变;⑤如见与QRS波群无固定关系的P波,其频率比心室率慢;⑥心室夺获或室性融合波的出现可明确诊断(图5-5-14)。

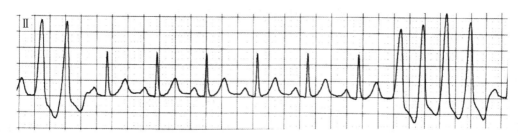

图5-5-14 室性阵发性心动过速

四、扑动与颤动

扑动与颤动是指激动起源于心房或心室,心肌兴奋性增高,心肌间多发微折返,形成较阵发性心动过速频率更快的异位快速心律失常。多发生于器质性心脏疾病,如冠心病、严重电解质紊乱等。

1. **心房扑动心电图特征** ①正常的窦性P波消失,代之心房扑动波(F波),频率250~350次/分,形态呈锯齿状,间距及振幅匀齐一致;②QRS波群多呈室上型,时间小于0.12秒,形态无异常;③房室传导比例可固定,房室传导呈2:1~4:1,则R-R间期整齐,或房室传导比例不固定,则R-R间期不整齐(图5-5-15)。

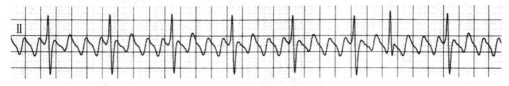

图5-5-15 心房扑动

2. **心房颤动心电图特征** ①正常的窦性P波消失,代之以心房颤动波(f波),频率350~600次/分,f波大小不等、形态各异;②QRS波群多呈室上型,时间小于0.12秒,形态无异常;

③房室传导比例绝对不等，R-R 间期绝对不齐（图 5-5-16）。

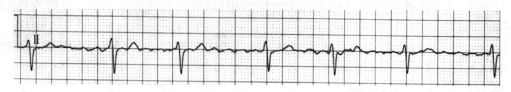

图 5-5-16　心房颤动

3. 心室扑动心电图特征　QRS 波群及 T 波不能辨认，代之为快速匀齐连续的大波动，频率在 250 次/分以上（图 5-5-17）。

4. 心室颤动心电图特征　QRS-T 波群完全消失，而代之以形状不同、大小各异、极不均匀的波群，频率为 250～500 次/分（图 5-5-17）。

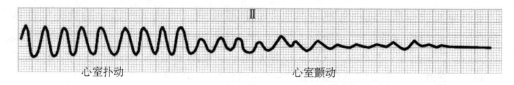

图 5-5-17　心室扑动、心室颤动

五、房室传导阻滞

房室传导阻滞（AVB）按阻滞程度可分为：一度房室传导阻滞、二度房室传导阻滞、三度房室传导阻滞。

1. 一度房室传导阻滞　心电图特征：①P-R 间期≥0.21 秒（成人）或 0.18 秒（小儿）；②P-R 间期大于相应年龄组心率的 P-R 间期最高值；③P-R 间期虽未超过 0.20 秒，在心率无变化情况下，与以往心电图对照 P-R 间期相差≥0.03～0.04 秒（图 5-5-18）。

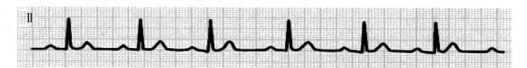

图 5-5-18　一度房室传导阻滞

2. 二度房室传导阻滞　①二度 I 型房室传导阻滞（亦称莫氏 I 型），心电图特征：P-R 间期逐渐由短变长，而 R-P 间期则逐渐缩短，直到 QRS 波群脱漏，出现长 R-R 间歇，如此周而复始（图 5-5-19），这种现象称文氏现象。②二度 II 型房室传导阻滞（亦称莫氏 II 型），心电图特征：P-R 间期规则、固定，部分 P 波后无 QRS 波群跟随，房室传导比例可呈 5：4、4：3、3：2，但多呈 2：1 或 3：1，可固定或不固定（图 5-5-20），一般将半数以上的 P 波未下传称为高度房室传导阻滞。

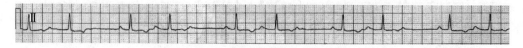

图 5-5-19　二度 I 型房室传导阻滞

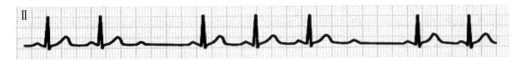

图 5-5-20　二度 Ⅱ 型房室传导阻滞

3. 三度房室传导阻滞　心电图特征:P 波及 QRS 波各自规律出现,P 波及 QRS 波彼此脱节;P-P 间期小于 R-R 间期。心室率快慢取决于异位激动点位置,若位于希氏束分叉以上,则 QRS 波群形态基本正常,时间小于 0.12 秒,心室频率 40~60 次/分;若位于希氏束分叉以下,则 QRS 波群宽大,时间小于 0.12 秒,心室频率在 40 次/分以下(图 5-5-21)。

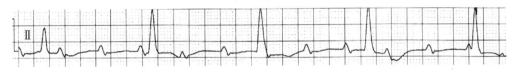

图 5-5-21　三度房室传导阻滞

目标检测试题

1. 心室律绝对不规则的心律失常为
   A. 窦性心动过速　　　　B. 室上性阵发性心动过速　　C. 窦性心律不齐
   D. 心房颤动　　　　　　E. 心房扑动
2. 符合房性期前收缩心电图特点的是
   A. 期前收缩的 QRS 时限＞0.12 秒
   B. T 波方向多与主波方向相反
   C. 完全性代偿间期
   D. 期前收缩的 QRS 波群畸形
   E. 期前收缩的 QRS 波群前有相关 P'波
3. 符合室性期前收缩(早搏)心电图特点的是
   A. 变异的 P'波提前出现　　　　B. QRS 波群提前出现形态宽大畸形
   C. 代偿间期不完全性　　　　　D. QRS 波群提前出现形态无变化
   E. P'-R 间期＞0.12 秒
4. 提示右心室肥大心电图改变指标除电轴右偏外,还有
   A. V_1 导联 R/S＜1　　　　　B. RV_5＞2.5 mV
   C. V_5 导联 R/S＞1　　　　　D. RV_1+SV_5＞1.05 mV
   E. QRS 时限＞1.0 秒
5. 提示左心室肥大心电图改变指标除电轴左偏外,还有
   A. RV_5≤2.5 mV
   B. RV_5+SV_5＞1.2 mV
   C. RV_5+SV_1＞4.0 mV(女性＞3.5 mV)
   D. RV_1＞1.0 mV
   E. RV_1+SV_5＞4.0 mV(女性＞3.5 mV)

6. 频发性期前收缩是指期前收缩的数量大于
   A. 4 次/分 B. 6 次/分 C. 8 次/分
   D. 10 次/分 E. 12 次/分

7. 急性心肌梗死的典型心电图表现为
   A. 病理性 Q 波 B. S-T 段压低 C. P-P 间期延长
   D. S-T 段弓背向上抬高 E. R-R 间期绝对不等

8. 男性，28 岁，自述突然心慌、胸闷。心电图示：心率 200 次/分，绝对匀齐，QRS 波群形态、时间正常。血压尚正常。病人最可能的诊断是
   A. 窦性心动过速 B. 室性心动过速 C. 室上性心动过速
   D. 心房颤动 E. 心室颤动

9. 风湿性心脏病二尖瓣狭窄病人，心脏听诊除有杂音外，心率 110 次/分，心律不齐，第一心音强弱不等。心电图检查示：R-R 绝对不等；P 波消失，代之以大小不等、形态不一的 f 波，其频率为 500 次/分，QRS 波时间 0.10 秒。该病人并发的心律失常是
   A. 心室颤动 B. 心房颤动 C. 室性期前收缩
   D. 房性期前收缩 E. 房室交界性期前收缩

10. 男性，50 岁，突发心悸、无力、面色苍白、出冷汗，血压 72/40 mmHg，心率 160 次/分，心律略有不齐。心电图示：QRS 波群宽大畸形，时限＞0.12 秒，T 波与主波方向相反。病人有冠心病病史，最可能的诊断为
   A. 窦性心动过速 B. 室上性阵发性心动过速
   C. 室性阵发性心动过速 D. 心房颤动
   E. 房室传导阻滞

（吕建中）

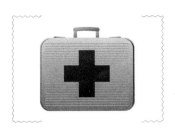

模块六　影像检查护理

临床常用的影像检查包括 X 线检查、电子计算机体层成像、磁共振成像、核医学检查及超声波检查等,是借助一定的成像手段,使人体的器官结构显像,以此判断其解剖特点、生理与病理变化,用于协助临床诊断与治疗的特殊方法。临床护理人员了解影像学检查原理、方法、特点和临床应用范围,能更好地协助被检查者做好检查前准备、检查过程中的配合及做好检查后的护理工作。

项目一

X 线 检 查

学习目标
1. 能正确指导病人做好相关影像检查的术前准备、术中配合。
2. 能初步判断影像检查报告单结果的临床意义。

学习任务
1. 项目任务　学会 X 线影像检查术前准备的能力；能初步判断 X 线影像检查报告单的临床意义。
2. 工作任务流程图

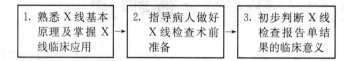

学习所需设备、用物

序号	分类	名称	数量
1	耗材	X 线检查报告单	10 份
2	教具	X 线检查影像(ppt)	1 份

走进病房(病例 6-1-1)

男性，68 岁，慢性咳嗽、咳痰 15 年，加重 3 天伴气急入院。体格检查：神志清，精神差，端坐位，口唇发绀，桶状胸，双侧呼吸运动及语颤减弱，叩诊呈过清音，两肺可闻及干湿啰音。查血：WBC14×10^9/L，中性粒细胞 0.84，淋巴细胞 0.16。胸部 X 线提示：两肺透亮度增高，横膈下移，肺纹理增粗，右下肺有片状云雾样阴影。

1895 年德国物理学家伦琴发现了 X 线(X-ray)，并将 X 线运用于临床诊断，为医学影像学作出了显著贡献。

任务一　X线的特性与成像原理

一、X线的特性

1. 穿透性(penetrating)　X线是波长很短的射线,具有很强的穿透力,能穿透普通光所不能穿透的物质,这是X线成像的基础。

2. 荧光效应(fluorescent effect)　X线本身是不可见光线,但X线照射到荧光物质上(如硫化锌镉及钨酸钙等)可激发产生肉眼可见的荧光,称X线的荧光效应,这是X线透视检查的基础。

3. 感光效应(photographic effect)　X线照射到涂有溴化银的胶片上时,可使胶片中的溴化银感光,经显影、定影处理后能显示黑白影像,称X线的感光效应,这是X线摄片的基础。

4. 电离作用与生物效应(ionization effect and the biological effect)　X线穿过任何物质都可使该物质发生电离作用,X线穿透人体发生电离作用,使组织细胞生长受到损害,甚至破坏,此称为生物效应,这是X线防护和放射治疗的基础。

二、X线成像原理

X线成像原理是因为,一方面是由于X线具有上述特性,另一方面是人体组织器官之间存在密度及厚度差别,当X线穿透人体组织器官时,密度越高、厚度越大,则吸收X线越多,透过的X线就越少;反之,透过的X线就越多。因此,照射于荧光屏或X线胶片上的X线量就有差异,导致形成黑白对比不同的影像。各类组织与X线影像的关系见表6-1-1。

表6-1-1　人体组织的密度与X线影像的关系

人体组织	密度	透视影像	摄片影像
骨骼和钙化组织	高密度	暗	白色
软组织、体液等	中等密度	灰	灰色
脂肪组织	较低密度	微亮	灰黑色
含气体组织	低密度	亮	黑色

任务二　X线检查方法及应用

根据X线检查特点及应用范围大致分为普通检查、特殊检查和造影检查3类。

一、普通检查

普通检查包括透视和摄片,是目前临床应用最广泛的检查方法,在临床X线诊断工作中,透视、摄片各有优、缺点,有较强的互补性,在临床工作选择中应取长补短。

1. 透视　是利用X线的穿透性和荧光效应的特性,将检查部位置于X线管与荧光屏之间,依据人体组织器官的自然对比或人工对比,当X线穿透人体时,在荧光屏上显示影像而直接观察组织结构的检查方法。

(1)临床应用范围:肢体骨骼、胸部检查、高密度异物、胃肠钡餐造影检查、钡灌肠检查、心血管造影等。

(2) 透视的优点:设备简单、操作方便、费用较低、多方位可动态观察。

(3) 透视的缺点:荧光亮度较低、清晰度较差,对某些密度和厚度差别较小的器官及微细病变难以分辨;透视结果缺乏客观记录,不利于复查时对照;透视时间长时,被检查者接受X线照射量大,对身体有一定损害。

2. 摄片　是利用X线穿透性和感光效应的特性,将透过人体的X线使胶片感光摄取影像的检查方法(图6-1-1)。

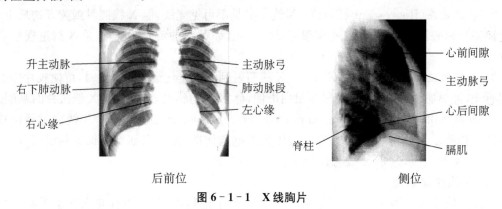

图6-1-1　X线胸片

(1) 临床应用范围:适用于身体各部位检查,是应用最广泛的X线检查方法,可用于如胸、腹、四肢、头颅、骨盆及脊柱等。

(2) 摄片的优点:图像清晰、对比度较好;可作为客观记录,长期保存,便于复查时对照等;接触X线时间短,被检查者接受X线照射量较透视小。

(3) 摄片的缺点:摄片费用高于透视;检查范围受胶片大小的限制;一张照片仅为该部位特定的方向、一瞬间的影像。

> **病例6-1-1病房提问:**
> 1. 该病人可能性的诊断是什么?
> 2. 你知道肺透亮度为何增高吗?
> 3. 横膈为何下移?什么是肺纹理?

二、特殊检查

根据病变所在的部位、病变组织密度的不同,临床常用特殊检查有体层摄影、软X线摄影、放大摄影、高千伏摄影等。目前因计算机体层成像、磁共振成像的广泛应用,因此除软X线摄影检查外,这些特殊检查已基本不用。

三、造影检查

造影检查是将对比剂(造影剂)引入器官内或器官周围,形成人工对比后进行X线检查。根据检查部位和诊断要求,选择造影剂种类和造影方法。

1. 造影剂分类

(1) 高密度造影剂:又称为阳性造影剂,其密度高于人体组织,吸收X线多。最常用的有钡剂和碘剂,医用硫酸钡主要用于消化道造影,碘化合物广泛用于胆囊、胆管、肾盂、尿路、心血管、支气管等器官的造影。

(2) 低密度造影剂：又称为负性造影剂，其密度低，吸收 X 线少。常用的有二氧化碳、氧气、空气等，主要用于腹膜腔、关节腔、腹膜后间隙等处的造影。

2. 造影方法

(1) 直接引入法：是将造影剂直接引入检查部位，使检查部位在 X 线下显像。包括：①口服法，如食管、胃肠钡餐检查等；②灌注法，如钡灌肠、支气管造影、子宫输卵管造影等；③穿刺注入或导管输入法，如心血管造影、关节腔造影造影等。

(2) 间接引入法：是造影剂通过吸收或血液运行再聚集于欲造影的器官，从而在 X 线下显像。包括：①生理积聚法，如口服胆囊造影；②生理排泄法，如静脉胆道造影、静脉肾盂造影等。

任务三　X 线检查的防护

X 线穿透人体组织产生生物电离效应，对人体产生一定的损害。因此在日常工作中应注意 X 线的防护，可采用距离防护和屏蔽防护。所谓距离防护是指增加人体与 X 线源的距离以减少接受 X 线量；所谓屏蔽防护是指在人体与 X 线源间设置高密度的防 X 线板，如常用的铅或含铅的物质以吸收 X 线。通常采用的方法有：X 线机房设置放射工作场所警示标识；加固 X 线机房防护墙和防护门，加强 X 线机房防护门的管理；X 线机房外走廊通道不设置座位，以免病人及家属在机房外长时间逗留而受到 X 线辐射影响。

任务四　X 线检查前准备及注意事项

一、普通透视和摄片前准备

1. **透视前准备**　检查前应向被检查者说明透视的部位及要求；若在暗室透视应提前告知病人，使病人有一定的思想准备，并消除恐惧心理；检查前脱去厚层衣物，仅穿一件内衣即可；摘掉影响 X 线穿透的物品，如金属饰物、敷料、膏药等，以防出现伪影。

2. **摄片前准备**　摄片前向被检查者解释摄片的目的、方法和注意事项，以取得被检查者的配合；摄片时应注意胸部、腹部屏气；外伤病人应减少搬动，危重病人必须有临床医生和护理人员监护。

二、造影检查前准备及注意事项

因造影检查的部位、应用的造影剂种类及造影的方法不同，所需要的准备及注意事项各有差别，护理人员应熟悉检查的具体要求，协助被检查者做好各项准备，及时处理检查中可能出现的问题。

1. **常规准备**

(1) 术前准备：造影检查前应简要地向患者介绍检查的目的、方法及注意事项，以取得被检查者的合作。了解有无造影检查的禁忌证，如严重心血管、肝肾疾病、过敏体质等，备齐各种急救器械、药品等。

(2) 碘过敏试验：凡碘剂造影都应提前做碘过敏试验，常用的方法有：①口服试验：检查前 2 天开始服用一定量造影剂，并观察患者的反应，如出现结膜红肿、恶心、呕吐、手脚麻木及皮疹等，应视为阳性；②皮内试验：用 3% 碘剂 0.1 ml 进行皮内试验，观察 20 分钟，若皮肤局部出现红肿、硬结,直径达 1 cm 以上者,应视为阳性;③静脉注射法:检查前一天用同剂型碘造影剂 1 ml 进行静脉注射,观察 15 分钟,若出现胸闷、心慌、气急、咳嗽、恶心、呕吐、头晕、头痛、荨麻疹等,应视为阳性。

(3) 碘过敏反应的处理:根据过敏反应程度采取相应措施。①轻度反应,如全身灼热、头晕、面部潮红、胸闷、气急、恶心、呕吐、皮疹等,一般经短暂休息或吸氧可好转,也可给予肾上腺素 1 mg 皮下注射。②重度反应,如喉头水肿、支气管痉挛、呼吸困难、周围循环衰竭、心律失常,甚至心搏骤停等,应立即停止检查,给予吸氧、抗过敏和对症治疗等抢救措施。

2. 胃肠钡餐造影　检查前应做好以下准备及注意事项。

(1) 禁服某些药物:造影前 3 日内禁止服用含重金属药物和影响胃肠道功能的药物,如钙、铁、镁剂和阿托品、多潘立酮(吗丁啉)等。

(2) 检查前禁饮食:造影前应禁饮食 10 小时以上,如早 8 点开始造影检查,被检查者应在检查前一天晚 10 点后不再进食和饮水,持续到检查完毕。

3. 钡灌肠造影(结肠造影)　检查前应做好以下准备及注意事项。

(1) 禁服某些药物:造影前 3 日内禁止服用含重金属药物和影响胃肠道功能的药物,如钙、铁、镁剂和阿托品、多潘立酮等。

(2) 饮食要求:造影前一天应进半流质少渣饮食,检查当日晨应空腹,造影前 2 小时应进行清洁灌肠。

4. 心血管造影　造影前准备及注意事项如下。

(1) 常规检查:应常规检查血常规、出血和凝血时间。

(2) 过敏试验:术前一天分别进行碘、普鲁卡因和青霉素过敏试验。

(3) 禁食:造影前禁食 6 小时以上。

(4) 备皮:按照造影要求确定穿刺部位,并常规进行备皮。

(5) 用药:造影术前 30 分钟肌内注射苯巴比妥 0.1 g。

(6) 应急准备:急救药品准备及心肺复苏急救准备。

(7) 造影检查前应向患者介绍检查的目的、方法及注意事项,以取得病人的合作,消除紧张心理。

任务五　肺部常见病变的 X 线表现

一、渗出

肺部渗出性病变是机体对急性炎症的反应,渗出性病变在病情发展的不同阶段,可有不同表现。常见的 X 线表现为中心较浓、边缘较淡或密度均匀的云絮状阴影,界限不清楚,多见于各类肺炎、浸润型肺结核等(图 6-1-2)。

二、增殖

肺部增殖性病变是慢性炎症的表现。病理基础为肺泡内肉芽组织增生,X 线片呈密度较高、边界清楚的结节状阴影。多见于慢性间质性肺炎,肉芽组织增生和肺结核后期等。

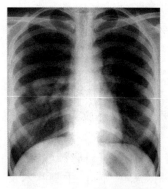

图 6-1-2　渗出性病灶

三、纤维化

肺部增殖性病灶在愈合时多为纤维组织所代替,纤维收缩,使原来的病灶变成瘢痕。X线平片上可显示为高密度、僵直、条索状阴影。常见于慢性肺结核、慢性肺间质性纤维化。如上肺大量纤维化时,牵拉肺门上提,下行的肺纹理伸直呈垂柳状(图6-1-3)。

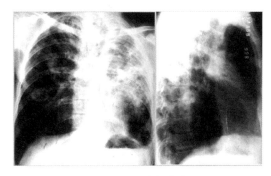

图6-1-3 慢性纤维空洞型

四、空洞

肺部的空洞为肺内病变组织发生坏死,坏死组织经引流支气管排出而形成。空洞壁可由坏死组织、肉芽组织、纤维组织、肿瘤组织或洞壁周围的薄层肺不张所形成。X线表现为大小与形状不同的密度减低的透亮区。见于肺结核的干酪样坏死病变、肺脓肿、肺癌等(图6-1-4)。

五、肿块

肺良性肿瘤多有包膜,生长慢,一般不发生坏死,X线表现呈边缘锐利光滑的球形阴影,常为单个存在。恶性肿瘤多无包膜,生长快,可发生中心坏死,故X线表现呈浸润性生长,边缘多不锐利,并可有短细毛刺伸出。肺转移癌肿则多呈多发、大小不等的棉球状阴影(图6-1-5)。

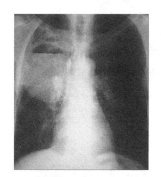 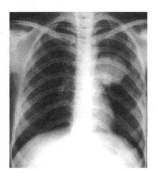 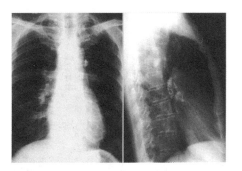

图6-1-4 空洞　　图6-1-5 周围型肺癌　　图6-1-6 淋巴结钙化

六、钙化

肺部钙化一般发生于退行性变或坏死组织愈合阶段,X线表现为高密度影,边缘锐利,形状不一;可为斑点状、块状或球形,呈局限或弥散分布。常见于肺结核灶的愈合,某些肿瘤组织内或囊肿壁也可发生钙化(图6-1-6)。

目标检测试题

1. X线透视检查主要是下列哪项特性
   A. 穿透性　　B. 荧光效应　　C. 摄影效应　　D. 电离效应　　E. 生物效应
2. 人体内密度最低的组织或器官是
   A. 骨骼　　B. 血液　　C. 肺　　D. 肌肉　　E. 脂肪
3. 人体内产生自然对比最明显的部位是

A. 头部　　　B. 胸部　　　C. 腹部　　　D. 躯干　　　E. 四肢
4. 消化道造影检查常用的造影剂是
　　A. 碘化油　　B. 硫酸钡　　C. 胆影葡胺　　D. 泛影葡胺　　E. 气体
5. 肺结核早期病变的X线表现是
　　A. 渗出　　　B. 增殖　　　C. 纤维化　　D. 钙化　　　E. 空洞
6. 肺结核的治愈阶段X线表现是
　　A. 渗出　　　B. 增殖　　　C. 纤维化及钙化　D. 干酪性病灶　E. 空洞
7. 慢性支气管炎的常见并发症是
　　A. 肺气肿　　B. 肺不张　　C. 肺空洞　　D. 胸膜炎　　E. 肺钙化灶

拓展与提高

X线平片阅读（图6-1-7～14）

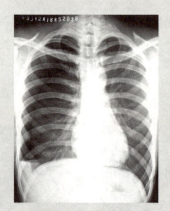

图6-1-7　液气胸

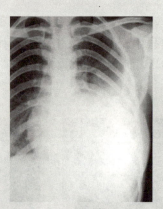

图6-1-8　中等量胸腔积液

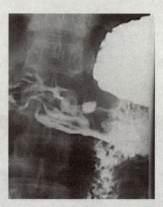

图6-1-9　溃疡龛影

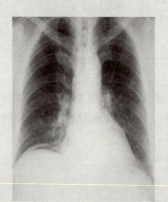

图6-1-10　溃疡穿孔

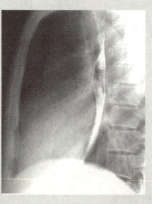

图6-1-11　食管钡餐造影

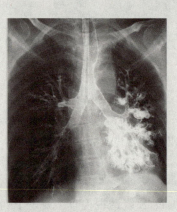

图6-1-12　支气管造影

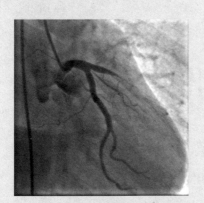 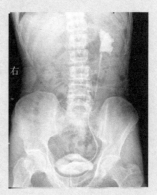

图6-1-13 经皮冠状动脉腔内血管成形术　　图6-1-14 肾盂逆行造影

(王新宇)

项目二

计算机体层成像

学习目标
1. 能正确指导病人做好 CT 检查的术前准备、术中配合。
2. 能初步判断 CT 检查报告单结果的临床意义。

学习任务
1. 项目任务　具备 CT 检查术前准备的能力；初步判断 CT 检查报告单结果的临床意义。
2. 工作任务流程图

| 1. 了解 CT 检查基本原理及临床应用 | → | 2. 指导病人做好 CT 检查术前准备 |

学习所需设备、用物

序号	分类	名称	数量
1	耗材	CT 检查报告单	10 份
2	教具	CT 检查 ppt	1 份

走进病房（病例 6-1-2）

患者，男性，57 岁，在活动的过程中突然出现头痛，进行性加重，并伴有头晕、呕吐，约 1 小时后昏迷急诊入院。体格检查：T36.5℃，P86 次/分，R20 次/分，BP220/110 mmHg，面色潮红，浅昏迷状态，呼吸深沉而有鼾音，两侧瞳孔等大、等圆，对光反射较迟钝，右侧肢体肌张力低，腱反射未引出，右侧巴氏征阳性。临床诊断：脑出血。

计算机体层成像，简称 CT（computed tomography），系应用 X 线对人体选定的层面进行扫描，取得信息，经计算机处理而获得的重建图像，显示的是断面解剖图像。1969 年 Hounsfield 首先设计了计算机体层成像装置，经不断改进，目前 CT 由于其分辨率较普通 X 线明显高，并且检查灵敏度高、迅速方便而且安全，还能用于增强造影，所以临床应用日趋普遍。

任务一　CT 设备及检查方法

一、CT 设备

CT 设备主要包括扫描部分、计算机系统、图像显示与存贮系统。①扫描部分：由 X 线管、探测器和扫描架组成，扫描方式常采用旋转式和旋转-固定式；②计算机系统：将扫描收集的信息数据进行存贮运算；②图像显示与存贮系统：将经过计算机处理、重建的图像显示在显示器上或存贮于计算机内。

二、CT 成像原理

CT 检查是以 X 线穿透人体器官或组织的某一层面，由对侧的探测器接收透过该层面的 X 线，将其转换为可见光后，由光电转换器转变为电信号，再经模拟-数字转换器转变为数字，输入计算机。计算机按系统设计进行一系列处理，得出该层面上组织密度数值的分布。图像形成的处理好似将选定层面分成若干个体积相同的长方体，称之为体素，扫描所得信息经过计算机处理而获得每个体素的 X 线衰减系数或吸收系数，将其排列成数字矩阵。经数字模拟转换器，数字矩阵中的每个数字转变为由黑到白的灰度小体，即像素，并按矩阵排列，即构成 CT 图像。

三、CT 检查方法

CT 检查分为平扫、造影增强扫描和造影扫描等。

1. **平扫**　是指不用造影剂的普通扫描。一般 CT 检查均首先进行平扫，对颅脑损伤和急性脑卒中的病人多用平扫即可。扫描时被检查者卧于检查床上，摆好位置，选择好扫描范围、层面厚度、球管倾斜角度等，使扫描部伸入扫描架的孔内，即可进行扫描。一般多采用横断面扫描，但头颅器官可用冠状扫描。根据各个不同的检查部位选择层厚，常选择的厚度有 10 mm 或 5 mm，某些特殊部位或特殊需要可选用 1 mm 或 2 mm 的薄层。

2. **造影增强扫描**　是指通过静脉注入水溶性有机碘剂后再进行扫描。目的是提高血液供应丰富的器官或病变组织的密度，使其与血液供应相对较少的组织之间形成较为明显的密度差，有利于病变显影更为清晰。

3. **造影扫描**　是指先对检查的器官或组织结构进行造影，然后再行扫描。此检查方法可更好地显示所检查的器官或组织结构，用于脑池造影 CT、脊髓造影 CT、胆囊造影 CT 等。

任务二　CT 的临床应用及检查前准备

虽然 CT 具有较高的诊断价值，应用范围较广。但是设备比较昂贵，检查费用偏高，对于人体的某些部位检查，尤其是定性检查，仍存在一定不足，故不宜将 CT 检查作为常规检查手段，应合理选择应用，并做好检查前准备。

一、临床应用范围

1. **中枢神经系统疾病检查**　CT 对中枢神经系统疾病诊断价值较高，应用较为普遍。可反映脑卒中和脑瘤病灶的部位、形态和大小，观察脑卒中病变演变过程。对颅内肿瘤、脓肿、肉芽肿、寄生虫病、外伤性血肿、脑损伤、脑梗死、脑出血、椎管内肿瘤、椎间盘脱出等疾病诊断效果好,较为可靠。

2. 头颈部疾病检查　CT对眼眶内占位性病变、鼻窦癌、听骨破坏与脱位、内耳骨迷路破坏、耳先天性发育异常、鼻咽癌等疾病的早期发现和观察病变的细节很有帮助。

3. 胸部疾病检查　由于高分辨力CT的应用,CT对胸部疾病诊断更加显示出其优越性。采用造影增强扫描,有利于明确纵隔、肺门有无肿块或淋巴结肿大,支气管有无狭窄或阻塞;有利于原发性和转移性纵隔肿瘤、淋巴结结核、中央型肺癌等疾病的诊断;对于肺内间质、胸膜、膈肌、胸壁的细微病变可清楚显示。

4. 心脏及大血管疾病检查　对心腔及大血管用普通扫描CT诊断价值不大,需经血管注入造影剂进行心血管造影,利用螺旋扫描CT或电子束CT检查,对先天性心血管畸形、血液异常分流、大血管狭窄、瓣膜疾病可协助诊断;对于冠状动脉钙化、心瓣膜的钙化、大血管壁的钙化等,直接用螺旋扫描CT或电子束CT检查可较好地显示。

5. 腹部及盆腔脏器疾病检查　CT对腹部及盆腔内脏器检查在临床上已广泛应用,主要用于肝、胆、胰、脾、腹膜腔、腹膜后间隙、泌尿和生殖系统的疾病诊断,尤其是对占位性、炎症性和外伤性病变有很高的诊断价值。在胃肠道病变的检查中,一般在胃肠道造影发现病变后进行CT检查,可了解肿瘤有无向腔外侵犯、邻近和远处转移等,也可用于肿瘤治疗的随访观察。

6. 骨骼肌肉系统疾病检查　骨骼肌肉系统疾病多可通过简便、经济的常规X线检查确诊,使用CT检查相对较少。但对脊柱和脊髓疾病用横断面CT可直接观察椎管狭窄变性,测量椎管大小,有助于明确椎管狭窄的原因;CT扫描可直接显示突出于椎管或椎间孔的软组织块影,有利于椎间盘病变的诊断。

二、检查前准备及注意事项

1. 检查前准备

(1) 心理准备:向被检查者说明CT是一种简单、迅速、参考价值高、无痛苦的检查方法,消除被检查者的紧张和恐惧心理。

(2) 预约登记:按照CT检查申请单的要求,及时到CT检查室进行预约登记。并告知被检查者在CT检查前禁服含金属和含碘的药物,不宜做胃肠钡餐检查。如近期内曾做过钡餐检查,应告诉登记处工作人员。

(3) 携带相关资料:按预约时间到CT检查室,并携带CT预约单、相关X线片、B超检查结果等,以便扫描时准确定位。

2. 注意事项

(1) 需要进行造影检查时,按要求提前做造影剂过敏试验。

(2) 凡需要做增强扫描时,检查前须禁饮食4小时以上。

(3) 女性盆腔扫描前,应在阴道内置阴道塞或纱布填塞,以标记阴道位置。

(4) 做头颅CT者,扫描前一天洗净头发。

(5) 做胸、腹、盆腔CT检查时,须穿无金属扣子的棉布内衣。

(6) 肺与纵隔扫描者,应训练被检查者吸气与屏气的控制,以免呼吸移动造成图像模糊。

(7) 增强扫描方法有两种:①快速静脉滴注法,要求3分钟内注完60%的造影剂160~180 ml,注入50 ml时开始扫描。特点是:造影剂用量大,增强效果差,现已少用。②团注法,用60%的造影剂80~100 ml,以每秒2 ml的速度注射,全部造影剂注完后开始扫描。特点是:造影剂用量小,增强效果好,但消失也快。

病例 6-1-2 查房提问：
　　1. 该患者在做 CT 检查术前应做哪些准备？

目标检测试题

1. CT 检查本质上是
   A. X 线检查　　　　　B. 超声波检查　　　　C. 核医学检查
   D. 多普勒检查　　　　E. 以上都对
2. CT 检查优点以下哪项不正确
   A. 简单、迅速　　　　B. 危险的检查　　　　C. 参考价值高
   D. 对身体无副作用　　E. 有一定的痛苦
3. CT 检查术前准备不包括
   A. 胸部扫描者，应训练被检查者吸气与屏气的控制
   B. 做头颅 CT 者，扫描前一天应清洗头发
   C. 须穿无金属扣子的棉布内衣
   D. 凡需要做增强扫描时，检查前须禁饮食 12 小时以上
   E. 需要进行造影检查时，按要求提前做造影剂过敏试验
4. 组织对 X 线的吸收系数换算成 CT 值，人体组织 CT 值最高的是
   A. 气体　　　　　　　B. 脂肪　　　　　　　C. 液体
   D. 软组织　　　　　　E. 骨皮质
5. 对急性脑出血患者进行 CT 检查时，多采用
   A. 电子束 CT　　　　 B. CT 平扫　　　　　 C. 造影增强扫描
   D. 造影扫描　　　　　E. 高分辨力 CT 检查
6. 在 CT 检查，目前临床应用最广泛而诊断价值较高的是
   A. 中枢神经系统疾病检查　　B. 头颈疾病检查　　　C. 胸部疾病检查
   D. 心及大血管疾病检查　　　E. 骨骼肌肉系统疾病检查

（黄晓燕）

项目三

· 健康评估 ·

磁共振成像

学习目标
1. 能正确指导病人做好 MRI 检查的术前准备、术中配合。
2. 能初步判断 MRI 检查报告单结果的临床意义。

学习任务
1. 项目任务　学会磁共振成像检查术前准备的能力;初步判断磁共振成像检查报告单结果的临床意义。
2. 工作任务流程图

| 1. 了解 MRI 检查基本原理及临床应用 | → | 2. 指导病人做好 MRI 检查术前准备 |

学习所需设备、用物

序号	分类	名称	数量
1	耗材	MRI 检查报告单	10 份
2	教具	MRI 检查 ppt	1 份

走进病房(病例 6-3-1)
男性,35 岁,在劳动时因用力不当,发生急性腰痛,活动不能,医生考虑急性腰扭伤椎间盘突出,嘱 MRI 检查。

磁共振成像(magnetic resonance imaging,MRI)是利用原子核在强磁场内发生共振所产生的信号,经计算机处理进行图像重建的一种无辐射、非创伤性成像技术。磁共振成像作为医学影像学的一部分,发展十分迅速,MRI 检查范围基本上覆盖了全身各系统,对疾病的诊断有很大的应用潜力。

任务一　MRI 成像原理

所有含奇数质子的原子核均在其自旋过程中产生自旋磁动量,也称核磁矩,核磁矩的大小是原子核的固有特性,它决定 MRI 信号的敏感性。氢的原子核最简单,只有单一的质子,故具有最强的磁矩,最易受外来磁场的影响,并且氢质子在人体内广泛分布,含量最高,因此医用 MRI 均选用氢为靶原子核。人体内的每一个氢质子可被视作为一个小磁体,正常情况下,这些小磁体自旋轴的分布和排列是杂乱无章的,若将人体置在一个强大磁场中,这些小磁体的自旋轴必须按磁场磁力线的方向重新排列。

如用特殊频率的射频脉冲进行激发,被激发后的氢质子则吸收一定能量而产生磁共振;当停止激发时,氢质子将吸收的能量逐渐释放出来,重新恢复到被激发前状态,这一恢复过程称为弛豫。这些被释放出的,并进行了三维空间编码的射频信号被体外线圈接收,经计算机处理后重建成图像。

弛豫是指磁化矢量恢复到平衡态的过程,恢复到原来平衡状态所需用的时间,称为弛豫时间。磁化矢量越大,MRI 探测到的信号就越强。弛豫时间可分为:纵向弛豫(T_1)和横向弛豫(T_2),人体组织器官的 T_1、T_2 值有很大差别,MRI 就是利用人体组织器官 T_1、T_2 值的差别来判断识别人体组织器官及诊断疾病。

MRI 的基本设备包括磁共振信号产生、数据采集与处理、图像显示系统等。

磁共振(MRI)图像特征:①正常人体组织器官或病理改变组织器官的 T_1、T_2 值有很大差别,特别是对软组织分辨率高;②MRI 可获得人体冠状面、横断面、矢状面等多方位的断层面图像,可以做到三维或多维定位;③MRI 对于心腔或血管中流动的液体测不到信号呈黑影,即谓流空效应,使 MRI 对心血管组织分辨率高。

任务二　MRI 的临床应用及检查前准备

一、MRI 的临床应用

1. 中枢神经系统疾病检查　MRI 在神经系统的应用最早,也较为成熟。三维成像技术,使病变定位诊断更准确,并可观察病变与血管的关系。对脑干、幕下区、枕骨大孔区、脊髓与椎间盘的显示明显优于 CT。对脑脱髓鞘疾病、多发性硬化、脑梗死、脑与脊髓肿瘤、血肿、脊髓先天性异常与脊髓空洞症的诊断价值较高。

2. 头颈部检查　MRI 对软组织分辨率高及血管流空效应,可清晰显示咽、喉、甲状腺、颈部淋巴结、血管及颈部肌肉。

3. 胸部检查　在 MRI 图像上,能清楚地显示心、大血管的层面形态,对心血管疾病有较高的诊断价值。能清楚地显示脂肪与血管对比,易于观察纵隔肿瘤与大血管间的解剖关系。对胸膜肿瘤、肺门淋巴结及中央型肺癌的诊断有较大帮助。

4. 腹部疾病检查　对肝、肾、膀胱、前列腺和子宫的检查,MRI 图像在显示病变的内部结构,以及显示恶性肿瘤浸润、淋巴结转移、分期及治疗后随访与评价等方面均优于 CT 检查。

二、MRI 检查前准备

1. 心理准备　向被检查者解释检查目的、意义,检查过程和时间,以利配合。

2. 注意事项　①检查时应保持全身放松,平静呼吸,不可随意改变体位,以免影响图像质量;②安装心脏起搏器、胰岛素泵或金属假肢者禁忌作 MRI 检查;③早孕 3 个月以内者禁忌作 MRI 检查;④被检查者戴有义齿、发卡、戒指、耳环、钥匙、手表等金属或磁性物品,一律不许带入检查室;⑤过度紧张或小儿可使用镇静剂。

病例 6-3-1 查房提问：
　　1. 该患者作 MRI 检查术前应做哪些准备？

目标检测试题

1. 磁共振成像过程
　　A. 将人体置于强磁场内
　　B. 利用人体组织内氢质子吸收能量
　　C. 磁共振随后释放能量产生的电信号
　　D. 经计算机处理得到重建的断层图像
　　E. 以上都对
2. 下列患者不能做磁共振成像
　　A. 有金属人工关节者　　B. 带金属节育环者　　C. 安装起搏器者
　　D. 有义齿　　　　　　　E. 以上都对
3. 在临床上，应用磁共振诊断最早而较成熟的是
　　A. 腹部疾病　　　　　　B. 心血管疾病　　　　C. 纵隔与胸部疾病
　　D. 头颈部疾病　　　　　E. 中枢神经系统疾病

（黄晓燕）

项目四

核医学检查

学习目标
1. 能正确指导病人做好核医学影像检查的术前准备、术中配合。
2. 能初步判断核医学影像检查报告单结果的临床意义。

学习任务
1. 项目任务　学会核医学检查术前准备的能力；初步判断核医学检查报告单结果的临床意义。
2. 工作任务流程图

| 1. 了解核医学影像检查基本原理及临床应用 | → | 2. 指导病人做好核医学影像检查的术前准备 |

学习所需设备、用物

序号	分类	名称	数量
1	耗材	核医学影像检查报告单	10 份
2	教具	核医学影像检查 ppt	1 份

走进病房（病例6-4-1）
女性，30岁，体检发现颈部右侧甲状腺肿块1枚，边缘光滑，质中，无触痛，无震颤，无血管杂音，患者无怕热、多汗，无心悸，无突眼征。超声波检查1.5 cm×2.0 cm。医生嘱做 ECT 检查。

临床核医学(clinical nuclear medicine)是利用放射性核素及其标记物对疾病进行诊断和治疗的一门学科。通过核医学检查可定量分析体内某些微量生物活性物质及获得脏器形态和功能变化的信息。具有检查简便、安全、灵敏度高和特异性强等优点。

核素是指原子核内的质子数、中子数以及能量状态。在原子核之间质子数、中子数和能量状态完全相同的原子集合，称为一种核素(或称为同种核素)；如果在原子核之间质子数相同，而中子数不相同的两种核素，则互相称为同位素，如 ^{131}碘、^{132}碘、^{125}碘、^{123}碘、^{127}碘等，可互称为同位素。因不稳定性核素能自发性核转化并释放出某种射线,故又称为放射性核素或放射性同位素。核转化过程称为放射性核衰变,例如^{99m}锝转化为^{99}锝即为核衰变过程。放射性核素已广泛应用于发电、农业杀虫与灭草、医学诊断与治疗、军事等领域。

任务一　核医学检查的方法及原理

一、检查的方法

依据放射性核素及其标记物是否引入被检者体内,可分为体外检查法和体内检查法。

1. 体外检查法　常用的检测技术包括放射免疫分析法(RIA)、竞争性蛋白结合分析法(CPBA)、放射受体分析法(RRA)、放射酶学分析法(REA)等,用于测定体内某些微量生物活性物质如激素、肿瘤标记物、蛋白质、抗原、抗体、维生素、药物等。是利用放射性标记的配体作为示踪剂,以竞争结合反应为基础,在试管内完成的微量生物活性物质检测技术。

2. 体内检查法　临床常用于甲状腺、肾脏、心脏、骨骼等疾病的诊断。是将放射性核素及其标记物引入体内,利用放射性核素进行脏器和病变显像,显示脏器的形态结构,而且能检测某些器官的功能和代谢变化。

二、检查的原理

1. 体外检查法的原理　其基本原理是利用放射性核素标记抗原为示踪剂,以限量的特异性抗体为结合剂,以标本(血、尿、粪等)中非标记抗原(被测抗原)为检测对象,由于标记抗原和非标记抗原可共同与限量的特异性抗体进行竞争性结合,用放射性探测器测得标记抗原与抗体相结合的量,根据结合量与被测抗原的函数关系,从而计算出标本内被测抗原的量。最具有代表性的是放射免疫分析法,此分析技术具有灵敏度高、特异性强、准确度高、临床应用广泛等特点。

2. 体内检查法的原理　常用放射性核素发射式计算机断层显像(emission computed tomography,ECT)。ECT是将微量的放射性核素标记药物引入人体,用探测器追踪该放射性标记药物在某一脏器摄取、聚集、排出以及代谢过程,通过计算机处理,用于间接判断脏器的形态结构和功能变化。

任务二　放射性药物及核医学仪器

一、放射性药物

凡能安全用于诊断和治疗疾病的放射性核素和放射性标记化合物,称为放射性药物。放射性药物能发射的核射线主要包括α射线、β射线、γ射线,其中以γ射线穿透力最强,引入体内后能在体表探测,而对人体的电离辐射损伤较小,因此,多用释放γ射线的放射性核素进行脏器显像检查。

二、核医学仪器

核医学仪器最基本部件多为γ闪烁探头,其探头可将射入闪烁晶体的γ光子转化为荧光光子,再通过光电倍增管把荧光光子转化为电信号,记录分析电信号可得到γ光子的发射数量,即放射性强度。由闪烁探头组成的常用仪器有:放射免疫计数仪、γ照相机、单光子发射计算机断层显像仪(SPECT,简称ECT)、核多功能仪、局部脑血流(rCBF)测定仪、正电子发射计算机断层显像设备(PET)等。临床最常用的是 ECT。

任务三　核医学的临床应用及检查前准备

一、核医学的临床应用

1. **体外检查的临床应用**　体外检查只需采集极少量的血液或者其他体液标本,即可获得高质量的检查结果,而被检查者不接触射线,而且检查费用较低,临床应用广泛。常用的体外放射分析检查的项目、标本、正常参考值及临床意义见表6-4-1。

表6-4-1　常用的体外放射分析检查项目

项目	标本	正常参考值	临床意义
甲胎蛋白(AFP)	血清	<20 μg/L(放免法)	升高见于原发性肝癌、急慢性肝炎、肝硬化、胚胎瘤等
癌胚抗原(CEA)	血清	<15 ng/ml	升高见于大肠癌、胰腺癌、胃癌、小细胞肺癌、乳腺癌、甲状腺髓样癌等
胃泌素	血清	20~200 pg/ml（空腹时<100 pg/ml）	升高见于胃泌素瘤、A型萎缩性胃炎、甲状腺功能亢进、慢性肾衰竭;降低见于胃食管反流、B型萎缩性胃炎
胰岛素	血浆	5~20 mU/L	降低见于糖尿病
游离三碘甲状腺原氨酸(FT_3)	血清	3~8 pmol/L	升高见于甲状腺功能亢进,降低见于甲状腺功能减退及严重全身性疾病
游离甲状腺素(FT_4)	血清	15~30 pmol/L	同上
总三碘甲状腺原氨酸(TT_3)	血清	1~3 nmol/L	同上
总甲状腺素(TT_4)	血清	50~150 nmol/L	同上
促甲状腺素(TSH)	血清	2~10 mU/L	升高见于原发性甲状腺功能减退,降低见于继发性甲状腺功能减退
甲状旁腺素(PTH)	血清	10~40 ng/	升高见于原发性甲状旁腺功能亢进,降低见于类癌或维生素 D 中毒
生长激素(GH)	血清	成人 5 μg/L 儿童 20 μg/L	升高见于腺垂体功能亢进,降低见于腺垂体功能减退
肌红蛋白(Mb)	血浆	20~40 ng/ml	升高见于急性心肌梗死、骨骼肌受损、严重肾功能受损、剧烈运动
地高辛	血清	<2 ng/ml	升高者见于地高辛过量及中毒
肾素活性(AT~I)	血清	(166.5±80)ng/ml	升高见于肾血管性高血压、继发性醛固酮增多症;降低见于原发性醛固酮增多症
$β_2$微球蛋白($β_2$-MG)	血清 尿	(1731±287)ng/ml (80±72)ng/ml	升高见于痛风肾病、流行性出血热、糖尿病肾病、重金属镉或汞中毒、某些恶性肿瘤、庆大霉素对肾脏的损害等

2. **体内检查的临床应用**　体内检查主要进行脏器平面或断层显影,或根据放射性核素在

脏器内分布的多少,了解脏器的形态结构、功能、代谢或血流灌注等情况。常用的体内检查项目及临床应用范围见表6-4-2。

表6-4-2 常用的体内检查项目及临床应用范围

项 目	临 床 应 用
脑代谢显像	用于癫痫、阿尔茨海默(Alzheimer)症(脑萎缩)、脑肿瘤的诊断
脑血流灌注显像	用于脑缺血、脑供血不足、脑梗死、癫痫等检查
心肌显像	观察病变心脏的形态和放射性分布情况。检测心肌梗死、心肌缺血的部位和范围,并判断预后
心脏血池显像	用于心瓣膜病、室壁瘤、心包积液等检查
肝脏显像	观察肝脏大小、位置、形态、功能和放射性分布情况,主要用于原发性肝癌、肝转移癌、肝脓肿、肝血管瘤等病变的检查
骨显像	能提示早期骨质病变,寻找早期骨转移灶。比X线检查能更早发现骨与关节的病变
肾图显像	可了解两肾的血流情况,以及肾小管分泌功能和肾盂、输尿管的通畅程度和肾移植的存活情况
肺显像	用于肺栓塞、肺癌、慢性气道阻塞性疾病、肺内感染性疾病的诊断
甲状腺显像	可准确估计甲状腺的大小和重量,了解其形态和位置,对甲状腺结节的性质进行区别
甲状腺吸碘功能测定	可判断甲状腺的功能,吸碘功能增高提示甲状腺功能亢进或单纯甲状腺肿等;吸碘功能降低提示甲状腺功能减退等

3. **放射性核素治疗及科学研究** 放射性核素治疗是利用放射性药物在人体内所发射出来的射线,有选择性地破坏某些细胞及组织,以达到治疗疾病的目的,如用于甲状腺功能亢进、甲状腺癌转移灶、类风湿、恶性肿瘤骨转移等。科学研究是核医学与原子能技术相结合的高新技术,如用于DNA研究和基因研究及治疗等方面具有重要的作用。

二、核医学体内检查前准备及注意事项

1. **常规准备及注意事项** ①向被检查者解释检查目的、意义,以消除其恐惧心理;②必须认真核对受检者姓名,放射性药物名称、化学形式和活性等;③儿童、孕妇应慎作同位素检查或治疗;④在检查或治疗中,病人可能会发生病情变化,检查前应准备好抢救药物及用物。

2. **甲状腺吸碘试验和甲状腺显像** ①检查前需禁食含碘食物2周以上,如海带、紫菜、海鱼、海虾等;②停用含碘药物4周以上,如碘化物、复方碘溶液、含碘片、昆布、海藻等;③甲状腺片、抗甲状腺药物及激素类药物需停服2周以上;④如果需同时做甲状腺^{131}碘扫描,需先做甲状腺摄^{131}碘率检查,然后再做扫描。如果先做了扫描,需等3个月以后才能再做吸^{131}碘率检查。

病例6-4-1查房提问:

1. 该患者作ECT检查术前应做哪些准备?

> 目标检测试题

1. 不稳定性核素能自发性核转化,并释放某种射线,故称为
   A. 核医学诊断　　　　B. 同位素　　　　　　C. 放射性核素
   D. 核医学　　　　　　E. 同种核素
2. 核医学检查体外检查法,下列哪项不是它的优点
   A. 灵敏度高　　　　　B. 准确度高　　　　　C. 特异性强
   D. 应用广泛　　　　　E. 患者接触射线少
3. 核医学检查体内脏器显像多采用释放哪种射线的放射性核素
   A. α射线　　　　　　B. β射线　　　　　　C. γ射线
   D. δ射线　　　　　　E. X射线
4. 下列哪项不属于核医学范畴
   A. 放射免疫分析检测体内生物活性物质　　B. 体内核素器官显像
   C. 核素生物学科研　　D. 放射性核治疗　　　E. 原子核发电

(黄晓燕)

项目五

健康评估

超 声 检 查

学习目标
    1. 能正确指导病人做好超声影像检查的术前准备、术中配合。
    2. 能初步判断超声影像影像检查报告单结果的临床意义。

学习任务
    1. 项目任务　学会超声检查术前准备的能力;初步判断超声检查报告单结果的临床意义。
    2. 工作任务流程图

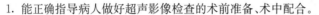
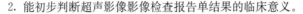

1. 了解超声影像检查基本原理及临床应用 → 2. 指导病人做好超声影像检查的术前准备

学习所需设备、用物

序号	分类	名称	数量
1	耗材	超声影像检查报告单	10份
2	教具	超声影像检查ppt	1份

走进病房（病例6-5-1）
　　女性,45岁,右上腹痛5小时入院。患者5小时前因高脂餐后突发右上腹痛,疼痛呈持续性,阵发加重,呈绞痛样,伴右肩部及背部疼痛,并伴恶心、呕吐。T37.9℃,心肺（一）,腹软平坦,右上腹压痛,Murphy征(＋)。医生嘱行腹部超声波检查。

　　超声波(ultrasonic)是指振动频率在20 000次/秒(Hz)以上,超出人耳听觉阈值上限的声波。超声检查是将超声波发射到人体内,利用超声波的物理特性和人体器官组织声学反射特征上的差异,在超声诊断仪器上以波形、曲线或图像的形式显示和记录,从而对人体组织的物理特征、形态结构、功能状态作出判断的一种非创伤性检查方法。超声检查具有分辨率高、操作简便、无创伤、无痛苦、可多次重复检查,能及时获得结论,无特殊禁忌证和无放射性损伤等优点,是现代医学影像诊断重要方法之一。

任务一　超声检查的基本原理

临床应用的超声波振动频率在百万赫兹（即兆赫，MHz）以上，常用的频率在 3.5～5 MHz，低于 1 MHz 的超声波分辨率差。

一、超声波的物理特性

1. **束射性或指向性**　超声波的频率越高，波长越短，在介质中传播的方向性也越强，当达到兆赫级时，在介质中可沿直线传播，此特性为束射性或指向性，是利用超声波对人体组织器官探测检查的基础。

2. **反射、折射和散射**　声束传播途中如遇到具有不同声阻抗的界面或界面大于波长、声束与界面不垂直而存在一定角度，部分声束会发生反射或折射。

3. **吸收与衰减**　是指超声波在介质中传播时，介质对声波吸收、反射、折射、散射导致的声波衰减，不同密度的组织器官对超声波的吸收衰减程度并不相等。此外，声束的远场扩散也可导致声波衰减。

4. **多普勒效应**　超声波在传播过程中，遇到活动界面时，反射回声的频率会发生变化，此现象称为多普勒效应。此效应可用于探查心脏活动、胎儿活动及血流动力学的变化。

二、超声波的回声性质

超声波可在人体内传播，但人体是由多种组织构成的复合有机体，各种组织具有不同的声学特性，根据各组织和病变的回声强度，可分为以下几种回声类型。

1. **无回声型**　体内液体性物质为最均匀的超声波传播介质，内部不存在声阻抗差别，不形成声学界面，超声波通过时无回声反射，称为无回声型。如血液、胆汁、尿、脑脊液、胸腹水、囊肿液、心包积液、羊水等，在超声检查中显示为无回声区，在 A 型超声图像上表现为液性平段，在 B 型超声图像上表现为液性暗区。

2. **低回声型**　人体中结构较为均匀的实质性脏器或组织，由于内部声阻抗差较小，超声波通过时回声反射较弱，称为低回声型。如肝、脾、胰、肾实质、子宫、卵巢、肌肉、淋巴结、脂肪等，在 A 型超声图像上表现为低而小的回声波形，在 B 型超声图像上表现为均匀细小的弱回声光点。

3. **强回声型**　结构复杂、排列不规则的非均匀性实质脏器或脏器发生病变时，在内部构成许多声阻抗差较大的声学界面，超声波通过时产生强回声反射，称为强回声型。如乳腺、心内膜、心外膜、大血管壁、器官包膜及某些肿瘤等，在 A 型超声图像上表现为高而多的回声波形，在 B 型超声图像上表现为粗大而不均匀的强回声光点或光斑、小光团、光带等。

4. **全反射型**　某些含气软组织或坚实致密结构，所形成的声学界面声阻抗很大，超声波遇到此界面时几乎全部被反射，不能或很少进入下一组织，称为全反射型。如肺、胃肠、骨骼、结石等，在超声图像上表现为明亮的强反射，其后方形成为无回声或很弱的回声区域，以致后方的组织结构不能被显示。

三、超声诊断设备及成像原理

1. **超声诊断设备**　超声诊断仪的基本结构由探头（换能器）、主机、显示器和记录装置组成。探头是具有压电效应的晶体材料制成，具备发射超声和接收超声（回声）的双重功能。在诊断过程中，探头可直接或间接接触被检查脏器或组织，将接收的回声信息输送到主机，经过放大、处理后在显示器上显示声像图。

2. 超声诊断成像的基本原理　超声波的物理特性和人体组织的声学特性是诊断成像的基本原理。如超声波在传播介质分界面上的反射特性为超声诊断的物理基础,入射超声遇到某个脏器或病变组织时,由于其声学特性不同,反应类型也不同,从而显示不同的回声图像;当入射超声遇到活动的界面时,回声的频率则发生改变,依据频移大小与活动速度成正比的多普勒效应原理,可测算出被测界面的活动方向和速度等,根据上述回声信息并结合其他临床资料可对某些疾病作出明确诊断。

任务二　超声诊断的临床应用及检查前准备

一、超声诊断的临床应用

根据超声诊断仪器性能及反射信号显示方式,将超声诊断仪分为A型、B型、M型、D型等,各超声诊断仪器的特点和临床应用有一定区别。

1. A型超声诊断仪

(1) 特点:属幅度调制型,将人体界面的反射回声信号显示为上下垂直变化的波形,以波幅的高低代表界面反射信号的强弱,所形成的图形为回声图。回声强,显示的波幅高;回声弱,波幅低。若声束在未遇到界面的均匀介质内传播,则无回声,显示为无波形的平段。

(2) 临床应用:根据回声图波幅的高低、密度、形态探测界面距离、脏器径线及病变范围,主要用于胸腔积液的穿刺定位,测量器官的大小,鉴别病变组织属于实质性、液体性或气体性。现代超声诊断已很少单独使用A型超声诊断仪,多作为一种功能附加于其他超声诊断仪之中。

2. B型超声诊断仪

(1) 特点:属辉度调制型,又称为超声显像型,是将人体的界面反射回声信号显示强弱不等的光点,反射回声强则光点亮,反射回声弱则光点暗,称为灰阶成像。光点间的距离代表界面深度和相互间的距离。根据B型超声诊断仪的性能和扫描方式不同,可分为静态成像和动态成像。

1) 静态成像:采用多声束连续扫描,每一声束反射回声的光点连续地分布组成一幅切面图像,可显示脏器的二维图像。图像的纵轴表示人体组织深度,即界面至探头的距离;横轴表示超声束在扫描移动方向上的位置,反映切面图像的宽度。

2) 动态成像:当扫描成像次数超过每秒24帧时,则能显示脏器的实际活动状态的实时图像。根据探头及扫描方式不同,可分为线形扫描、扇形扫描、凸弧扫描等。

(2) 临床应用:B型超声诊断具有直观性、实时性、分辨率高的优点,可清晰显示脏器边缘轮廓及毗邻关系,以及软组织内部结构、血管与其他管道分布情况等。目前临床广泛应用于肝、胆、脾、肾、膀胱、子宫、心脏及大血管等脏器疾病的诊断。

3. M型超声诊断仪

(1) 特点:M型属于B型超声的一种特殊显示法,仍为辉度调制型,是利用单声束探测活动界面,同时以慢扫描的方法将回声光点的上下位移展开,从而构成时间—空间曲线。其图像纵轴代表回声界面至探头的距离,即人体组织深度;横轴代表扫描时间。

(2) 临床应用:主要用于探测心脏房室壁、心瓣膜和大血管的运动,称为M型超声心动图。M 型超声诊断常与扇形扫描心脏实时成像相结合使用,更具有直观性与准确性。

4. D 型超声诊断仪

(1) 特点:利用超声波的多普勒效应,根据回声发生的频移,以及频移与相对运动的关系,检测活动脏器或组织的形态和功能状态。目前采用伪彩色编码技术,将彩色多普勒与 B 型超声诊断叠加成像,称之为彩色多普勒超声成像。通常用红色表示面向探头的血流,蓝色表示背离探头的血流,绿色表示涡流,红色或蓝色越亮表示血流速度越快,反之,速度越慢;绿色比例的多少与涡流的多少成正比关系。

(2) 临床应用:常用于检测血流的方向、速度、性质、分布范围、有无反流及异常分流等,目前已成为诊断心脏及大血管疾病和观察胎儿活动的重要手段。

二、超声检查前的准备及注意事项

1. 腹部检查 包括肝脏、胆囊、胆道、脾脏、胰腺、肾脏等,检查前准备及注意事项如下。

(1) 检查前禁食 10 小时以上,要求被检查者在检查的前一天晚餐进清淡饮食,晚餐后即禁食。

(2) 避免肠腔积气,检查前 2 天不食豆制品、牛奶、糖类等易于产气食品,对便秘或肠胀气者,前一天晚服缓泻剂,第二天排便后进行检查。

(3) 检查前 2 天内应避免进行胃肠钡剂造影和胆道造影,因造影剂可干扰超声检查结果。

2. 盆腔检查 包括子宫、卵巢、膀胱、前列腺等检查,在检查前 2 小时需饮水 400~500 ml,以保持膀胱充盈。

> **病例 6-5-1 查房提问:**
> 1. 该患者做超声波检查术前应做哪些准备?

目标检测试题

1. 振动频率大于 20 000 Hz 的机械振动波,称为
   A. 次声波   B. 声波   C. 超声波
   D. 电磁波   E. 磁共振

2. 关于超声波物理特性的叙述,下列哪种是错误的
   A. 频率越高,波长越短   B. 波长越短,方向性越强
   C. 传播较远后声能增加   D. 频率达兆赫级时可向单一方向传播
   E. 方向性是探测预定目标的保证

3. 超声波遇到不同介质形成的界面时,部分声能按原入射途径返回,称为
   A. 反射   B. 透射   C. 绕射   D. 折射   E. 散射

4. 超声波遇到活动界面时,其回声的频率会发生变化的现象,称为
   A. 声能吸收   B. 声能衰减   C. 声能扩散
   D. 多普勒效应   E. 方向性

5. 体内液体性物质在超声波检查时表现为
   A. 无回声型   B. 低回声型   C. 强回声光团
   D. 全反射型   E. 强回声型

6. 以灰阶成像的超声诊断仪为
   A. A型　　　　　　　　B. B型　　　　　　　　C. D型
   D. M型　　　　　　　　E. 幅度调制型

7. 临床应用最为广泛的超声诊断仪是
   A. M型　　　　　　　　B. A型　　　　　　　　C. D型
   D. B型　　　　　　　　E. 叠加成像

8. 盆腔超声波检查前,让被检查者饮水是为了
   A. 使胃充盈作为声窗　　B. 防止受检者口渴　　C. 避免胃肠道胀气
   D. 减少便秘　　　　　　E. 保持膀胱充盈

  拓展与提高

超声检查图像阅读

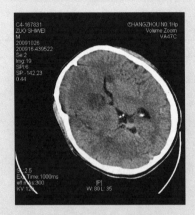

图 5-2-1　脑梗死

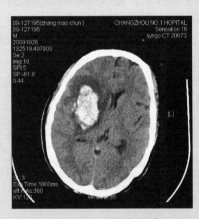

图 5-2-2　脑内血肿

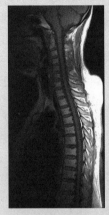

图 5-3-1　颈椎 T1WI

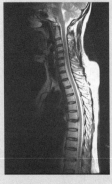

图 5-3-2　颈椎 T2WI

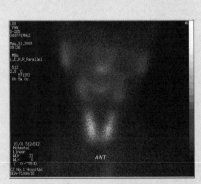

图 5-4-1　正常甲状腺

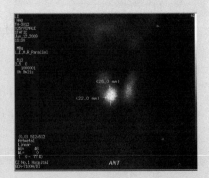

图 5-4-2　右甲状腺下极热结节

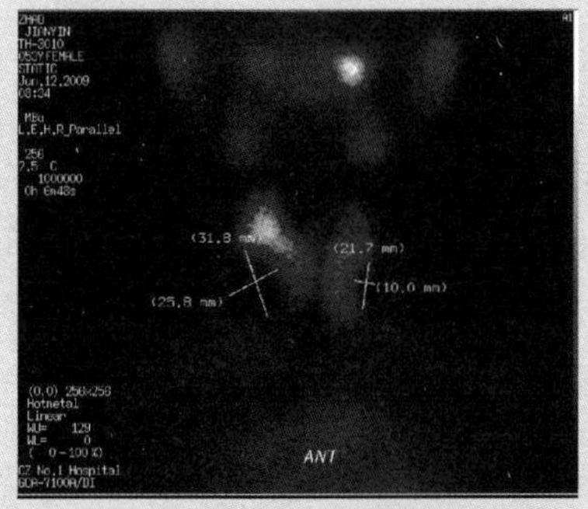

图 5-4-3 双侧甲状腺下极热结节

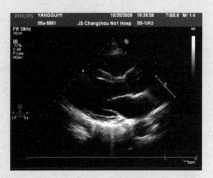

图 5-5-1 正常人胸骨旁左室长轴切面二尖瓣(舒张期)

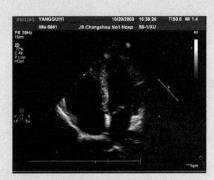

图 5-5-2 心尖四腔心切面(舒张期)

(黄晓燕)

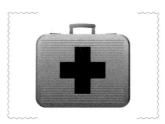

模块七 护理诊断与护理病历

项目一

护 理 诊 断

学习目标
1. 能说出护理诊断的定义。
2. 能叙述护理诊断的类型和陈述方式。
3. 能叙述护理诊断与医疗诊断的区别。
4. 知晓护理诊断的分类方法。

学习任务
1. 项目任务 认识护理诊断的定义、分类方法、类型和陈述方式以及护理诊断与医疗诊断的区别。
2. 工作任务流程图

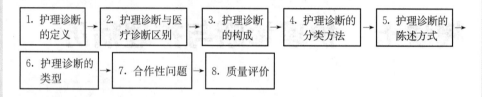

学习所需设备、用物

序号	分类	名称	数量
1	实训室	病房	1 间
2	实训室	诊断床	10 张
3	器材	听诊器	10 副
4	器材	体温计	10 支
5	耗材	压舌板	50 支

走进病房（病例7-1-1）

男性患者,20岁,工人。平时身体健康。3天前日夜加班劳累后突发寒战、高热,伴咳嗽、咳痰。3天来发热持续不退,最高体温39.8℃。初为少量黄色黏痰,咳嗽、咳痰加重1天,痰液不易咳出。今晨咳少量铁锈色痰。体格检查:T39.5℃,P100次/分,R30次/分,BP15/9 kPa。神清,急性面容,右下肺叩诊浊音,闻及少量小水泡音。腹部及四肢脊柱检查无异常。考虑:肺炎球菌肺炎(右下肺)。

护理诊断于20世纪50年代提出,1973年美国护士协会(ANA)才正式将护理诊断纳入护理程序,1982年由北美护理诊断协会(North American Nursing Diagnosis Association,NANDA)着手为护理诊断的确定并进行分类,发展至今已确定的护理诊断有148个。国内护理工作者逐步引进NANDA的148个护理诊断。在此基础上不断探索、完善、发展,并与我国的临床护理具体情况相结合。

任务一 护理诊断的定义

护理诊断(nursing diagnosis)是指关于个人、家庭或社区对现存的或潜在的健康问题以及生命过程反应的一种临床判断,这些问题通常可以用护理的方法来解决,属于护理职责范畴。

现有的,是指护理对象此时此刻正在经历的健康问题的反应;潜在的,是指危险因素存在,如不加以处理就一定会发生的健康问题的反应;可能的,是指可疑因素存在,但线索不足,需进一步收集整理资料以便排除或确认的暂定的护理诊断;健康的,是指个人、家庭和社区从特定的健康水平向更高的健康水平发展的护理诊断;综合征,是指由特定的情景或事件而引起的一组现有的或有危险的护理诊断。

任务二 护理诊断与医疗诊断的区别

护理诊断是护理工作的范畴,是针对人类疾病的病理变化和健康变化所引起已存在的或潜在的行为反应,包括生理、心理、社会、文化和精神方面的反应问题,是可以通过护理手段来解决的问题。护理工作可分为3个范畴:①依赖性工作范畴,指护士必须按医嘱进行的护理活动。在这一范畴的工作中,护士的职责是准确无误地执行医生指定的治疗方案,所以处理的问题一般不属于护理诊断的内容。②相互依赖的工作范畴。主要是监测病情变化、治疗反应、预防并发症、与其他科室部门共同解决问题。这类工作往往有护士、医生、实验室等人员共同合作完成。护士对病人健康状况变化做出预测、参与监测,有部分是主动活动,属护理诊断内容。③独立的工作范畴,在这一领域内,护士可以自己做出决定,选择护理措施。目的在于预防、缓解、改变病人的健康问题。护士对这一范畴的护理工作必须运用护理程序的步骤去收集资料,确定护理诊断,并决定和实施护理措施,以缓解、限制或预防那些不利于健康的因素,促进病人恢复健康。

医疗诊断是属于医疗工作的范畴,针对疾病或疾病潜在的病理过程,是对一种疾病,一组症状体征的叙述,是用一个名称说明一个疾病,是用医疗的手段对疾病的生理和病理变化进行治疗(表7-1-1)。

表7-1-1 护理诊断与医疗诊断的区别

内 容	护理诊断	医疗诊断
临床判断的对象	对个人、家庭、社区现存的或潜在的健康问题的一种临床判断	对个体病理生理变化的一种临床判断
描述内容	对个体健康问题的反应	一种疾病

续 表

内　容	护理诊断	医疗诊断
决策者	护理人员	医疗人员
职责范围	护理职责范围	医疗职责范围
适用范围	个人、家庭、社区的健康问题	个体的疾病
个数及可变性	多个，经常变化，一个问题解决了又出现新的问题	一般只有一个，只要诊断正确就不会变化

病例7-1-1查房提问：

1. 该病人目前存在的护理诊断有哪些？试述该病人护理诊断与医疗诊断相比较有哪些区别？

任务三　护理诊断的构成

一、诊断名称

诊断名称是对护理对象的健康问题或疾病反应的概括性描述。按护理诊断的名称将护理诊断分为以下4种。

1. **现存的护理诊断**　是对护理对象的健康状况或生命过程反应的描述。作出现存的护理诊断需要找到相关的症状和体征。如便秘、气体交换受损、焦虑等。

2. **有……的危险护理诊断**　是指某些危险因素存在，若不加以预防处理，一些易感受的护理对象可能或必然出现某些健康问题。有……的危险的护理诊断就是对这一类问题的描述。如肾脏疾病患者全身水肿，存在"有皮肤完整性受损的危险"；急性再生障碍性贫血患者白细胞很低，存在"有感染的危险"。

3. **健康的护理诊断**　是对护理对象向更高的健康水平发展的潜能的描述。协助健康人增进健康是护理工作的任务之一，健康的护理诊断用于为健康人提供护理。如"潜在的精神健康增强"，"执行治疗方案无效（社区）"，"潜在的婴儿行为调节增强"等。

4. **综合征**　是指特定的情境或事件而引起的一组现存的或高危的护理诊断，如迁居应激综合征。

二、定义

定义是对名称的一种清晰地、正确的表达。为简单扼要地表达诊断的特征、意义及与其他诊断的不同处。

病例7-1-1查房提问：

2. 试分析该病人现有的护理诊断"清理呼吸道无效"的诊断依据？

三、诊断依据

诊断依据是指作出该诊断的临床判断标准。可以是一组症状、体征或相关病史，也可以是高危因素。诊断依据分为以下2种。

1. **主要依据** 作出某一诊断时通常需要症状或体征,诊断时必须具备其中一项以上的症状和体征。如体温过高,其主要依据是体温高于正常。结肠性便秘,其主要依据是排便频率减少、大便干、硬、排便费力、排便疼痛、腹胀满、可触及包块等。

2. **次要依据** 是指作诊断时可能出现的症状或体征,并非每个人都必须发生,但对作出诊断起一定的支持、辅助作用。如体温过高,其次要依据是皮肤发红、触之有热感、呼吸加快、心动过速、痉挛或惊厥等。结肠性便秘,其次要依据是直肠区受压感、头痛、食欲减退、腹痛等。

四、相关因素

相关因素是指促成护理诊断成立的原因。因个体间存在的差异性、独特性,相关因素因个体、因病情不同而存在差异。护理诊断的相关因素可以是病理性的、心理性的、与治疗有关的、情境上的等多方面的原因。

同一个护理诊断可有不同的原因,如"结肠性便秘",其相关因素可能是:液体量摄入不足、纤维素摄入量不足、食物摄入量不足、体力活动量不够、情感紊乱、生活规律变化等。在某个具体的病人身上可能存在一项或多项相关因素。

相关因素常以"与……有关"的方式陈述,护理诊断应列出最直接的相关因素。如护理诊断"清理呼吸道无效:与衰弱、无力咳嗽有关"与"清理呼吸道无效:与肺气肿有关"相比较,其相关因素更明确、更直接。明确的相关因素有助于护理计划的制订和护理措施的实施。类似的如"清理呼吸道无效:与胸部术后伤口疼痛有关"和"清理呼吸道无效:与痰液黏稠有关",同样的护理诊断,但其相关因素不同,所采取的护理措施有很大的差异。

任务四 护理诊断的分类方法

一、人类反应型态分类法

NANDA 将 148 个护理诊断分为以下 9 个反应型态。
1. 交换 包括物质的交换、机体的代谢、正常的生理功能和结构功能的维持。
2. 沟通 思想、信息和情感的传递。
3. 关系 人际关系、家庭关系。
4. 赋予价值 与价值观有关。
5. 选择 面对应激原或多个方案做出决定。
6. 移动 躯体活动、自理情况等。
7. 感知 个人的感觉、对自我的看法。
8. 认知 对信息的理解。
9. 感觉/情感 受某事件影响后的意识、知觉、理解力、感觉。

二、Marjory Gordon 功能性健康型态分类法

(1) 健康感知与健康管理型态　　　(2) 营养与代谢型态
(3) 排泄型态　　　　　　　　　　(4) 活动与运动型态
(5) 睡眠与休息型态　　　　　　　(6) 认知与感知型态
(7) 自我认识与自我概念型态　　　(8) 角色与关系型态

(9) 性与生殖型态　　　　　　　　(10) 应对与应激耐受型态
(11) 价值与信念型态

任务五　护理诊断的3种陈述方式

一、三部分陈述

三部分陈述即 PES 公式：P(problem)问题即护理诊断的名称，E(etiology)病因即相关因素，S(symptoms or signs)症状和体征(包括实验室检查结果)。

二、二部分陈述

二部分陈述即 PE 公式。如皮肤完整性受损，与长期卧床有关。PS 用于现存和高危的护理诊断。

三、一部分陈述

只有 P，用于健康的护理诊断。

任务六　护理诊断的类型

1. 现存的　健康资料显示目前存在的健康问题。
2. 潜在的　健康资料显示有危害护理对象的因素存在，不采取护理措施将会发生的问题。陈述形式为："有……危险"。
3. 可能的　有可疑的因素存在，但缺乏有力的资料支持，或有关原因不明。陈述形式为："有……可能"。
4. 健康的　是对个体、家庭或社区具有向更高健康水平发展潜能的描述。陈述方式为："潜在的……增强"，"执行……有效"。

任务七　合作性问题

一、定义

在临床实际工作中，常常会遇到护理诊断尚未涵盖的但确实需要护理干预的问题，1983年 Lynda Juall Carpenito 提出了合作性问题的概念。这些护理问题是要与其他医务工作人员特别是医生共同合作解决的，合作性问题是需要护士进行监测，及时发现其发生和发展的并发症。如"潜在并发症：心律不齐"，"潜在并发症：出血"。

二、合作性问题与护理诊断的区别

对于护理诊断，护士可以独立制定和执行护理措施，以达预期目标。而对合作性问题，则需要与医生相互配合才可能解决。

目标检测试题

1. 在护理诊断陈述时，字母 P 代表

A. 诊断名称　　　　　B. 症状　　　　　　C. 相关因素
D. 临床表现　　　　　E. 实验室检查

2. 在护理诊断陈述时,字母 E 代表
A. 诊断名称　　　　　B. 症状　　　　　　C. 相关因素
D. 临床表现　　　　　E. 实验室检查

3. 下列护理诊断的类型中,哪项是**错误**的
A. 现存的　　　　　　B. 潜在的　　　　　C. 可能的
D. 不可能发生的　　　E. 健康的

4. "有……危险"的护理诊断常用于下列哪种方式陈述
A. PES 公式　　　　　B. PE 公式　　　　　C. ES 公式
D. PS 公式　　　　　 E. P 公式

5. 护理诊断与医疗诊断的区别,以下哪项是正确的
A. 决策者不同　　　　B. 适用范围不同　　　C. 职责范围不同
D. 描述内容不同　　　E. 以上都对

(陈　梅)

项目二

健康评估

护理诊断思维方法

学习目标
1. 叙述护理诊断过程的 4 个步骤。
2. 学会护理诊断的排列顺序。
3. 知晓护理诊断的书写注意事项。

学习任务
1. 项目任务　学会对典型病例作出正确护理诊断的能力。
2. 工作任务流程图

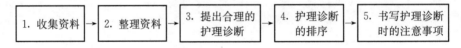
1. 收集资料 → 2. 整理资料 → 3. 提出合理的护理诊断 → 4. 护理诊断的排序 → 5. 书写护理诊断时的注意事项

学习所需设备、用物

序号	分类	名称	数量
1	耗材	临床病例	10 份
2	耗材	入院评估表	10 份
3	耗材	护理计划单	10 份

护理诊断的过程需要收集资料、整理资料、分析资料和选择适宜的护理诊断 4 个步骤。

任务一　收集资料

通过问诊、体格检查及相关辅助检查，获得护理对象健康状况的过程，是做出护理诊断的基础。收集的资料全面、正确是保证护理诊断和护理计划准确性的前提条件。健康资料可分为主观资料、客观资料。主观资料通常由患者、监护人或知情者陈述，客观资料通常由体格检查及相关辅助检查获得。

任务二　整理资料

将通过问诊、体格检查及相关辅助检查所获得健康资料进行综合归纳的基础上,对资料进行分类,常用以下几类。

1. **按马斯洛(Maslow)的需要层次理论分类**　把人的需要划分为5个层次:生理的需要、安全的需要、社会上的需要(友爱和归属的需要)、尊重的需要、自我实现的需要。

2. **按人类反应型态分类法**　可分为9个反应型态,即交换、沟通、关系、赋予价值、选择、移动、感知、认知、感觉/情感。

3. **按功能性健康型态**　Marjory Gordon 功能性健康型态分类法可有11种:健康感知—健康管理型态、营养—代谢型态、排泄型态、活动—运动型态、睡眠—休息型态、认知—感知型态、自我认识—自我概念型态、角色—关系型态、性—生殖型态、应对—应激耐受型态、价值—信念型态。

任务三　分析资料,提出合理的护理诊断

健康资料的分析过程也即对资料的推理判断过程,从资料中发现异常的症状、体征及异常的辅助检查指标,根据所发现的异常资料及相互关系,做出合理的假设与推断,从而形成正确的护理诊断。

任务四　护理诊断的排序

排列顺序就是将列出的护理诊断按其重要性和紧迫性排出主次,一般将威胁最大的问题放在首位,其他依次排列。护士可根据轻重缓急采取行动,做到有条不紊。一般可按下列顺序排列。

1. **首优问题**　是指会威胁生命,需要立即解决的问题。如清理呼吸道异物、有暴力行为的危险、体液严重不足等。在紧急情况下,可以同时存在几个首优问题。

2. **中优问题**　是指虽不直接威胁病人生命,但也能够导致身体不健康或情绪变化的问题。如活动无耐力、身体移动障碍、皮肤完整性受损、有感染的危险等。

3. **次优问题**　是指人们在应对发展和生活中的变化时产生的问题。这些问题并非不重要,而是指在护理安排中可以放在后面考虑。与上述问题的不同之处,还在于病人只需较少的帮助就能解决这些问题。如营养失调:高于机体需要量、缺乏娱乐活动等。

值得注意的是,有危险但尚未出现的问题不一定都是不应首先考虑的问题。如白血病病人化疗期间应首先考虑到病人有"感染的危险"。还应该注意的是主次顺序在疾病的全过程中随着病情的发展而变化。

> **病例7-1-1 查房提问**
> 3. 该病人目前有哪些护理诊断? 首要处理的是什么? 如何排序?

任务五　书写护理诊断时的注意事项

（1）所列诊断名称应明确，且简单易懂。应尽量使用NANDA认可的护理诊断名称，不要随意创造，以免混乱。一个诊断针对一个问题。

（2）护理诊断应有充分的主观资料、客观资料作为诊断依据，而且都应反映在护理病历中。如营养失调：低于机体需要量。应有体重、身高、摄入量及其他生理、心理情况的记录。

（3）书写护理诊断时要避免使用易引起法律纠纷的语句。如皮肤完整性受损：与长期卧床有关（对）。皮肤完整性受损：与护士未定时为病人翻身有关（错）。

（4）护理诊断要避免价值判断。如社交障碍：与退休和丧偶有关（对）。社交障碍：与道德欠佳和人缘不好有关（错）。

（5）问题和相关因素应尽量使用护理术语，而不用医疗术语。如有清理呼吸道无效的危险（护理术语）：与呼吸道内分泌物积聚有关（护理术语）（对）。有清理呼吸道无效的危险：与肺气肿有关（医疗术语）（错），有肺炎的危险（错）。

（6）相关因素需具体、明确，为制定合理的护理措施提供方向。

（7）列护理诊断应贯彻整体观、系统论，作出全面的诊断，并应随病情变化而随时变化。

目标检测试题

1. 按患者健康问题的轻重缓急，将护理诊断按紧迫性的秩序进行排序，可依据
  A. 系统论　　　　　　B. 基本需要层次论　　　　C. 沟通理论
  D. 应急与适应理论　　E. 自我管理模式

2. 关于收集资料，下列哪项是错误的
  A. 健康资料可分主观资料及客观资料　　B. 客观资料是通过观察、体检获得
  C. 客观资料是通过医疗仪器检查等获得　　D. 主观资料一般由病人提供
  E. 通过观察可获取主客观资料

3. 在对护理诊断进行排序时，下列哪项不正确
  A. 护理诊断的先后次序常常是固定不变的
  B. 现存的护理诊断应排在"有……危险"的护理诊断之前
  C. 护士可参照马斯洛的需要层次论进行排序
  D. 一个病人首优的护理诊断只能有一个
  E. 首优的护理诊断解决之后再解决中优问题

（陈　梅）

项目三

护理病历书写

学习目标
1. 学会护理病历书写的基本要求。
2. 能叙述护理病历的内容及格式要求。

学习任务
1. 项目任务　具备正确书写护理病历的能力。
2. 工作任务流程图

1. 护理病历书写基本要求 → 2. 护理病历的格式与内容 → 3. 质量评价

学习所需设备、用物

序号	分类	名称	数量
1	耗材	临床病例	10 份
2	耗材	入院评估表	10 份
3	耗材	护理计划单	10 份

走进病房（病例 7-3-1）
男性，16 岁，转移性右下腹痛 6 小时，伴恶心、呕吐 2 次，门诊测体温 38.1℃。

护理病历是护理人员在医疗、护理活动过程中形成的文字、符号、图标等资料的总称，是护士记录病人的病情变化、治疗情况和所采取的护理措施，是护士运用护理程序为病人解决实际问题与其过程的具体体现及凭证。护理病历还为护理教学和护理科研提供了基本的资料，促进了护理学科的发展，同时在医疗纠纷及诉讼中也是重要的法律依据之一。护理病历主要包括体温单、医嘱单、入院护理评估单、一般护理记录单、手术护理记录单、手术病人核查表等，是病历的重要组成部分。

任务一　护理病历书写基本要求

一份完整的护理病历必须能真实地反映护理对象病情的变化过程和护士的护理活动的全

过程,故书写护理病历应符合以下基本要求。

1. **内容要真实全面** 护理病历必须客观、真实地反映护理对象的健康状况、病情变化以及采取的护理措施等。要求护士要认真仔细、全面系统地收集护理对象的有关资料,决不能以主观臆断代替真实的客观检查。

2. **描述要规范准确** 护理病历书写应按规范的医学术语、词汇、规范的外文缩写,力求内容准确、精练,条理清楚,重点突出。

3. **按规定格式并及时书写** 护理病历书写格式应按当地行政部门的统一要求格式书写,以便分析比较。危重病人抢救时未能及时书写护理记录时,应在抢救结束 6 小时内据实补记,并注明。

4. **书写字迹要清晰工整** 护理病历书写字迹要清晰工整,不允许用刀刮、胶粘、涂黑、漂白等方法掩盖或去除原有的字迹,如确实需要改错,应当用双横线划在原错字上,在其上方写上正确的内容,并签全名和注明时间,保持原始记录清晰可辨。

任务二　护理病历的格式与内容

目前,护理病历书写主要用于临床住院患者。内容包括:入院评估表、护理计划单、护理记录和健康教育计划。

一、护理病历入院评估表(表 7-3-1,2)

表 7-3-1　入院病人护理评估表

第一部分:基本资料评估(病人入院后 1 小时内完成,请在合适的项目上打"√")

××医院 入院病人护理评估表		姓名	科室	床号	住院号

姓名:	性别:	年龄:	民族:	职业:	文化程度:

1. 入院诊断　　　　　入院日期:
　　　　　　　　　　入院时间:

2. 入院方式　□步行　□扶行　□轮椅　□平车　□担架　□其他

3. 入院状态　□清醒　□昏迷　□其他

4. 病人来自　□门诊　□急诊　□他科转入　□其他

5. 陪同者　□家人　□朋友　□亲友　□其他

6. 紧急联络人　姓名:　　　关系:　　　电话(H):　　　电话(O):
　　　　　　　地址:　　　　　　　　　　　　　　　　邮编:

7. 语种　□汉语　□英语　□其他

8. 辅助用具　□无　□有　□眼镜　□隐形眼镜　□助听器　□右　□左
　　　　　　假牙　□上　□下　□其他

9. 既往住院史　□无　□有

续　表

10. 过敏　□无　□有		
	过敏原	过敏反应
□药物		
□食物		
□其他		

11. 过去输血史　□无　□有　□血型　Rh 因子　□阳性　□阴性

12. 目前用药　□无　□有
自带药　　□无　□有（处理）

13. 入院介绍	□未作　□不用作　□已作　□主管护士　□主管医生　□护士长
	□同室病友　□庆单位　□床升降　□信号灯　□饮食　□探视
	□厕所　□盥洗间　□禁止吸烟　□贵重物品保管

护士签名：　　　　　　　　　　　日期/时间：

表 7-3-2　入院病人护理评估表

第二部分：病人需要全评估（病人入院后 24 小时内完成，请在合适的项目上打"√"）

××医院 入院病人护理评估表	姓名	科室	床号	住院号

需要	护理诊断
1. 呼吸 频率：_____次/分　□规则　□不规则 存在：□咳嗽　□喘息　□呼吸困难　□胸痛　□发绀 痰：□无　□有 吸烟：□无　□有 适应性帮助：□无　□有	□低效型呼吸型态 □气体交换受损 □清理呼吸道无效 □其他
2. 循环 脉搏：_____次/分　□规则　□不规则，血压：_____kPa 存在：□心悸　□胸闷　□胸痛　□水肿　□眩晕　□晕厥 末梢的循环：□温暖　□湿冷　□苍白　□发绀　□肢端脉搏减弱或 　　　　　　　消失 适应性帮助：□无　□有	□心输出量下降 □组织灌注量改变 □体液过多 □其他
3. 饮食 身高：_____cm　体重_____kg　□体重增加　□体重降低 营养状况：□过剩　□良好　□中等　□差 饮食习惯：□无　□有 食欲：□佳　□一般　□差 存在：□咀嚼困难　□吞咽困难　□恶心　□呕吐　□胃部烧灼感 牙齿： 舌：□湿润　□干燥　□其他 口腔黏膜：□湿润　□干燥　□溃疡　□其他 适应性帮助：□无　□有	□营养失调：高于机体需要量 □营养失调：低于机体需要量 □口腔黏膜改变 □吞咽困难 □其他

续 表

4. 排泄 4a. 排尿 排尿习惯： 存在：□尿频　□尿急　□尿痛　□血尿　□夜尿增多　□尿不尽 　　　□尿潴留　□尿失禁　□膀胱造瘘 适应性帮助：□无　□有	□排尿模式改变 □其他
4b. 排便 排便习惯： 最后一次排便时间： 存在：□血便　□便秘　□便失禁　□腹泻　□假肛 适应性帮助：□无　□有	□排便模式改变；缺乏自理假肛知识和技术 □其他
5. 认知/沟通 意识：□清晰　□嗜睡　□模糊　□昏睡　□谵妄　□昏迷 瞳孔：□等大　□光反射灵敏　□其他 语言：□正常　□失语　□含糊不清　□手势语　□不能表达所需 眼神交流：□有　□无 适应性帮助：□无　□有	□认知改变 □语言沟通障碍 □其他
6. 活动/安全 6a. 感知/协调 视力：□正常　□模糊　□复视　□色盲　□失明(左、右) 适应性帮助：□无　□有 听力：□正常　□耳鸣　□听力下降(左、右)　□耳聋(左、右) 适应性帮助：□无　□有 味觉：□正常　□减弱　□缺失　□味觉改变 嗅觉：□正常　□减弱　□缺失　□幻嗅 感觉：□正常　□减弱　□麻木　□感觉改变	□外伤的危险 □其他
6b. 活动 日常活动/锻炼： 存在：□疲乏　□步行困难　□共济失调　□肌无力 适应性帮助：□无　□有 自理：□能　□不能 适应性帮助：□无　□有	□跌伤的危险 □活动无耐力 □活动障碍 □自理缺陷 全部/进食/如厕/穿着/洗漱 □其他
7. 卫生/皮肤 外表：□整洁　□其他 头发：□清洁　□肮脏　□其他 指甲：□清洁　□肮脏　□长　□其他 皮肤颜色：□正常　□苍白　□潮红　□黄疸　□其他 温度：T_____℃　□正常　□热　□冷　□湿冷 完整性：□完整　□干燥　□皮疹　□瘙痒　□破损 适应性帮助：□无　□有	□皮肤完整性受损 □体温过高/过低 □其他
8. 舒适不适： □无　□有；　疼痛：□无　□有 适应性帮助：□无　□有	□舒适的改变：疼痛 □其他

续　表

9. 休息/睡眠 睡眠习惯： 存在：□入睡困难　□易醒　□早醒　□多梦　□失眠 适应性帮助：□无　□有	□睡眠型态紊乱 □其他
10. 社会/经济/心理 居住：□独居　□与配偶同住　□与儿女同住　□与亲友同住　□福利院　□其他 经济：□公费　□自费　□大病统筹　□其他 住院顾虑： 家庭：□无　□有　　工作：□无　□有 经济：□无　□有　　其他：□无　□有 疾病认识(描述)： 对本次住院治疗的期望(描述)：	□焦虑 □恐惧 □知识缺乏 □其他
11. 精神 宗教信仰：□佛教　□基督教　□伊斯兰教　□其他 病人的宗教信仰对其住院的影响(描述)： □饮食： □治疗： □其他	□精神困扰 □其他

主诉：

现病史：

体格检查

1. 淋巴结：□正常　□肿大
2. 颈部：颈静脉：□正常　□充盈　□怒张　气管：□居中　□偏移
   　　　颈动脉：□正常　□异常　　　　　甲状腺：□正常　□异常
3. 胸部：呼吸方式：□自主呼吸　□机械呼吸
   　　　呼吸节律：□规则　□不规则，类型_____
   　　　呼吸音：□正常　□异常；啰音：□无　□有
   　　　心率：_____　心律：□规则　□不规则　杂音：□无　□有
4. 腹部：外形：□正常　□异常，类型_____；
   　　　压痛：□无　□有，部位_____；
   　　　反跳痛：□无　□有　肌紧张：□无　□有
   　　　肝大：□无　□有　移动性浊音：□无　□有
   　　　肠鸣音：□正常　□亢进　□减弱　□消失
5. 肛门直肠：□未查　□正常　□异常　外生殖器：□未查　□正常　□异常
6. 脊柱四肢：脊柱：□正常　□畸形　活动：□正常　□受限
   　　　　　四肢：□正常　□畸形　活动：□正常　□受限
7. 神经系统：肌张力：□正常　□增强　□减弱　瘫痪：□无　□有
   　　　　　巴宾斯基征：□阴性　□阳性　　颈强直：□无　□有

续　表

辅助检查
　　1. 心电图检查报告单
　　2. 实验室检查报告单
　　3. 其他辅助检查报告单

主要护理诊断：

护士签名：　　　　　　　　　　　　日期/时间：

> **病例 7-3-1 查房提问：**
> 1. 完成该病人的入院护理评估表。
> 2. 以病床为单位分组讨论书写护理病历时的注意事项。

二、护理计划单

临床护理计划是护士为护理对象在住院期间所制定的个体化护理计划及效果评价的全面、系统的记录。

　　1. **护理计划单内容**　包括护理诊断确立的时间、名称、预期目标、护理措施、停止时间、效果评价和护士签名。

　　2. **护理计划的作用**　通过护理计划单可以了解患者在整个住院期间存在的所有护理诊断、护理问题，实施的护理措施及效果，提示已解决的护理问题、出院时仍存在的护理问题，以及出院后应进一步采取的护理措施。

　　3. **护理计划单的使用**　护理计划单可根据患者病情随时修订，临床常用表格式护理计划单，见表 7-3-3。

表 7-3-3　护理计划

开始日期	护理诊断	护理目标	护理措施	效果评价	日期	签名
2011年 9月9日	清理呼吸道无效：与痰液黏稠、气道狭窄、咳嗽无力有关	1. 3天内痰易咳出，咳嗽减少 2. 1周内咳嗽消失	1. 观察痰液量、性状、黏稠度 2. 观察 T、P、R、神志 3. 每天饮水 3 000 ml 左右 4. 保持室内空气新鲜，正常温、湿度 5. 指导患者深呼吸，有效咳嗽 q2 h 6. 雾化吸入每日 2 次 7. 翻身、叩背 q2 h 8. 遵医嘱给抗生素、祛痰药、支气管解痉剂	白色痰，易咳出，咳嗽已减少。肺部听诊少许湿啰音	9月12日	李岚
				基本无咳嗽，肺部听诊呼吸音正常	9月16日	李岚

三、护理记录

护理记录是指护理对象在整个住院期间的健康状况及护理过程的全面记录。内容包括患者的主观感受、身体评估及相关辅助检查的结果、主要护理诊断、实施的治疗和护理措施及其效果等。记录内容要真实、全面、重点突出,对患者的病情变化及护理过程前后记录要连贯。记录前应注明日期和时间,记录后应签名(表7-3-4)。

表7-3-4 一般患者护理记录单

科别<u>内科</u>床号<u>11</u> 姓名<u>王晓云</u> 性别<u>女</u> 年龄<u>63</u>岁 住院号<u>213843</u>

日期时间	护理记录	签名
2011.9.24.3pm	患者因心前区疼痛3个月,加重12小时,诊断为急性下壁心肌梗死收入院,于当日3pm入监护室。护理检查:体温36.7℃,脉搏90次/分,呼吸20次/分,血压120/80 mmHg,患者神志清,表情惊恐。述胸部疼痛。入院即给予Ⅰ级护理,持续心电监护,并给予吸氧、极化液、激素、扩血管药等治疗,完善各项化验检查。已向患者及家属介绍环境及相关制度,并制定了护理计划。护理特别强调生命体征的观察、头3天的制动及输液速度的控制。	孙春霞
2011.9.25.4pm	患者仍述胸部胀痛感。按医嘱肌内注射哌替啶50 mg,15分钟后病人安静,给予平卧位,头稍抬高,膝下垫枕。心电监护未发现心律失常。3pm做心电图,示窦性心律,Ⅱ、Ⅲ、aVF导联的ST抬高,与昨日无明显变化,说明病情较稳定。	孙春霞

目标检测试题

1. 主观资料是指
   A. 患者的主诉　　　　　B. 医生的判断　　　　　C. 护士的主观判断
   D. 陪客的诉说　　　　　E. 家人的诉说
2. 护理对象最重要的主观资料应是
   A. 症状　　　　　　　　B. 实验室检查　　　　　C. 超声检查
   D. 身体评估　　　　　　E. 护理病历
3. 下列哪项不是护理诊断的类型
   A. 现存的护理诊断　　　　　　　　B. 有危险的护理诊断
   C. 健康的护理诊断　　　　　　　　D. 潜在并发症:心输出量减少
   E. 有皮肤完整性受损的危险
4. 因抢救急危重症患者,未能书写护理记录时应在抢救结束
   A. 5小时内如实补记　　　　　　　B. 4小时内如实补记
   C. 6小时内如实补记　　　　　　　D. 6小时后如实补记
   E. 3小时内如实补记
5. 护理病历完成的时间一般要求患者入院后
   A. 24小时内　　　　　　B. 24小时后　　　　　　C. 12小时内
   D. 6小时内　　　　　　　E. 4小时内

6. 护理病历如确实需要改错时
   A. 可以刀刮
   B. 可以胶贴
   C. 可以涂黑
   D. 可以漂白
   E. 应当用双横线划在原错字上，并签名注明时间

（陈　梅）

参 考 文 献

1. 陈文彬,潘祥林. 诊断学. 第7版. 北京:人民卫生出版社,2008
2. 吕探云. 健康评估. 第2版. 北京:人民卫生出版社,2006
3. 刘成玉. 健康评估. 第2版. 北京:人民卫生出版社,2006
4. 蔡小红. 健康评估. 第1版. 南京:江苏科技出版社,2008
5. 蔡小红,闻彩芬. 健康评估. 南京:江苏教育出版社,2011
6. 王绍锋,陆一春. 健康评估. 北京:科学出版社,2010
7. 张淑爱. 健康评估. 北京:人民卫生出版社,2008
8. 徐新娥,董红艳. 健康评估. 武汉:华中科技大学出版社,2011
9. 朱建宏. 健康评估. 北京:高等教育出版社,2005
10. 张娟赢. 心电图教学图谱. 上海:上海科学技术出版社,2007
11. 刘晓华,汪康平,李寿桢. 诊断学. 南京:东南大学出版社,2000
12. 白继荣,五治国. 护理学基础. 北京:中国协和医科大学出版社,2003

附录一 健康评估实训指导

实训一 问诊、病史采集

【实训要求】
1. 知晓问诊注意事项及重要性。
2. 学会运用问诊方法与技巧开展病史采集。
3. 关心体贴病人,体现以人为本,人文关怀。
4. 按护理病历要求记录所采集的病史。

【物品准备】 护理病历。

【实训方法】
1. 学生分组 4~5 人 1 组,由教师带教。
2. 在实训室(模拟病房)针对标准化病人开展问诊。
3. 按护理病历要求格式整理问诊内容。

【实训内容】
1. 问诊方法与技巧。
2. 一般资料、主诉、现病史、过去健康史、个人史、婚姻史、月经史、生育史、家族健康史、心理社会资料和功能性健康型态回顾。

【实训报告】 将问诊内容以护理病历的格式加以填写。

实训二 一般状态检查

【实训要求】
1. 学会一般状态检查方法,能独立开展全身一般状态检查并判断其临床意义。
2. 学会皮肤检查的方法和内容及临床意义判断。
3. 学会淋巴结检查的方法和内容及临床意义判断。
4. 关心体贴病人,体现以人为本,人文关怀。
5. 检查结束后按要求填写实训报告。

【物品准备】 体温计、血压表、听诊器、手电筒、棉签、软尺、笔、记录纸。

【实训方法】
1. 观看一般状态、皮肤、浅表淋巴结检查的教学片课件,或由教师做示范性检查,指出检查要点和操作技巧。
2. 学生分组,每组 4~5 人,由教师带教。
3. 学生分组练习,每 4~5 名学生为一小组,按要求进行相互检查,教师巡回查看,随时纠正互相检查过程中出现的各种错误。
4. 教师抽查 1 组学生进行一般状态、皮肤、淋巴结检查,边检查边报告结果,其他学生对照书本评议其检查顺序及方法是否正确、内容有无遗漏。

【实训内容】

1. 一般状态

(1) 测量体温、脉搏、血压、呼吸、身高、体重,检查体型、发育、意识状态、面部表情、体位、步态等。

(2) 营养状态的检查方法:观察颜面、口唇色泽,检查皮下脂肪厚度,观察头发光泽及有无松脆脱发,观察指甲色泽、表面光滑或粗糙,观察锁骨上窝和肋间隙的深度,触诊四肢肌肉是否结实有力。

2. 皮肤 观察皮肤颜色、有无皮疹、皮下出血,检查皮肤温度、湿度、水肿、弹性、脱屑和皮下结节等。

3. 淋巴结 练习浅表淋巴结触诊方法,按序触诊浅表淋巴结,注意触及肿大淋巴结应描述其部位、大小、数目、质地、压痛及活动度等,同时还应寻找引起淋巴结肿大的原发病灶。

实训三 头部、面部、颈部检查

【实训要求】

1. 学会头、面部检查的顺序、内容及检查方法。
2. 学会颈部检查的顺序、内容及检查方法。
3. 学会检查结果的判断及临床意义。
4. 关心体贴病人,体现以人为本,人文关怀。
5. 检查结束后按要求填写实训报告。

【物品准备】 软尺、视力表、音叉、酒精、醋、压舌板、棉签、手电筒、笔、记录纸等。

【实训方法】

1. 观看头、面、颈部检查的教学片课件,或由教师做示范性检查,指出检查要点和操作技巧。
2. 学生分组,每组4～5人,每组由1名教师带教。
3. 检查于观看教学片课件或教师示范性检查后在正常人之间进行,每4名学生为一小组,按要求进行相互检查,教师巡回查看,随时纠正互相检查过程中出现的各种错误。
4. 教师抽查1组学生进行头、面、颈部检查,边检查边报告结果,其他学生对照书本评议其检查顺序及方法是否正确、内容有无遗漏。

【实训内容】

1. 头部及面部器官:检查头颅形态、头围大小测量、头发、头皮方法;观察头颅活动有无异常;检查眼睑、眼结膜、巩膜、角膜、眼球、瞳孔、对光反射;检查外耳道、耳廓、听力、乳突;检查鼻外形、鼻黏膜、鼻窦;检查口唇、口角、口腔黏膜、咽、扁桃体。

2. 颈部检查:检查颈部是否对称活动;检查颈静脉、颈动脉;检查甲状腺;检查气管。

实训四 胸廓、乳房及肺部检查

【实训要求】

1. 学会胸部的体表标志、人工划线和分区。
2. 学会胸廓、乳房检查方法。
3. 学会胸部视诊、触诊、听诊和叩诊方法,辨别各种叩诊音。
4. 学会3种呼吸音的特点及正常肺泡呼吸音的分布。
5. 关心体贴病人,体现以人为本,人文关怀。
6. 检查结束后按要求填写实训报告。

【物品准备】 听诊器、软尺、肺部触诊、听诊模拟人及肺部检查教学片课件。

【实训方法】

1. 观看胸廓及肺部检查教学片课件,或由教师做示范性检查,指出检查要点和操作技巧。
2. 学生分组,每组4～5人,每组由1名教师带教。

3. 检查于观看教学片课件或教师示范性检查后在正常人之间进行,每4名学生为一小组,按要求进行相互检查,并在电子标准化病人身上进行系统听诊练习。教师巡回查看,随时纠正互相检查过程中出现的各种错误。

4. 教师抽查1组学生进行胸廓及肺部检查,边检查边报告结果,其他学生对照书本评议其检查顺序及方法是否正确、内容有无遗漏。

【实训内容】

1. 胸廓检查

（1）指出下列胸部骨性标志:胸骨角、肩胛下角、肋间隙并计数肋骨、第7颈椎棘突。

（2）指出人工划线与分区:前正中线、锁骨中线、腋前线、腋中线、腋后线、肩胛上区、肩胛间区、肩胛下区。

（3）指出自然凹陷:胸骨上窝、锁骨上窝、锁骨下窝。

2. 肺部检查（先前胸、侧胸,后背部）

（1）视诊:呼吸运动的类型、活动度、呼吸频率、呼吸节律、两侧胸廓呼吸运动是否对称。

（2）触诊:触诊两侧呼吸运动是否对称、活动度,触觉语颤的检查方法（上、中、下两手交叉,双侧对比）,有无语颤增强、减弱或消失。

（3）叩诊

1）分辨正常胸部清音、浊音、实音和鼓音4种叩诊音及其分布。

2）直接叩诊和间接叩诊方法（先左后右,先直接后间接,自上而下,由外向内,双侧对比）,间接叩诊在后胸部的不同手法。

（4）听诊

1）分辨3种正常呼吸音的特点和分布。

2）肺部听诊检查的方法,有无异常呼吸音或干、湿性啰音。

3）听觉语音及摩擦音的检查方法,有无听觉语音增强、减弱或消失（先左后右,自上而下,由外向内,双侧对比）。

实训五　心脏检查

【实训要求】

1. 能按序完成心脏视诊、触诊、叩诊、听诊及血管检查,判断常见异常体征的临床意义。

2. 能分辨正常心音、心音改变及血压变化的临床意义。

3. 关心体贴病人,体现以人为本,人文关怀。

4. 检查结束后按要求填写实训报告。

【物品准备】　听诊器、硬尺、心脏触诊听诊模拟人及心脏检查教学片课件、标准化病人。

【实训方法】

1. 观看心脏检查的教学片课件,或由教师做示范性检查,指出检查要点和操作技巧。

2. 学生分组,每组4~5人,每组由1名教师带教。

3. 检查于观看教学片课件或教师示范性检查后在正常人之间进行,每4名学生为一小组,按要求进行相互检查,并在电子标准化病人身上练习听诊。教师巡回查看,随时纠正互相检查过程中出现的各种错误。

4. 教师抽查1组学生进行心脏、血管检查,边检查边报告结果,其他学生对照书本评议其检查顺序及方法是否正确、内容有无遗漏。

【实训内容】

1. 视诊:心前区有无隆起,心尖搏动位置、范围和强弱。

2. 触诊:2步法触诊心尖搏动位置、范围、节律,触诊心前区有无异常搏动、震颤。

3. 叩诊:叩出心浊音界。

4. 听诊:熟悉心脏5个瓣膜听诊区位置、听诊顺序,比较各瓣膜区第一心音与第二心音有何不同,听诊心率、心律、心音（心音强弱、有无额外心音）、杂音（部位、时期、性质、强度、传导方向、与呼吸和体位的关系）。

5. 血管检查:脉搏强度、血压、杂音、周围血管征。

实训六　腹部检查

【实训要求】
1. 认识腹部体表标志、体表划线、分区及下腹腔脏器对应关系。
2. 学会腹部视诊、听诊、叩诊和触诊的检查方法。
3. 能独立按序完成腹部检查,正确记录,判断检查结果的临床意义。
4. 关心体贴病人,体现以人为本,人文关怀。
5. 检查结束后按要求填写实训报告。

【物品准备】　听诊器、软尺、腹部检查教学片课件。

【实训方法】
1. 观看腹部检查教学片课件,或由教师做示范性检查,指出检查要点和操作技巧。
2. 学生分组,每组4~5人,每组由1名教师带教。
3. 检查于观看教学片课件或教师示范性检查后在正常人之间进行,每4名学生为一小组,按要求进行相互检查,并在电子标准化病人身上进行腹部触诊练习。教师巡回查看,随时纠正互相检查过程中出现的各种错误。
4. 教师抽查1组学生进行腹部检查,边检查边报告结果,其他学生对照书本评议其检查顺序及方法是否正确、内容有无遗漏。

【实训内容】
1. 指出体表标志:肋弓、胸骨、剑突、腹直肌外缘、胆囊点、季肋点、麦氏点、髂前上棘、髂嵴、髂后上棘、肋脊角。
2. 腹部九区法与四区法。
3. 视诊:腹部外形及腹围测量。
4. 听诊:肠鸣音、振水音、血管音。
5. 叩诊:腹部叩诊音、肝浊音界、移动性浊音叩诊方法、肝、肾、肋脊角叩击痛检查方法。
6. 触诊:腹壁紧张度、压痛、反跳痛、胆囊点、麦氏点、Murphy氏征检查方法,有无腹部包块,肝、脾、胆囊的触诊及测量,腹块的触诊。

实训七　脊柱、四肢及神经系统检查

【实训要求】
1. 学会脊柱、四肢及神经系统检查的检查方法。
2. 能独立按序完成脊柱、四肢及神经系统检查的检查。
3. 能正确判别脊柱、四肢及神经系统检查异常的临床意义。
4. 关心体贴病人,体现以人为本,人文关怀。
5. 检查结束后按要求填写实训报告。

【物品准备】
叩诊锤、棉签、音叉、大头针、双脚规

【实训方法】
1. 观看脊柱、四肢及神经系统检查的教学片课件,或由教师做示范性检查,指出检查要点和操作技巧。
2. 学生分组,每组4~5人,每组由1名教师带教。
3. 检查于观看教学片课件或教师示范性检查后在正常人之间进行,每4名学生为一小组,按要求进行相互检查,教师巡回查看,随时纠正互相检查过程中出现的各种错误。
4. 教师抽查1组学生进行脊柱、四肢及神经系统检查,边检查边报告结果,其他学生对照书本评议其检查顺序及方法是否正确、内容有无遗漏。

【实训内容】
1. 脊柱头、四肢检查

(1) 脊柱弯曲度、压痛和叩击痛的检查方法。
(2) 检查四肢关节有无畸形及四肢活动范围。
2. 神经系统检查
(1) 运动功能：肌力、肌张力、不随意运动、共济失调。
(2) 感觉功能：痛、触觉检查方法。
(3) 神经反射：角膜反射、腹壁反射、肱二头肌反射、肱二头肌反射、膝腱反射、跟腱反射的检查方法。
(4) 病理反射：Babinski's 征的检查方法。
(5) 脑膜刺激征：颈强直、Kernign's 征、brudzinski's 征的检查方法。

实训八　全身体格检查

【实训要求】
1. 知晓完整体格检查的内容，学会规范的体格检查方法。
2. 学会体格检查顺序及检查时的注意事项。
3. 在检查中关心体贴病人，体现以人为本，人文关怀。
4. 检查结束后按要求填写整体的体格检查实训报告。

【物品准备】　全身体格检查用物。

【实训方法】
1. 组织学生认真观看全身体格检查教学片课件。
2. 学生分组练习，按要求进行相互检查，教师巡回查看，随时纠正互相检查过程中出现的各种错误，检查结果随时记录。

【实训内容】　全身体格检查。

实训九　常用实验室检查报告判读（血液、尿液、粪便检查）

【实训要求】
1. 学会血液、尿液、粪便标本采集的方法及注意事项。
2. 能阅读判别常见血液、尿液、粪便检查报告的临床意义。
3. 在检查中关心体贴病人，体现以人为本，人文关怀。
4. 检查结束后按要求填写整体的体格检查实训报告。

【物品准备】　实验室检查教学片课件。

【实训方法】
1. 组织学生认真观看实验室检查教学片课件。
2. 学生分组阅读实验室检查报告单、分析病例，相互讨论，教师巡回查看、指导学生，最后总结归纳。

【实训内容】　血液、尿液、粪便检查。

实训十　心电图描记

【实训要求】
1. 学会心电图描记方法。
2. 正确判断正常心电图各波的图像及正常值。
3. 在检查中关心体贴病人，体现以人为本，人文关怀。
4. 检查结束后按要求写一份完整的心电图报告。

【物品准备】
心电图机、生理盐水、棉球、心电图描记用纸、方规。

【实训方法】
1. 学生分组，每组 8~10 人，每组由 1 名教师带教。

2. 由带教教师作示范性心电图描记，说明操作和阅图的要点，分析正常心电图图像及正常值。

3. 操作于教师示范性操作后在学生间相互进行，每8名学生为一小组，在教师指导下，按要求相互进行心电图描记，在记录的心电图纸上做好各导联标记，分析图像，作出正常与否的结论。

【实训内容】

1. 标准肢导联、加压单极肢导联及胸导联探查电极部位的安置。

2. 心电图各波段及正常值：心电轴（目测法）、心率计算、P波、P-R间期、QRS波群（时间、波形与振幅）、S-T段、T波、Q-T间期的测量。

附：心电图报告（举例）

姓名：黄某某　　性别：男　　年龄：28岁　　门诊号：55841
测量日期：2012年2月7日　　　　　　住院号：23437
测量时体位：仰卧位　　　　　　　　　心电图号：99—421
心律：窦性　　心房率75次/分　　　P-R间期：0.14秒
　　　　　　　心室率75次/分　　　Q-T间期：0.33秒
心电轴：不偏
心电图发现
P波：形状：Ⅰ导联、Ⅱ导联、Ⅲ导联、aVF、V_3、V_5均为直立，波顶圆凸无切迹。V_1、aVL为正负型，aVR
　　　倒置
　　时间：0.08秒　电压：各个导联均未超过0.25 mV
QRS波群：形状：Ⅰ导联为RS型，Ⅱ导联、Ⅲ导联、aVF为qR型，aVR、V_1为rs型，aVL为rs型，
　　　　　V_3为RS型，V_5为qRs型
　　R/S：　V_1为＜1，　V_5＞1
　　电压：Rv1＋Sv5＝0.3＋0.5＝0.8 mV，　RaVF＝1.2 mV，　Sv1＋Rv5＝0.6＋1.8＝2.4 mV
　　时间：0.07秒；　室壁激动时间(VAT)：V_5为0.04秒，V_1为0.02秒
S-T段：Ⅱ导联、aVF轻度向下偏斜，但未超过0.05 mV
　　　　V_2、V_3向上偏移0.2 mV，V_5向上偏0.10 mV
T波：Ⅰ导联、Ⅱ导联、aVF、V_3、V_5均直立而高耸，aVL低平，aVR、V_1倒置。
心电图诊断：(1) 窦性心律。
　　　　　　(2) 正常心电图。

签名：王国敏/王建祥
报告日期：2012年2月7日

实训十一　健康评估资料收集、分析与记录

【实训要求】

1. 学会健康评估资料收集、分析与记录。
2. 能独立完成完整的病史的采集工作。
3. 学会健康评估资料书写记录基本要求，正确书写护理病历首页，要求格式规范、内容完整、可靠，文字通顺，字迹清楚。
4. 在检查中关心体贴病人，体现以人为本，人文关怀。
5. 结束后按要求写一份完整的、合格的护理病历。

【物品准备】　护理病历、全身体格检查所需的物品。

【实训方法】

1. 学生分组，每组4～5人，每组由1名任课教师及若干临床护士带教。

2. 实训前1~2天选择好病例(病房或社区),学生开展问诊及体格检查。带教教师指导学生问诊或补充问诊内容,学生做好记录,教师告知该病例的实验室及其他辅助检查结果。

3. 学生按学习小组对上述病例进行讨论、分析,归纳主诉、现病史、病史摘要,作出初步护理诊断,书写一份完整的护理病历。

【实训内容】 健康评估资料收集、分析与记录。

附录二

目标检测试题答案

模块二　护理病史采集

项目一：1. B　2. E　3. B　4. E　5. B

项目二：1. D　2. E　3. D　4. D　5. A　6. C　7. C　8. D　9. A　10. B　11. B　12. C　13. C　14. E　15. C　16. C　17. C　18. D　19. C　20. A　21. C　22. E　23. B　24. D　25. E　26. C　27. D　28. B　29. B　30. C

项目三：1. B　2. C

模块三　体格检查

项目一：1. B　2. C　3. E　4. B　5. B

项目二：1. C　2. E　3. D　4. B　5. D

项目三：1. E　2. C　3. D　4. D

项目四：1. C　2. D　3. A　4. B　5. A

项目五：1. A　2. D　3. D　4. D

项目六：1. B　2. C.　3. D　4. B　5. B　6. B

项目七：1. A　2. B　3. B　4. A　5. D　6. B　7. D　8. B　9. B　10. C

项目八：1. A　2. B　3. D　4. A　5. D　6. D

项目九：1. B　2. C　3. A　4. D　5. A　6. C　7. C　8. A　9. B　10. A

项目十：1. E　2. D　3. A　4. C

项目十一：1. E　2. C　3. D　4. B　5. E　6. B　7. E

模块四　常用实验室检查

项目一：1. C　2. B　3. D　4. A　5. D　6. B　7. A　8. C　9. A　10. D

项目二：1. B　2. D　3. E　4. D　5. E　6. A　7. B　8. D　9. C　10. B　11. B　12. A　13. A　14. E　15. A

项目三：1. E　2. C　3. B　4. B　5. E

项目四：1. D　2. E　3. A　4. E　5. D　6. D　7. D　8. E　9. A　10. C

项目五：1. B　2. E　3. E　4. E　5. D　6. C　7. C

项目六：1. B　2. A　3. E　4. B　5. E　6. D　7. C

模块五　心电图检查

项目一：1. D　2. E　3. B　4. C　5. A

项目二：1. D　2. C　3. A　4. D　5. C　6. C　7. C

项目三：1. B　2. C　3. E　4. B　5. E　6. D　7. E

项目四:1. A 2. E 3. E 4. B
项目五:1. D 2. E 3. B 4. D 5. C 6. B 7. A 8. C 9. B 10. C

模块六 影像检查护理
项目一:1. B 2. C 3. B 4. B 5. A 6. C 7. A
项目二:1. A 2. B 3. D 4. E 5. B 6. A
项目三:1. E 2. E 3. E
项目四:1. C 2. E 3. C 4. E
项目五:1. C 2. C 3. A 4. D 5. A 6. B 7. D 8. E

模块七 护理诊断与护理病历
项目一:1. A 2. C 3. D 4. B 5. E
项目二:1. B 2. E 3. A
项目三:1. A 2. A 3. B 4. C 5. A 6. E

图书在版编目(CIP)数据

健康评估/吕建中主编.—上海:复旦大学出版社,2012.6(2019.8重印)
(复旦卓越)
护理专业项目式教学教材
ISBN 978-7-309-08937-0

Ⅰ.健… Ⅱ.吕… Ⅲ.健康-评估-高等职业教育-教材 Ⅳ.R471

中国版本图书馆CIP数据核字(2012)第098163号

健康评估
吕建中　主编
责任编辑/傅淑娟

复旦大学出版社有限公司出版发行
上海市国权路579号　邮编:200433
网址:fupnet@fudanpress.com　http://www.fudanpress.com
门市零售:86-21-65642857　团体订购:86-21-65118853
外埠邮购:86-21-65109143　出版部电话:86-21-65642845
常熟市华顺印刷有限公司

开本787×1092　1/16　印张17.5　字数426千
2019年8月第1版第4次印刷

ISBN 978-7-309-08937-0/R·1263
定价:42.00元

如有印装质量问题,请向复旦大学出版社有限公司出版部调换。
版权所有　侵权必究

复旦大学出版社向使用本社《健康评估》作为教材进行教学的教师免费赠送教学课件。欢迎完整填写下面表格来索取（可通过 e-mail 联系）。

教师姓名：

任课课程名称：

任课课程学生人数：

联系电话：(O)　　　　　　(H)　　　　　手机：

e-mail 地址：

所在学校名称：

邮政编码：

所在学校地址：

学校电话总机（带区号）：

学校网址：

系名称：

系联系电话：

每位教师限赠课件一份。

邮寄光盘地址：

邮政编码：

请将本页完整填写后，剪下邮寄到上海市国权路 579 号

复旦大学出版社傅淑娟收

邮政编码：200433　　　联系电话：(021)65654719

e-mail：shujuanfu@163.com

复旦大学出版社将免费邮寄赠送教师所需要的多媒体课件。